El RETO de la LONGEVIDAD

Título original: *The Longevity Solution. Rediscovering Centuries-Old Secrets to a Healthy, Long Life*, por Dr. James DiNicolantonio y Dr. Jason Fung
© 2019, por Victory Belt Publishing Inc.

© 2020. De esta edición Editorial EDAF, S.L.U., por acuerdo con Victory Belt Publishing Inc. c/o Simon and Schuster, Inc., 1230 Avenue of the Americas, New York, New York 10020, U.S.A., representados por International Editors Co., Córcega 288, 1.er, 08008, Barcelona, España
© 2020. De la traducción, Mamen Escudero Millán
Diseño de la cubierta: Marta Elza, sobre el diseño original
Maquetación y diseño de interior: Diseño y Control Gráfico, S.L.

Editorial Edaf, S.L.U.
Jorge Juan, 68,
28009 Madrid, España
Teléf.: (34) 91 435 82 60
www.edaf.net
edaf@edaf.net

Ediciones Algaba, S.A. de C.V.
Calle 21, Poniente 3323 - Entre la 33 sur y la 35 sur
Colonia Belisario Domínguez
Puebla 72180, México
Telf.: 52 22 22 11 13 87
jaime.breton@edaf.com.mx

Edaf del Plata, S.A.
Chile, 2222
1227 Buenos Aires (Argentina)
edaf4@speedy.com.ar

Edaf Chile, S.A.
Coyancura, 2270, oficina 914, Providencia
Santiago - Chile
comercialedafchile@edafchile.cl

Septiembre de 2020

ISBN: 978-84-414-4026-5
Depósito legal: M-8314-2020

PRINTED IN SPAIN
IMPRESO EN ESPAÑA
COFÁS

El RETO de la
LONGEVIDAD

Recupera los secretos centenarios
de una vida larga y saludable

Dr. James DiNicolantonio
y **Dr. Jason Fung,** autor del *best seller*
La guía completa del ayuno

www.edaf.net
MADRID - MÉXICO - BUENOS AIRES - SANTIAGO
2020

ÍNDICE

PREFACIO

Nota del Dr. James DiNicolantonio

En mis dos libros anteriores, *The Salt Fix* y *SuperFuel* (este último publicado en español con el título *Súper Keto*), abordé varias falacias nutricionales de larga data, particularmente las mentiras que nos vienen contando desde hace cuarenta años según las cuales la sal es mala para la salud y los aceites vegetales son buenos. *El reto de la longevidad* se basa en estos trabajos, explora los misterios de la proteína celular mTOR, de la restricción calórica y de las proteínas de la dieta y se detiene en los hábitos alimentarios de los seres humanos del planeta que gozan de mejor salud. El libro aborda asimismo los efectos beneficiosos del ayuno intermitente, del colágeno y de la glicina, del té verde, del café y del vino tinto. Y, para terminar, el Dr. Fung y yo proponemos cinco sencillos pasos a seguir para tener una vida más larga y sana.

Tal vez creas que, si sigues las directrices dietéticas oficiales de Estados Unidos, con su habitual mantra de menos sal, más aceites vegetales y más carbohidratos, lograrás mantener la salud. Por desgracia, mis años de trabajo en investigación cardiovascular y los años de experiencia clínica del Dr. Fung nos han llevado al convencimiento de que este consejo dietético es casi por completo erróneo. Por ejemplo, las comidas basadas en carbohidratos muy refinados perpetúan en la persona un ciclo de glucemia alta y baja que hace que se enganche a este tipo de alimentos (un estado conocido como adicción a los carbohidratos). En Estados Unidos, las directrices dietéticas oficiales también omiten mencionar que los japoneses y otros asiáticos con una gran esperanza de vida han consumido tradicionalmente platos de marisco con un elevado contenido de sal y evitan los aceites vegetales refinados, es decir, hacen exactamente lo contrario de cuanto dicen las recomendaciones oficiales en Estados Unidos.

La introducción de una serie de sencillos cambios en la dieta pueden ayudar a romper el ciclo de adicción a los carbohidratos, acelerar el metabolismo y poner en marcha los genes de la longevidad. El ayuno intermitente es un excelente ejemplo de un cambio sencillo que restablece el metabolismo, permitiendo que nuevas y mejores células y proteínas ocupen el lugar de las viejas. Este proceso de autorreparación, este «fuera las células viejas y dentro las nuevas», se denomina autofagia y su incremento mediante el ayuno es solo un «*biohack*» que ayuda a incrementar la esperanza de vida, pues de esta manera el cuerpo se mantiene ocupado en la autorreparación, en lugar de dedicarse al crecimiento, que favorece el envejecimiento. Otros patrones dietéticos que suelen identificarse en poblaciones longevas, como el consumo de vino tinto, té y café, son fáciles de seguir, mejoran la salud y aumentan la longevidad.

Convierte *El reto de la longevidad* en tu guía oficial para mejorar la salud mediante la introducción de cambios sencillos y fáciles en tu dieta y en tu estilo de vida, cambios que puedes empezar a aplicar de inmediato. Activa tus genes de la longevidad y comienza a favorecer los mecanismos de reparación celular.

Nota del Dr. Jason Fung

A menudo, la gente cree que el secreto de la longevidad reside en el último avance tecnológico o en el más novedoso y mejor de los suplementos. Sin embargo, resulta paradójico que los secretos de un envejecimiento saludable tengan siglos de antigüedad, en ocasiones incluso milenios, siendo transmitidos de generación en generación. *El reto de la longevidad* redescubre estos ancestrales secretos perdidos y nos muestra que se fundamentan en los actuales conocimientos en el campo de la biología. Recientes estudios de investigación han descubierto las bases científicas ocultas tras antiguas prácticas que favorecen la longevidad, como la restricción calórica, la optimización de las proteínas de la dieta, el consumo de té, café, vino y de más sal y grasas naturales. Cuanto más cambian las cosas, más cosas siguen siendo iguales.

Estas ideas no son una moda más. Son conceptos reales y contrastados. Han sido utilizados desde la antigüedad y aceptados tradicionalmente como aspectos importantes del bienestar. Pueblos antiguos sabían que funcionaban, aunque solo ahora la ciencia moderna está descubriendo las razones de su éxito. Estos secretos han permanecido ocultos a la vista. Simplemente no sabíamos dónde buscarlos.

La gente siempre está investigando lo que puede añadir a su dieta para vivir más años y mejorar su salud. Con el paso del tiempo, la lista se ha hecho interminable. Los suplementos de vitaminas A, B, C, D y E han sido preconizados como el gran remedio curativo de última generación. Y, uno tras otro, han ido fracasando, a veces de manera estrepitosa. El problema es que no nos hacemos las preguntas correctas. Además de preguntarnos «¿Qué tengo que comer en mayor medida para estar mejor?» debemos preguntarnos «¿Qué tengo que comer en menor medida para estar mejor?». En *El reto de la longevidad* nos hacemos ambas preguntas y, lo que es más importante, les damos respuesta.

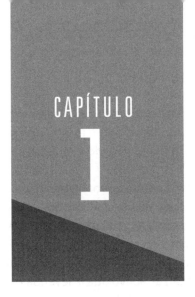

ENVEJECER:

A LA NATURALEZA NO LE IMPORTA CUÁNTO VIVIMOS

El legendario conquistador español Juan Ponce de León (1460-1521), como muchos contemporáneos suyos sedientos de sangre, buscó fama y fortuna en las expediciones de exploración del Nuevo Mundo. Se estableció en la parte de la isla de La Española que actualmente es la República Dominicana, antes de servir como gobernador de Puerto Rico durante dos años. Cuando el hijo de Cristóbal Colón, Diego, ocupó su cargo, Ponce de León se vio obligado a zarpar de nuevo. Había escuchado los relatos de la población nativa sobre una fuente que devolvía la juventud a quienes de ella bebían. Como parte de la segunda fase de su expedición de exploración, Ponce de León se marcó el objetivo de encontrar esa esquiva fuente de la longevidad.

Exploró un amplio territorio de las Bahamas y se cree que, en 1513, tocó tierra cerca de la localidad actual de San Agustín, en el nordeste de Florida.

Bautizó esta tierra recién descubierta con el nombre de Florida, por su gran abundancia de flores. Continuó luego explorando la costa y los Cayos de Florida, pero murió sin haber llegado a encontrar la fuente de la eterna juventud.

Esta conocida historia es muy probablemente una absoluta ficción. Los escritos de Ponce de León no hacen mención a su búsqueda de la fuente de la eterna juventud y sus aguerridas expediciones respondían a razones más prosaicas, como encontrar oro, identificar tierras que colonizar y difundir el cristianismo. Pero el mito de una sustancia que pudiera revertir el envejecimiento es tan atractivo que la leyenda perduró a través de los tiempos. Sin embargo, el mito de la fuente de la eterna juventud es anterior a Ponce de León; historias similares forman parte de las culturas de Oriente Medio, de la Europa medieval y de la antigua Grecia. ¿Es realmente posible frenar el envejecimiento? ¿Ha alcanzado la ciencia el éxito allí donde fracasó Ponce de León?

¿En qué consiste envejecer?

Comencemos echando un vistazo al proceso de envejecimiento. De manera instintiva, todo el mundo sabe lo que significa envejecer, pero para abordar con éxito cualquier problema, la ciencia necesita una definición exacta. Podemos considerar el envejecimiento desde distintos punto de vista.

En primer lugar, el envejecimiento es evidente porque supone un cambio en el aspecto del individuo. Las canas, las arrugas en la piel y otros cambios superficiales son signos de la edad. Estos cambios físicos reflejan cambios fisiológicos subyacentes, como disminución de la producción de pigmento en los folículos pilosos y pérdida de elasticidad de la piel. La cirugía plástica modifica el aspecto, pero no la fisiología subyacente.

En segundo lugar, podemos contemplar el envejecimiento como una pérdida de función. Con el tiempo, las mujeres experimentan una disminución de la fertilidad hasta que, en la menopausia, la ovulación cesa por completo, en un proceso determinado en gran medida por la edad. Los huesos se tornan más frágiles, aumentando el riesgo de fracturas, como la fractura de cadera, que constituye un problema infrecuente en gente joven. Los músculos también se debilitan, lo que explica por qué los deportistas que ganan todos los trofeos son indefectiblemente jóvenes.

En tercer lugar, en los niveles celular y molecular, la respuesta a las hormonas disminuye con la edad. Por ejemplo, los niveles elevados de insulina (hormona de almacenamiento de grasa y glucosa) o de hormonas tiroideas no suponen ningún beneficio para el organismo si las células no responden ya a ellas. Con la edad, las mitocondrias, importantes componentes celulares que producen energía y que actúan como «centrales energéticas de la célula», pierden eficiencia y capacidad de producción de energía. La menor eficiencia de un cuerpo que envejece da lugar a tasas más altas de dolencias y enfermedades.

Con la edad, aumenta de manera exponencial el riesgo de enfermedad y de muerte. El infarto de miocardio, por ejemplo, prácticamente no se da en niños y, sin embargo, es frecuente en personas mayores. El envejecimiento no es en sí una enfermedad, pero aumenta la probabilidad de desarrollo de enfermedades, razón por la cual es el objetivo ideal cuando se trata de detener o revertir enfermedades crónicas. La edad, medida en años cronológicos, es como un río, cuyas aguas corren de manera irreversible en una sola dirección. Pero no ocurre lo mismo con el envejecimiento medido en años fisiológicos. Numerosos factores contribuyen al envejecimiento y la enfermedad y, en este libro, consideramos fundamentalmente aquellos aspectos en los que influye la dieta.

¿Por qué envejece el organismo? Se puede decir, en pocas palabras, que el envejecimiento es la acumulación de daños. Los animales jóvenes, incluido el ser humano, poseen una elevada capacidad de reparación de los daños que se producen en el día a día, como, por ejemplo, cuando un niño se raspa las rodillas. La supervivencia de la especie depende de la capacidad de reparación de este daño, como ocurre en la curación de heridas o de fracturas óseas. Con la edad, esta capacidad de reparación del daño disminuye, en todos los sentidos, ya se trate de combatir infecciones, de limpiar arterias o de matar células cancerosas. Pero este declive no es una conclusión natural inevitable. La alimentación y el estilo de vida determinan en gran parte la velocidad y el alcance del proceso de envejecimiento. Los pueblos del mundo con una mayor esperanza de vida y que gozan de mejor salud comen pocos alimentos procesados y son la prueba viviente de que es posible frenar el proceso de envejecimiento.

Hipócrates, considerado el padre de la medicina moderna, vivió en la antigua Grecia y era ya consciente de que la nutrición es la piedra angular de la salud y la longevidad. El Hambre es uno de los cuatro jinetes del Apocalipsis, pero los problemas actuales de obesidad, resistencia a la insulina y diabetes son mortales en la misma medida que el hambre. En ambos casos, los alimentos que consumimos juegan un importante papel en el origen y en la prevención de todos estos problemas.

Un importante mecanismo de reparación de daños es la denominada autofagia. El hecho de que, en 2016, fuera otorgado el premio Nobel de Medicina a Yoshinori Ohsumi por sus «descubrimientos de los mecanismos de la autofagia» subraya lo esencial que es este proceso. En la autofagia, las partes celulares denominadas *orgánulos* se descomponen y reciclan periódicamente como parte de un extenso sistema de control de calidad. Del mismo modo que un coche requiere la sustitución periódica de aceite, filtros y correas, una célula debe reemplazar sus orgánulos con regularidad para mantener su función normal. Cuando los orgánulos celulares superan su fecha de caducidad, el cuerpo se asegura de que los viejos orgánulos sean eliminados y sustituidos por otros nuevos, de modo que ningún daño residual obstaculice la función. Uno de los descubrimientos clave del último cuarto de siglo ha sido que los alimentos que comemos influyen intensamente en estos procedimientos de control de daños.

A la evolución no le importa que envejezcas

Cabría pensar que la evolución debería perfeccionar nuestras respuestas de control de daños, permitiéndonos vivir para siempre. Pero a la evolución no le importa si envejeces, ni tan siquiera si sobrevives. La evolución asegura la supervivencia de las *especies*, no del *individuo*. Una vez que hayas tenido hijos, tus genes sobrevivirán aunque tú no lo hagas, de modo que no existe selección natural hacia especies con una mayor longevidad. Este razonamiento está detrás de la teoría del envejecimiento conocida como *pleiotropía antagonista*. Pese a lo complicado de su nombre, la teoría es relativamente simple.

La evolución por selección natural actúa sobre los genes, no sobre los organismos individuales. Todos somos portadores de miles de genes distintos, que transmitimos a nuestros hijos. Los genes del individuo más idóneos para el entorno sobreviven mejor y hacen posible que el individuo tenga descendencia. Con el tiempo, estos genes beneficiosos se extienden entre la población. La edad tiene un amplio papel en la determinación del efecto de un gen sobre la población.

Un gen que es mortal a la edad de 10 años (antes de que la persona tenga hijos) es rápidamente eliminado de la población, porque la persona portadora de ese gen no puede transmitirlo aún. Un gen que es mortal a la edad de 30 años también será eliminado (aunque más lentamente), porque las personas sin ese gen tienen más hijos. Un gen que es mortal a la edad de 70 años podría no ser eliminado nunca, porque habrá sido transmitido a la generación siguiente mucho antes de manifestar sus efectos letales.

La pleiotropía antagonista sugiere que los genes tienen diferentes efectos en las distintas etapas de la vida. Por ejemplo, un gen que incrementa el crecimiento y la fertilidad, pero que también incrementa el riesgo de cáncer a edades avanzadas, conlleva más niños, pero una menor esperanza de vida. Aun así, este gen se extenderá en una población dada, ya que la evolución favorece la supervivencia del gen, no la longevidad individual. Así pues, un gen dado puede tener dos efectos diferentes y no relacionados (pleiotropía), aparentemente en desacuerdo entre sí (antagonista). La supervivencia del gen siempre tiene prioridad sobre la supervivencia del individuo.

Un gen concreto codifica una proteína conocida como factor de crecimiento insulinoide (IGF-1, por sus siglas en inglés). Niveles elevados de IGF-1 favorecen el crecimiento, permitiendo que los organismos crezcan más, se reproduzcan más deprisa y curen mejor sus heridas. Esto supone una enorme ventaja en la competencia por sobrevivir y tener más hijos. Sin embargo, a edades avanzadas, los niveles elevados de IGF-1 contribuyen al cáncer, a las cardiopatías y a la muerte temprana y, con el tiempo, el gen pasa a la siguiente generación. Cuando crecimiento/reproducción compite con longevidad, la evolución favorece la reproducción y los niveles altos de IGF-1. En esto consiste el equilibrio natural y fundamental entre crecimiento y longevidad.

Vista así, la lucha contra los estragos del envejecimiento es una lucha contra la propia naturaleza. Envejecer es algo totalmente natural, si bien el grado y la velocidad son variables. Vivir y comer en sintonía con la naturaleza no evita el envejecimiento. A la naturaleza y a la evolución no «les preocupa» la longevidad de cada uno de nosotros: su única «preocupación» es la supervivencia de nuestros genes. En cierto sentido, debemos mirar más allá de la naturaleza para frenar o prevenir el envejecimiento.

Envejecimiento y enfermedad

Resulta sorprendente, y casi sin precedentes en la historia de la humanidad, que los niños de hoy en día puedan tener una esperanza de vida más corta que sus padres[1]. El siglo xx fue testigo de enormes y continuos avances en el campo de la medicina y de la salud pública, que incrementaron considerablemente la esperanza de vida media. Pero recientemente, la extensión de las enfermedades crónicas amenaza con invertir ese magnífico récord.

Antes de la moderna era industrial y de sus avances en medicina y condiciones de saneamiento, las enfermedades infecciosas eran las principales causas naturales de muerte. En 1900, en Estados Unidos, la esperanza de vida en el momento de nacer era de 46 años para los hombres y de 48 años para las mujeres, debido en gran parte a la elevada mortalidad neonatal e infantil[2]. Pero quienes superaban la infancia tenían una buena probabilidad de sobrevivir hasta edades avanzadas. Las tres principales causas de muerte en 1900 eran todas las enfermedades infecciosas: neumonía, tuberculosis y enfermedades gastrointestinales[3]. Estos procesos infecciosos pueden afectar a personas de todas las edades, aunque los niños y los ancianos son especialmente vulnerables.

Actualmente la situación es distinta. Las dos causas principales de muerte son las enfermedades cardiovasculares y el cáncer, ambas estrechamente relacionadas con la edad. Las enfermedades cardiovasculares, entre las que se incluyen las cardiopatías y el accidente cerebrovascular, es la causa numero uno de muerte en Estados Unidos, siendo responsables de uno de cada cuatro fallecimientos, incidencia que aumenta de manera llamativa con la edad[4]. Es muy infrecuente que un niño sufra un infarto de miocardio, mientras que, a los 65 años, la mayoría de las personas desarrollan alguna forma de enfermedad cardiovascular.

La historia se repite para el cáncer. Los niños y los adultos jóvenes representan solo en torno al 1 % de nuevos casos de cáncer al año[5]. Los adultos de edades comprendidas entre los 25 y los 49 años representan en torno a otro 10 %, mientras que los de 50 o mayores representan alrededor del 89 % de todos los nuevos casos de cáncer. Otra enfermedades vinculadas de manera evidente con el envejecimiento son las cataratas, la osteoporosis, la diabetes de tipo 2, el Alzheimer y la enfermedad de Parkinson. Estas enfermedades propias de edades avanzadas son responsables de alrededor de dos tercios de las aproximadamente 150 000 muertes que se producen al día en el mundo. Se trata de enfermedades que rara vez afectan a menores de 40 años.

En el mundo industrializado occidental, la proporción de gente que muere por enfermedades ligadas a edades avanzadas se acerca al 90 %[6].

A medida que la medicina moderna ha ido doblegando enfermedades infecciosas como la viruela, se ha ido desvelando la consecuencia de este éxito, es decir, una población envejecida, con el inherente riesgo elevado de enfermedades crónicas. Pero eso no es todo. La imparable epidemia sin precedentes de obesidad supone un riesgo creciente de cáncer y cardiopatías para nuestra salud. Son numerosos los cambios en la dieta y en el estilo de vida que pueden adoptarse para invertir este riesgo de enfermedades crónicas.

El envejecimiento es la lenta acumulación de daño celular debido a una menor capacidad de reparación. El resultado es un bajo nivel crónico de inflamación, aspecto característico de las edades avanzadas que se conoce en inglés como *inflammaging*, «inflama-envejecimiento». El estrés oxidativo, una situación en la que los radicales libres (moléculas altamente reactivas con un electrón impar) dominan el sistema antioxidante interior del organismo, aumenta con la edad. No obstante, es posible introducir cambios en el estilo de vida que mejoran la probabilidad de envejecer de forma saludable. De esta manera, una persona puede no solo incrementar su esperanza de vida, sino también su «esperanza de salud». Nadie quiere pasar los últimos años de su vida débil, enfermo y en una residencia de ancianos. La prevención de las enfermedades ligadas a la edad consiste en tener más años de vida saludable durante los cuales no tengamos enfermedades ni otros achaques de la edad y nos sintamos llenos de energía y ganas de vivir. Longevidad significa prolongar la juventud, no prolongar la vejez.

Mecanismos conservados a través de la evolución

Los organismos unicelulares simples llamados *procariotas*, como por ejemplo las bacterias, fueron las primeras formas de vida en la tierra y abundan todavía hoy. Los *eucariotas*, organismos más complejos pero también unicelulares, aparecieron por primera vez hace aproximadamente 1500 millones de años. De aquellos modestos orígenes proceden las formas multicelulares de vida llamadas *metazoos*. Todas las células animales, incluidas las del ser humano, son células eucariotas. Dado que comparten un origen común, se asemejan entre ellas. Muchos mecanismos moleculares (genes, enzimas, etc.) y vías bioquímicas se conservan a lo largo de la evolución hasta llegar a organismos más complejos.

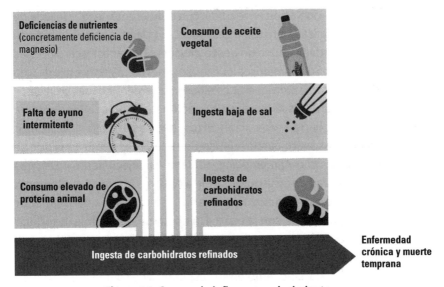

Figura 1.1. Causas de inflama-envejecimiento.

Los seres humanos comparten alrededor del 98,8 % de sus genes con los chimpancés. Ese 1,2 % de diferencia genética es suficiente para justificar las diferencias entre ambas especies. Más sorprendente resulta aún que organismos tan distantes como una levadura y un ser humano tengan muchos genes en común. Al menos el 20 % de los genes de los seres humanos que juegan un papel en la etiología de enfermedades tienen su equivalente en las levaduras[7]. Cuando los científicos consiguieron expresar más de 400 genes humanos diferentes en la levadura *Saccharomyces cerevisiae*, se encontraron con que un 47 % reemplazaban funcionalmente los genes de la levadura[8].

Con organismos más complejos, como el ratón, nos encontramos con similitudes incluso mayores. De los más de 4000 genes estudiados, menos de diez resultaron ser diferentes entre humanos y ratones. De todos los genes que codifican proteínas —excluido el llamado ADN «basura»— los genes de ratón y de ser humano son idénticos en un 85 %. Así pues, los ratones y los seres humanos son genéticamente muy similares[9].

Numerosos genes relacionados con el envejecimiento se han conservado entre las especies, lo cual ha permitido a los científicos estudiar levaduras y ratones y aprender importantes nociones de biología humana. Muchos de los estudios citados en este libro tienen que ver con organismos tan diversos como levaduras, ratas y monos Rhesus, cuyo grado de similitud con los humanos es variable. No todos los resultados son aplicables al ser humano pero, en la mayoría de los casos, se puede aprender mucho sobre el envejecimiento a partir de ellos. Aunque lo ideal es partir de estudios llevados a cabo en humanos, en muchos casos no se dispone de ellos, lo cual nos obliga a confiar en la investigación en animales.

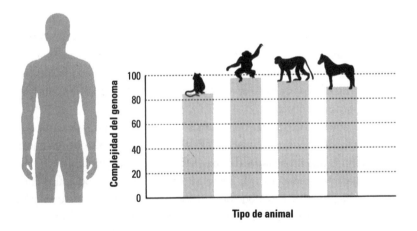

Figura 1.2. Similitudes genómicas entre humanos y animales.

Teorías sobre el envejecimiento

En los siguientes apartados exponemos los principios de diversas teorías sobre el envejecimiento y nuestra opinión sobre la credibilidad de cada una de ellas.

TEORÍA DEL SOMA DESECHABLE

La teoría del soma desechable como explicación del envejecimiento, propuesta en origen por el profesor Thomas Kirkwood, de la Universidad de Newcastle, sostiene que los organismos tienen una cantidad finita de energía que pueden utilizar, bien para el mantenimiento y la reparación del cuerpo (soma), bien para la reproducción[10]. Al igual que ocurre en la pleiotropía antagonista, existe un mecanismo de compensación: si el organismo destina energía para el mantenimiento y la reparación, dispondrá de menos recursos para la reproducción. Dado que la evolución destina más energía a la reproducción, que permite transmitir los genes a la siguiente generación, el soma del individuo después de la reproducción es en gran medida desechable. ¿Por qué destinar valiosos recursos a vivir más tiempo, lo cual no ayuda a transmitir los genes? En algunos casos, la mejor estrategia es que el individuo tenga tanta descendencia como sea posible y después muera.

El salmón del Pacífico es un ejemplo de este fenómeno: se reproduce una sola vez en su vida y después muere. Gasta todos sus recursos en la reproducción, tras lo cual simplemente muere por agotamiento[11]. Si hubiera una pequeña posibilidad de que el salmón sobreviviera a los predadores y otros peligros para completar otro ciclo reproductor, entonces la evolución no lo habría conformado para envejecer más despacio. Los ratones se reproducen de manera prodigiosa, alcanzando la madurez sexual a los dos meses de edad. Sujetos a una fiera predación, destinan más energía a la reproducción que a combatir el deterioro de su cuerpo.

Por otro lado, una esperanza de vida más larga coexiste con el desarrollo de mejores mecanismos de reparación. Un ratón de dos años de edad es anciano, mientras que un elefante de dos años está apenas empezando a vivir. En los elefantes se destina más energía al crecimiento, de modo que tienen muchas menos crías. El período de gestación de un elefante es de dieciocho a veintidós meses y el resultado es de una sola cría. Los ratones tienen más de catorce crías por parto y tienen entre cinco y diez camadas al año.

Aunque constituye un marco útil de estudio, la teoría del soma plantea una serie de problemas. En efecto, esta teoría vendría a predecir que la restricción calórica deliberada, que limita los recursos generales, daría como resultado una menor reproducción o una esperanza de vida más corta. Pero los animales con restricción calórica, incluso hasta un punto cercano a la inanición, no mueren más jóvenes: *viven mucho más tiempo*. Este efecto aparece de manera constante en muchas especies animales. De hecho, privar a los animales de alimento hace que destinen más recursos a combatir el envejecimiento. Por otro lado, las hembras de la mayoría de las especies viven más tiempo que los machos. La teoría del soma desechable vendría a establecer lo contrario, porque las hembras se ven forzadas a destinar mucha más energía a la reproducción y, en consecuencia, deberían disponer de menos energía o recursos para gastar en mantenimiento.

OPINIÓN ·

Explica algunos hechos, pero plantea una serie de problemas. La teoría del soma desechable es incompleta o incorrecta.

TEORÍA DE LOS RADICALES LIBRES

Los procesos biológicos generan radicales libres, que son moléculas que pueden dañar los tejidos circundantes. Las células los neutralizan con antioxidantes, pero este proceso es imperfecto, de manera que, con el tiempo, los daños van acumulándose, dando lugar a los efectos del envejecimiento.

Ensayos de investigación clínica a gran escala muestran que los suplementos con vitaminas antioxidantes, como la vitamina C y la vitamina E, pueden aumentar de manera paradójica las tasas de mortalidad o dar lugar a un empeoramiento de la salud.

Se sabe que ciertos factores que mejoran la salud o aumentan la esperanza de vida, como la restricción calórica y el ejercicio físico, incrementan la producción de radicales libres, que actúan como señales para que las células mejoren sus defensas celulares y mitocondrias generadoras de energía. Los antioxidantes pueden anular los efectos saludables del ejercicio[12].

OPINIÓN ·

Por desgracia, algunos hechos contradicen la teoría de los radicales libres. Además, es incompleta e incorrecta.

TEORÍA MITOCONDRIAL

Las mitocondrias son componentes celulares (orgánulos) que generan energía, de modo que, como ya se ha mencionado, a menudo se hace referencia a ellas como las centrales de energía de las células. Es un trabajo duro y las mitocondrias están sujetas a un considerable daño molecular, de modo que han de ser recicladas y reemplazadas periódicamente para mantener la máxima eficiencia. Las células sufren autofagia; las mitocondrias están sometidas a un proceso similar de descarte de orgánulos defectuosos mediante sustitución, denominado *mitofagia*. Las mitocondrias encierran su propio ADN, que con el tiempo va acumulando daños. El resultado es una mitocondria menos eficiente, que a su vez da lugar a más daños, en un círculo vicioso. Y sin la energía adecuada, las células mueren, siendo esta una manifestación del envejecimiento. La atrofia muscular está relacionada con niveles elevados de daño mitocondrial[13]. Pero si se compara la producción de energía de las mitocondrias en personas jóvenes y ancianas, apenas se encuentra diferencia[14]. En ratones, tasas muy altas de mutación en el ADN mitocondrial no dieron lugar a un envejecimiento acelerado[15].

OPINIÓN ....

Se trata de una teoría interesante, pero los estudios de investigación se encuentran en fase preliminar y de desarrollo. Existen argumentos a favor y en contra de ella.

HORMESIS

En el 120 a. C., Mitrídates VI heredó Ponto, región de Asia Menor, la actual Turquía. En la celebración de un banquete, su madre envenenó a su padre para ascender al trono.

Mitrídates huyó y pasó seis años viviendo en el monte. Obsesionado con ser envenenado, tomó de forma crónica pequeñas dosis de veneno para ser inmune. Siendo ya un hombre, volvió para derrocar a su madre y ocupar el trono. Se convirtió así en un poderoso rey. Durante su reinado, se enfrentó al Imperio romano, pero fue incapaz de hacer retroceder a los romanos. Antes de ser capturado, Mitrídates decidió suicidarse ingiriendo una gran dosis de veneno. Sin embargo, «el Rey del Veneno» no murió envenenado, desconociéndose aún a día de hoy la verdadera causa de su muerte[16]. Lo que no te mata puede hacerte más fuerte.

La hormesis es el fenómeno por el que dosis bajas de agentes estresantes que normalmente son tóxicos para el organismo lo fortalecen y pueden hacer que sea resistente a dosis más altas de esos mismos agentes estresantes o toxinas. Los entusiastas de la película *La Princesa prometida* recordarán que el héroe del film, Westley, había tomado pequeñas dosis de polvo de iocaí-na durante años, lo que le había inmunizado frente a sus efectos tóxicos. Así, cuando Westley pone veneno en la bebida de Vizzini y en la suya propia, es el único que sobrevive. En esto consiste la hormesis.

La hormesis no es una teoría sobre el envejecimiento, pero tiene amplias implicaciones en otras teorías. El principio básico de la teoría es: «la dosis hace el veneno». Dosis bajas de la «toxina» pueden potenciar la salud.

El ejercicio físico y la restricción calórica son ejemplos de hormesis. En efec-to, el ejercicio supone estrés para los músculos y da lugar a que el cuerpo reaccione incrementando la fuerza muscular. Los ejercicios consistentes en el levantamiento de pesas suponen tensión para los huesos, dando lugar a que el cuerpo reaccione fortaleciéndolos. El reposo en cama o el estar sometido a gravedad cero, como les ocurre a los astronautas, causa un rápido debilita-miento de músculos y huesos.

La restricción calórica puede considerarse un factor estresante, porque da lugar a una elevación del cortisol, conocido habitualmente como hormona del estrés. La elevación del cortisol incrementa la producción de proteínas de choque térmico (una familia de proteínas que ayudan a estabilizar las nuevas proteínas o a reparar las proteínas dañadas) y la resistencia a los consiguien-tes agentes estresantes[17]. De modo que la restricción calórica también res-ponde a los requisitos de la hormesis. Dado que tanto el ejercicio físico como la restricción calórica son formas de estrés, ambas estrategias suponen la producción de radicales libres.

La hormesis no es un fenómeno raro. El alcohol, por ejemplo, actúa por hor-mesis. Un consumo contenido de alcohol se asocia de manera constante a una mejora de la salud frente a lo que supondría la abstinencia. Pero los bebe-dores importantes tienen peor salud y a menudo desarrollan una hepato-patía. Es bien sabido que el ejercicio físico tiene efectos beneficiosos sobre la salud, pero el ejercicio extremo puede empeorarla y causar fracturas por estrés. Pequeñas dosis de radiación favorecen en ocasiones la salud, mien-tras que grandes dosis llegan a matar[18].

Algunos efectos beneficiosos de ciertos alimentos se deben también al fenóme-no de hormesis. Los polifenoles son compuestos presentes en frutas y verdu-ras, así como en el café, el chocolate y el vino tinto, y mejoran la salud, en parte debido posiblemente a que actúan como toxinas a bajas dosis, regulando así al alza el sistema de enzimas antioxidantes endógenas naturales del organismo.

¿Por qué es la hormesis tan importante en el envejecimiento? Otras teorías del envejecimiento presuponen que todo daño es malo y se acumula con el tiempo. Pero el fenómeno de la hormesis muestra que el cuerpo tiene poderosas capacidades de reparación de daños que pueden resultar beneficiosas cuando se activan. Consideremos el ejemplo del ejercicio físico. El levantamiento de pesas ocasiona microdesgarros en los músculos. Puede que suene mal, pero el proceso de reparación de esos músculos los hace más fuertes. La gravedad ejerce tensión sobre los huesos. Los ejercicios que implican que la persona deba soportar su propio peso corporal, como correr, causan microfracturas en los huesos. Pues bien, en el proceso de reparación los huesos se tornan más fuertes. La situación opuesta se da en condiciones de gravedad cero, en el espacio exterior. Sin el estrés que supone la gravedad, los huesos se vuelven osteoporósicos y débiles.

No todo daño es malo. De hecho, pequeñas dosis de daño son buenas. Lo que pretendemos describir es un ciclo de renovación. La hormesis permite la descomposición de tejidos, como el muscular o el óseo, que luego se reconstruyen para ser más capaces de soportar las tensiones a las que se ven sometidos. Los músculos y huesos crecen más fuertes, pero ese crecimiento no puede tener lugar en ausencia de descomposición y reparación.

OPINIÓN ·

La hormesis cuenta con amplia evidencia a favor de que es una verdadera respuesta biológica a pequeñas dosis de daño.

Crecimiento frente a longevidad

La teoría de la hormesis, al igual que la del soma desechable, sugiere que existe una compensación fundamental entre crecimiento y longevidad. Cuanto más crece un organismo y cuánto más rápidamente lo hace, más deprisa envejece. Es posible que la pleiotropía antagonista actúe sobre genes que son beneficiosos en fase temprana de la vida, pero que pueden ser perjudiciales más adelante. Cuando se compara la esperanza de vida de individuos de una misma especie, por ejemplo en ratones[19] y en perros, los animales más pequeños (los de menor crecimiento) viven más tiempo[20]. Las mujeres, cuya talla media es inferior a la de los hombres, también viven más tiempo. Entre los hombres, los de menor talla viven más[21]. Piensa en una persona de 100 años: ¿te imaginas a un hombre musculoso de 2 metros de altura o a una mujer menuda?

Sin embargo, en la comparación entre especies, los animales grandes viven más tiempo. Los elefantes, por ejemplo, viven más que los ratones. Pero esta diferencia puede tener explicación en el desarrollo más lento de los animales grandes[22]. La relativa ausencia de predadores para los animales más grandes da pie a que la evolución favorezca un crecimiento y un envejecimiento más lentos. Los animales pequeños que viven amenazados por menos predadores que otros animales del mismo tamaño, como les ocurre a los murciélagos, también tienen una vida más larga.

El envejecimiento no es un proceso programado de forma deliberada, sino que los mismos mecanismos que impulsan el crecimiento conducen también al envejecimiento. Simplemente es la continuación del mismo programa de crecimiento y se rige por los mismos factores de crecimiento y nutrientes. Si se revoluciona el motor de un coche, es posible alcanzar altas velocidades en poco tiempo; pero si se sigue acelerando, se corre el riesgo de quemar el motor. Se trata, así pues, del mismo programa esencial, aunque con diferentes escalas de tiempo —rendimiento a corto plazo frente a longevidad. Todas las teorías sobre el envejecimiento hacen hincapié en este equilibrio esencial. Es una valiosa información, ya que ciertos programas pueden ser beneficiosos en determinados momentos de la vida. En la juventud, por ejemplo, necesitamos crecer. En cambio, en la madurez y a edades avanzadas, este programa de alto crecimiento puede provocar un envejecimiento prematuro, de modo que es posible que sea más beneficioso frenar el crecimiento. Dado que los alimentos que comemos tienen un amplio papel en esta suerte de programación, podemos realizar ajustes de manera deliberada en nuestra dieta para preservar nuestra esperanza de vida, así como nuestra «esperanza de salud».

RESTRICCIÓN CALÓRICA:

UN ARMA DE DOBLE FILO

La organización Calorie Restriction Society, con más de 7000 miembros, apuesta por la restricción sistemática de calorías con el fin de vivir más tiempo. ¿No suena a fantasía? En realidad, entre las prácticas para alargar la vida, quizá la mejor descrita sea la restricción calórica, con estudios realizados en animales hace muchas décadas. La restricción calórica (RC) es quizá la actuación antiedad más eficaz que se conoce a día de hoy, siempre que se mantenga una nutrición adecuada[1].

Estudios llevados a cabo en animales ya en 1917 muestran que la restricción calórica puede prolongar la vida. La disminución de la ingesta de alimentos en hembras de rata jóvenes retrasa la menopausia, manteniendo su fertilidad durante más tiempo. En 1935, el investigador Clive McCay observó en ratas de laboratorio que la reducción del crecimiento inducido por la restricción calórica daba lugar a una mayor longevidad[2]. Sin embargo, los animales no deben sufrir desnutrición. Una ingesta inadecuada de vitaminas y minerales esenciales causa muchos tipos de enfermedades y los ratones desnutridos prosperan a duras penas y mueren jóvenes. La restricción de energía (calorías), junto con el aporte de todos los nutrientes esenciales, tiene la capacidad de alargar la esperanza de vida, algo que jamás se había considerado antes.

En general, los investigadores han utilizado una restricción calórica del 40 %, pero incluso una restricción del 10 % ofrece prácticamente los mismos efectos beneficiosos en ratas[3]. Una restricción de calorías del 10 % incrementó la vida de la ratas en torno a un 15 %, mientras que los animales sometidos a una restricción del 40 % vivieron cerca de un 20 % más de tiempo. En 1942, los investigadores mostraron por primera vez que la restricción calórica podía prevenir el desarrollo de cáncer en animales[4]. No se dispone de estudios controlados en el ser humano, ya que es prácticamente imposible llevarlos a cabo de manera ética. De aquí en adelante utilizaremos el término *restricción calórica* con el requisito implícito de que siempre hay que evitar la desnutrición.

La restricción calórica aumenta la esperanza de vida de cualquier organismo hasta ahora estudiado, entre ellos levaduras, gusanos, mariposas, roedores y monos. También frena e incluso previene la aparición de enfermedades relacionadas con la edad, como demencia, diabetes, enfermedades cardiovasculares y coronarias, trastornos neurodegenerativos y varios tipos de cáncer. En 1946, los investigadores observaron que la aplicación de una dieta de restricción calórica en un entorno rico en alimentos era difícil o incluso imposible, tal y como se encargarían de demostrar las décadas siguientes. En cambio, reflexionaron sobre la posibilidad de aplicar una forma más realista de restricción calórica, siguiendo un programa de ayuno periódico.

Experimentos en ratas demostraron que esta estrategia daba buen resultado para prolongar la vida y prevenir el cáncer[5].

En 1959, al extender este concepto al ser humano, Ross se dio cuenta de que las cardiopatías coronarias son infrecuentes en comunidades con carencias nutricionales[6]. En otras palabras, las poblaciones que consumen pocas calorías parecen desarrollar menos enfermedades cardíacas. Además, durante este período, los investigadores encontraron que el efecto de la restricción proteica sobre la longevidad era menor. Un contenido elevado de caseína (una forma de proteína alimentaria) en la dieta de las ratas acorta la esperanza de vida[7].

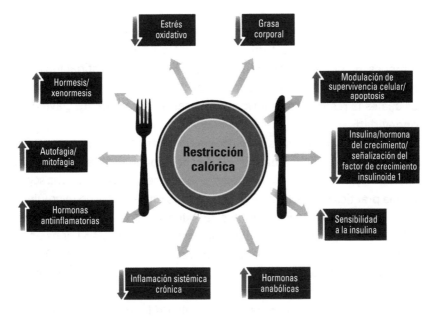

Figura 2.1. Efectos de la restricción calórica.

En la década de 1970, en UCLA, la Universidad de California en los Ánge-les, el Dr. Roy Walford se erigió como el principal defensor de la restricción calórica como plan para alargar la longevidad. Más tarde intervendría como participante y médico en el proyecto Biosphere 2. Este experimento, rea-lizado a principios de los noventa, se llevó a cabo en un invernadero autó-nomo, en el que vivieron ocho «terranautas».

Cultivaban sus propios alimentos y reciclaban los desechos, todo ello en un medio absolutamente cerrado. Sin embargo, fueron incapaces de culti-var tantos alimentos como habían planeado en un principio. El Dr. Walford convenció al resto de miembros del equipo para poner fin a su misión de vivir dos años siguiendo una dieta de restricción calórica. Por desgracia, las cosas no habían salido como él había planeado. Es probable que, aparte de seguir una dieta de restricción calórica, los terranautas no estuvieran recibiendo la nutrición adecuada. El Dr. Walford perdió 11 kilos de peso de sus ya escasos 66 y salió de Biosphere 2 considerablemente envejecido. Más tarde desarrolló la enfermedad de Lou Gehrig y murió a los 79 años.

En la década de 1980 se asistió a una creciente aceptación del modelo de restricción calórica y empezó a considerarse detenidamente la manera de aplicar los estudios en animales a seres humanos. Desde entonces, un número creciente de publicaciones de investigación están aportando nuevos conocimientos sobre los mecanismos en virtud de los cuales la restricción calórica puede ser un componente clave de la longevidad.

Uno de los ejemplos más convincentes de restricción calórica como forma de prolongar la esperanza de vida del ser humano se da en la prefectura japonesa de Okinawa. Tradicionalmente, la población de Okinawa ha seguido una práctica llamada *hari hachi bu*, que es una especie de *mindfulness* aplicada a la comida. Los habitantes de Okinawa se recuerdan a sí mismos deliberadamente que deben parar de comer cuando están llenos en un 80 %, imponiéndose de este modo una restricción calórica del 20 %. Se cuentan entre su población entre cuatro y cinco veces más centenarios que en la mayoría de los países industrializados y esta tendencia ha sido asociada a su dieta baja en calorías, con alrededor de un 20 % menos de calorías que las dietas de otros japoneses[8]. Sin embargo, estos impresionantes datos estadísticos no son extensibles a los habitantes de la prefectura de Okinawa menores de 65 años, lo cual podría estar ligado a la creciente influencia occidental en su dieta, influencia que comenzó a calar en su estilo de vida en la década de 1960. En el capítulo 12 hablaremos más extensamente sobre la dieta y la esperanza de vida de los habitantes de la prefectura de Okinawa y de otras culturas longevas (en áreas del paneta conocidas como *zonas azules*).

La restricción calórica es el único método no farmacológico de prolongación sostenida de la esperanza de vida y de protección frente a numerosas enfermedades relacionadas con la edad. Cuando la comida abunda, los animales, incluido el ser humano, se desarrollan y crecen, pero también envejecen rápidamente. Todos los animales tienen detectores de nutrientes, ligados íntimamente a las vías de crecimiento. Cuando los animales detectan una baja disponibilidad de nutrientes, el crecimiento se detiene, lo que puede inducir vías de longevidad en el equilibrio esencial entre crecimiento y longevidad[9]. Por supuesto, tal restricción tiene sus límites. El hambre y la carencia de nutrientes causan muerte y discapacidad. Pero la restricción calórica con una ingesta óptima de nutrientes es enormemente beneficiosa.

A primera vista, este paradigma resulta fascinante. A menudo se tiende a pensar en la comida como nutriente, de tal modo que «más» debería ser «mejor». Pero no es así. En lugar de ello, la privación estratégica de comida a los animales no reduce su esperanza de vida, sino que la prolonga.

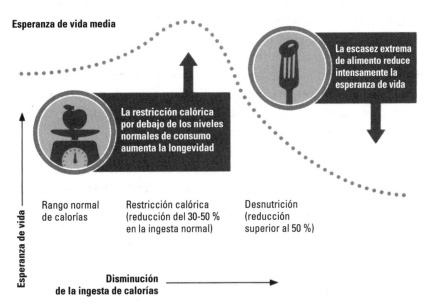

Figura 2.2. La restricción calórica prolonga la esperanza de vida en los animales.

Mecanismos de restricción calórica

En un principio, los métodos de prolongación de la vida mediante restricción calórica se antojaron algo radicales, pero los estudios han confirmado la relación en muchas ocasiones y en múltiples especies[10].

Básicamente, un desarrollo más lento y un menor crecimiento daban lugar a una mayor esperanza de vida. ¿Por qué? Existen muchos mecanismos potenciales.

La escasa grasa corporal es, quizá, el efecto más evidente de la restricción calórica crónica en animales, pero, en este sentido, reviste especial importancia la escasez de grasa visceral. Una cantidad alta de grasa visceral, que se almacena en el abdomen y en torno a los órganos principales, supone un considerable riesgo para la salud en el ser humano y se asocia estrechamente a la disminución de la sensibilidad a la insulina, obesidad, diabetes de tipo 2 y aterosclerosis.

Ratones modificados genéticamente para que tengan muy poca grasa corporal viven más tiempo. Los ratones FIRKO (del inglés Fat Insulin Receptor Knock Out: ratones *knock-out* para el receptor de insulina específico de grasa) tienen receptores de insulina alterados. Dado que, en condiciones normales, la insulina le dice al cuerpo que acumule grasa, estos ratones modificados genéticamente no pueden volverse obesos, y viven más que los ratones no modificados. Tanto los ratones FIRKO como los sometidos a restricción calórica tienen una cantidad muy reducida de grasa corporal, lo que sugiere que una menor cantidad de grasa corporal podría ser el denominador común que prolonga la esperanza de vida[11].

Pero aquí no acaba la historia, porque tener bajo peso o tener niveles de grasa inferiores a los normales también puede asociarse a riesgos para la salud. Existe, en este sentido, un factor de confusión. Puede que la gente con bajo peso tenga enfermedades ocultas que causan ese estado de bajo peso, como por ejemplo cáncer, de modo que se desconoce si en tales casos perder peso de manera deliberada por debajo de los niveles normales sería saludable o perjudicial.

La restricción calórica crónica reduce el índice metabólico. Si se ingieren menos calorías, el cuerpo responde quemando menos calorías. Al principio, puede parecer que esto no aporta beneficio alguno, pero un índice metabólico más bajo se relaciona con un menor daño oxidativo soportado por el ADN y, por consiguiente, podría influir en el envejecimiento[12]. El índice metabólico varía considerablemente en los distintos animales. En general, cuanto más alto es, más corta es la vida del animal, posiblemente debido a la existencia de más radicales libres o a un mayor daño oxidativo[13]. Si llevas el motor del coche muy revolucionado constantemente, el coche irá más rápido, pero se estropeará antes. En el ser humano, los niveles de triyodotironina libre (T3), una hormona importante para el índice metabólico, se asocian a una vida más larga[14]. Aunque la restricción calórica puede reducir el índice metabólico general, es posible que el gasto energético por gramo de peso corporal sea más alto[15]. Existen informes de personas centenarias sanas que tienen mayor masa muscular y también un índice metabólico más alto, ambos aspectos relacionados[16].

Sensores de nutrientes

La ciencia de la longevidad siempre acaba enfrentándose a los intereses en conflicto entre crecimiento y longevidad. En general, un mayor crecimiento está ligado a una menor longevidad, y viceversa. De modo que maximizar la longevidad depende, a menudo, de una contención del crecimiento, y una de las maneras en las que podemos influir en ello es a través de los sensores de nutrientes.

Los más primitivos organismos unicelulares viven en un caldo de nutrientes y responden rápidamente a una caída de la disponibilidad de estos, deteniendo su crecimiento. Levaduras y bacterias, por ejemplo, caen en un estado de latencia (esporas) y pueden sobrevivir así miles de años, para reactivarse en el momento en el que vuelve a haber disponibilidad de agua y nutrientes. El ser humano, aun siendo una criatura multicelular compleja, necesita también saber si hay nutrientes disponibles. En épocas de hambruna, nuestro organismo no pretende aumentar el crecimiento y el metabolismo, pues ello nos llevaría antes a la muerte. Tener hijos en época de hambruna puede suponer la muerte tanto de la madre como del niño, razón por la cual las mujeres sin suficiente grasa corporal a menudo no presentan ovulación. Por otro lado, cuando abunda la comida, nuestro cuerpo necesita activar las vías de crecimiento para desarrollarse lo antes posible. Como suele decirse, hay que aprovechar la ocasión cuando se presenta. La supervivencia de todos los animales depende de los sensores de nutrientes y de su íntima conexión con las vías de crecimiento.

Se conocen tres vías de detección de nutrientes: insulina, mTOR (diana mecanicista de rapamicina) y AMPK (proteína cinasa activada por AMP). El aumento de la longevidad está ligado a la disminución del crecimiento y del metabolismo, que se consigue mejor reduciendo las vías de detección de nutrientes mediante el ajuste de la dieta. Se han vinculado a una mayor longevidad la disminución de la insulina (mediante reducción de las calorías, pero más concretamente mediante una menor ingesta de cereales refinados y azúcar), la reducción de mTOR (a través de una disminución de la proteína animal y de un mayor consumo de proteína vegetal) y la activación de AMPK (mediante reducción de las calorías).

INSULINA

La hormona insulina es el sensor de nutrientes más conocido. La comida contiene una mezcla de tres macronutrientes: carbohidratos, proteínas y grasas. Cuando comemos, nuestro cuerpo responde a estos macronutrientes incrementando la producción de ciertas hormonas. La insulina aumenta en respuesta a la ingesta de carbohidratos y proteínas, mientras que la grasa de la dieta no estimula su secreción. La hormona permite que las células del cuerpo utilicen parte de la glucosa ingerida para la producción de energía, al actuar sobre la proteína GLUT4. De modo que la insulina tiene un papel de detector de nutrientes, al indicar al resto del cuerpo la disponibilidad de ciertos nutrientes.

Pero ese es solo uno de los papeles de la insulina. Cuando la hormona activa su receptor en la superficie celular, también activa la vía de la PI3K, lo que da lugar a la síntesis de proteínas y al crecimiento y división celulares. La activación de la PI3K se produce al mismo tiempo y de manera automática, porque estos sensores de nutrientes están íntimamente ligados a las vías de crecimiento. La insulina interviene tanto en el metabolismo como en el aumento del crecimiento, aspecto habitualmente muy favorable a la supervivencia de las especies, porque los animales necesitan crecer mientras existe alimento disponible y dejar de crecer cuando no hay comida.

Estudios en animales confirman que el aumento de la disponibilidad de nutrientes reduce la esperanza de vida. La glucosa añadida a la comida del gusano *C. elegans* acorta su vida[17]. Cantidades elevadas de glucosa estimulan la insulina y favorecen el crecimiento, a expensas de una reducción de la esperanza de vida. En el ser humano, los niveles elevados de insulina y la resistencia a la insulina, que son frecuentes a edades avanzadas, se han relacionado con un aumento del riesgo de muchas enfermedades ligadas a la edad, entre ellas el cáncer y las cardiopatías.

Durante la restricción calórica y el ayuno, los niveles sanguíneos de glucosa e insulina caen de forma brusca[18]. La señalización de insulina baja reduce la señalización de crecimiento, pero prolonga la esperanza de vida en diversas especies animales[19]. La reducción de carbohidratos en la dieta es otro método natural de reducción de la insulina. Cynthia Kenyon, la científica que descubrió los efectos de la insulina y la glucosa sobre la prolongación de la vida, encontró resultados tan convincentes que emprendió una dieta baja en carbohidratos[20]. El aumento de la sensibilidad a la insulina y la disminución de los niveles de insulina pueden ser un importante mecanismo que interviene en la restricción calórica.

FACTOR DE CRECIMIENTO INSULINOIDE DE TIPO 1

Una hormona íntimamente relacionada con la insulina y que interviene en el envejecimiento es el factor de crecimiento insulinoide de tipo 1, o IGF-1 (por sus siglas en inglés). La hormona del crecimiento (GH, por sus siglas en inglés) segregada por la glándula hipófisis, ha sido considerada siempre responsable del crecimiento en los niños. En la década de 1950 el endocrinólogo israelí Zvi Laron fundó la primera clínica pediátrica del país especializada en endocrinología. Entre sus primeros pacientes había varios hermanos con retraso en el crecimiento. Supuso que tenían una carencia de GH, pero cuando midió sus niveles de la hormona, observó que eran altísimos. ¿Qué estaba ocurriendo? Serían necesarias varias décadas de investigación para encontrar la respuesta.

La hormona del crecimiento actúa sobre su receptor celular para producir IGF-1, que es el verdadero mediador de los efectos del crecimiento. Los niños a los que Laron atendió en su consulta y que estaban afectados por lo que hoy se conoce como enanismo de Laron, tenían mucha GH pero, debido a un defecto genético que afectaba al receptor, no producían IGF-1. Esta carencia de IGF-1 era la responsable de la baja estatura de los niños. Misterio resuelto. No obstante, más tarde, en 2013, un descubrimiento en los enanos de Laron sacudiría el campo del conocimiento sobre la longevidad.

En un remoto rincón de Ecuador vive una comunidad de unos 300 miembros conocida como los enanos de Laron. En el siglo XV un grupo de judíos procedentes de España escaparon de la Inquisición y, en aquellas tierras, la consanguineidad dio origen a una población que carecía totalmente del factor IGF-1. Alcanzaban una altura media de 1,20 m, pero por lo demás su conformación era normal. El Dr. Guevara-Aguirre, un médico local, describió la comunidad y realizó un seguimiento de la misma durante varias décadas. Junto con el doctor Valter Longo, de la University of Southern California, descubrió con asombro que los enanos de Laron parecían ser totalmente inmunes al cáncer[21]. En cambio, los parientes no afectados (aquellos que no tenían el síndrome) de estos individuos de baja estatura presentaban una tasa de cáncer del 20 %.

El interés del Dr. Longo por el efecto que un menor crecimiento podía tener sobre la longevidad comenzó en 2001, cuando descubrió que una levadura de larga vida mostraba el mismo tipo de inhibición de la vía de crecimiento. Ratones genéticamente deficientes en hormona del crecimiento viven un

40 % más —el equivalente a 110 años en un ser humano. Los animales modificados genéticamente para tener altos niveles de hormona del crecimiento tienen una corta vida. La insulina y el IGF-1 comparten muchas características y, en algunos animales, idéntico receptor. Este hallazgo respalda la idea de que existe una compensación fundamental entre crecimiento y longevidad.

mTOR

La diana mecanicista de rapamicina, o mTOR, es otro importante detector celular de nutrientes, sensible a las proteínas y a los aminoácidos de la dieta. Las proteínas ingeridas con la dieta se descomponen en sus aminoácidos constituyentes para su absorción en el intestino y, entonces, la mTOR aumenta. Para la salud general del individuo, es importante comer proteína suficiente para obtener los necesarios aminoácidos, aunque para la prolongación de la esperanza de vida también es importante evitar un exceso de la mTOR[22]. La restricción de proteínas de la dieta y el ayuno pueden reducir la mTOR.

Como la insulina, la mTOR es un sensor de nutrientes y su activación se encuentra íntimamente ligada a las vías de crecimiento. Cuando tu organismo detecta disponibilidad de proteínas, entra en modo crecimiento y comienza a producir nuevas proteínas. Este es un ejemplo de pleiotropía antagonista. Al comienzo de la vida, la mTOR favorece el crecimiento y el desarrollo, pero este mecanismo resulta dañino más adelante en la vida, causando envejecimiento. Algunos de los efectos beneficiosos de la restricción de proteínas podría estar relacionado con el efecto de la mTOR sobre la autofagia.

La autofagia es un proceso de reciclado celular en virtud del cual proteínas y orgánulos subcelulares viejos se descomponen. Este proceso proporciona la energía y los aminoácidos necesarios para reconstruir nuevas proteínas que reemplacen las viejas, un factor clave para el mantenimiento celular. La autofagia es el primer paso esencial para el mantenimiento de una célula en condiciones óptimas y el envejecimiento se caracteriza por un declive en la tasa de autofagia, al acumularse las moléculas dañadas en la célula e impedir su función. En las ratas existe una diferencia de hasta seis veces entre animales jóvenes y viejos[23]. Una disminución de las tasas de autofagia supone que los componentes dañados de la célula, como membranas lipídicas y mitocondrias, persistan en el medio celular durante más tiempo.

El estímulo más potente que inactiva la autofagia es la mTOR. Incluso un pequeño bocado de proteína eleva la mTOR, inactivando la autofagia y el proceso de renovación celular. El ayuno incrementa enormemente la tasa de autofagia y, en las levaduras, es esencial en cuanto a los efectos de la restricción calórica sobre la prolongación de la esperanza de vida[24]. Los fármacos que bloquean la mTOR, como la rapamicina (sirolimus), pueden prolongar la esperanza de vida, en gran parte por su efecto sobre la autofagia[25].

AMPK

El tercer sensor de nutrientes es la proteína cinasa activada por AMP (AMPK), una suerte de indicador inverso de combustible en los depósitos de energía celular. En tu coche, si dispones de mucha energía en forma de gasolina, el indicador marca un nivel alto. En tus células, si tienes mucha energía en forma de ATP (adenosina trifosfato), entonces la AMPK está baja[26]. Niveles bajos de energía celular elevan los niveles de AMPK. Así pues, la AMPK actúa como una suerte de indicador inverso de combustible celular. Al igual que la mTOR y la insulina, el sensor de nutrientes AMPK está ligado a las vías de crecimiento. En efecto, regula a la baja la síntesis de moléculas biológicas, entre ellas aquellas que son necesarias para el crecimiento (anabolismo). A diferencia de la insulina o de la mTOR, la AMPK no es sensible a ningún macronutriente concreto de la dieta, pero detecta la disponibilidad global de energía celular. Se sabe que sustancias que activan la AMPK (imitando reservas bajas de energía celular) promueven la salud. Algunos ejemplos son la metformina, fármaco utilizado para la diabetes, el resveratrol de las uvas y del vino tinto, la epigalocatequina galato (EGCG) del té verde y del chocolate negro, la capsacina de los pimientos, la curcumina presente en la especia cúrcuma, el ajo y la berberina de la planta utilizada en la medicina tradicional china. La restricción calórica activa también la AMPK y este hecho puede ser importante para los efectos de la AMPK sobre el envejecimiento[27].

La AMPK favorece la captación de glucosa por parte de las células musculares e incrementa la formación de mitocondrias, lo que conduce a una mayor capacidad para quemar grasas (ver figura 2.3)[28]. Además, incrementa la autofagia, un importante proceso celular de autolimpieza que elimina la basura de las células y las recicla, proceso que analizaremos detenidamente más adelante.

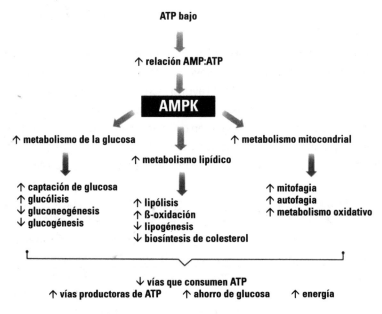

Figura 2.3. Estado de nutrientes.

Ayuno intermitente

El ayuno intermitente, que implica no tomar alimentos durante cierto tiempo, tiene beneficiosos efectos antienvejecimiento, más allá de la simple restricción calórica. Existen numerosos regímenes distintos de ayuno. Una forma frecuente consiste en respetar dieciséis horas de ayuno (incluido el tiempo de sueño nocturno) y después comer durante una «ventana de comida» de ocho horas. Hay persona que practican el ayuno en días alternos, de manera que comen poco o ningún alimento un día y, al día siguiente, comen sin restricciones.

Los animales a los que se da de comer en días alternos muestran un comportamiento fisiológico similar al de los animales sometidos a restricción calórica, *aun comiendo casi la misma cantidad de alimento que los animales alimentados de forma completa*[29]. Estos animales a los que se alimenta en días alternos comen más para compensar los días de ayuno. Este hallazgo podría arrojar ciertas dudas sobre si es esencial reducir las calorías para prolongar la vida. Aunque las calorías totales son similares en la dieta de restricción calórica y en el ayuno en días alternos, los efectos hormonales del ayuno son muy diferentes. Durante el ayuno, todas las vías de detección de nutrientes se activan —la insulina y la mTOR disminuyen, mientras que la AMPK aumenta. Otras hormonas, como la adrenalina, la noradrenalina y la hormona del crecimiento —conocidas como hormonas contrarreguladoras— aumentan y ello incrementa la energía y mantiene el metabolismo basal. Estos cambios hormonales no se producen con una simple reducción crónica de calorías. Las calorías pueden ser las mismas, pero el efecto fisiológico no. Por ejemplo, la reducción de grasas en la dieta supone una disminución de las calorías, pero no de insulina ni de mTOR, porque la ingesta de carbohidratos y proteínas puede mantenerse sin cambios.

Los animales sometidos a restricción calórica (RC) siempre están hambrientos, debido al aumento de la señalización de la hormona del hambre[30]. Al ser el hambre un instinto tan fundamental, es prácticamente imposible ignorarla durante mucho tiempo; el hambre condena al fracaso muchos planes de adelgazamiento.

Por otro lado, a menudo, el ayuno reduce de forma paradójica los antojos de alimentos y el hambre. Muchos pacientes notan menos hambre cuando practican el ayuno intermitente para perder peso. Es frecuente que comenten que tienen la impresión de que su estómago se ha encogido, cuando en realidad lo que ocurre es que disminuye la señalización del hambre.

Ratas y ratones sometidos a un régimen de alimentación/ayuno en días alternos viven más tiempo que los animales con una alimentación sin restricciones. Este resultado no se acompaña necesariamente de pérdida de peso, pues depende de la especie animal considerada[31].

Inconvenientes de la restricción calórica

La restricción calórica resulta útil solo si se mantiene una nutrición adecuada. En efecto, existe el riesgo de llevar la restricción demasiado lejos. Cuando una persona cae por debajo de un determinado umbral de grasa corporal, preocupa que disminuya la función inmunitaria[32], baje la testosterona y se tenga sensación de hambre y frío. Estos aspectos no son una preocupación importante para la mayoría de los estadounidenses, que se enfrentan a una epidemia de obesidad. Quizá el problema más importante de la restricción crónica de calorías sea que resulta difícil de mantener. Se debe contar concienzudamente cada caloría y preparar personalmente toda la comida. Hay que calcular cuidadosamente las relaciones de macro-nutrientes, con el fin de comer la cantidad suficiente de cada uno de ellos. Se tiene que evitar la comida basura. Estas pautas no siempre resultan fáciles y, en muchos casos, no es posible seguirlas todas bien y siempre. La restricción calórica funciona en animales solo cuando están recluidos en jaulas. No funciona en la mayoría de los humanos en disposición de libre albedrío.

Esta es la razón por la cual los científicos tienen tanto interés en descubrir los mecanismos antienvejecimiento subyacentes a la restricción calórica. Conociendo estos mecanismos, podríamos reproducir la mayoría de los efectos beneficiosos de una manera razonable y compatible con el estilo de vida del siglo xxi[33]. Existe buena evidencia de que una menor cantidad de calorías puede no ser el meollo de los beneficios de la restricción calórica. Dado que el cuerpo humano no contiene receptores o contadores de calorías, las variaciones hormonales causadas por un cambio en la dieta deben ser los desencadenantes de los efectos beneficiosos. Conocer estos cambios puede llevarnos a «biohacks» naturales (como cambiar las proteínas de nuestra dieta y tener en cuenta el consumo de café, té y vino, aspectos que abordaremos en otros capítulos) que conduzcan a los mismos beneficios.

La mTOR y
LONGEVIDAD

En 1964, Georges Nógrády, microbiólogo de la Universidad de Montreal, Canadá, viajó a la Isla de Pascua, Rapa Nui en el idioma local, para realizar un estudio de su población y tomar muestras de suelo. A partir de aquellas muestras, el Dr. Suren Sehgal, que trabajaba con una compañía farmacéutica en Montreal, aisló en 1972 la bacteria *Streptomyces hygroscopicus*, que producía un potente compuesto antifúngico, que aisló y llamó rapamicina, por la isla de origen. El científico pensó en sintetizar una crema antifúngica para el tratamiento tópico del pie de atleta, pero el descubrimiento resultó ser mucho más importante[1].

Cuando Suren Sehgal tuvo que mudarse repentinamente a Nueva Jersey, no quiso deshacerse de aquellas muestras. En lugar de ello, envolvió bien en plástico unos cuantos viales de rapamicina, se los llevó a casa y los guardó en el congelador familiar, junto al helado, con la etiqueta «NO COMER». Sehgal no reanudó el trabajo sobre la rapamicina hasta 1987, cuando la compañía para la que trabajaba pasó a otras manos. Las propiedades antifúngicas de la rapamicina resultaron ser el aspecto menos sorprendente de este agente.

La rapamicina deprime el sistema inmunitario, de modo que resulta útil para tratar el eccema y como fármaco antirrechazo en el trasplante de órganos. En 1999 se utilizó de forma sistemática en trasplantes de hígado y riñón, cuando los científicos notaban que algo iba mal. La mayoría de los fármacos inmunodepresores también incrementaban las tasas de cáncer, pero la rapamicina no. ¡Reducía el riesgo de cáncer! Prevenía la multiplicación celular y mostraba una potente actividad frente a tumores sólidos, previniendo unos y curando otros ya existentes. Por supuesto, este descubrimiento supuso un punto de inflexión en la investigación del cáncer[2]. Los derivados de la rapamicina también frenaban el crecimiento de quistes en el tratamiento de la enfermedad renal poliquística.

Pero se constató que la rapamicina podía tenía otro tentador efecto: alargar la esperanza de vida. ¿La mítica fuente de la juventud se encontraba ahí, bajo la eterna mirada de los moáis, las famosas estatuas de la Isla de Pascua? Esta historia no es ciencia ficción; es un relato dentro del apasionante mundo de la ciencia real.

¿Cómo actúa la rapamicina?

Tras su descubrimiento, la acción de la rapamicina en el cuerpo humano fue un absoluto misterio durante décadas. Con la rapamicina en la mano, los científicos podían buscar las dianas que, dentro de las células, interactuaban con este fármaco recién descubierto. Como una baliza de señalización, la rapamicina les guió directamente hacia una vía bioquímica hasta entonces desconocida, llamada diana de rapamicina en mamíferos (mTOR). Aquello era asombroso: era ese tipo de cosas que nunca suceden. Fue como descubrir de repente un continente nuevo. De algún modo, miles de años de ciencia médica habían pasado por alto este sistema biológico fundamental. Esta vía de detección de nutrientes (mTOR) es tan esencial para la vida que se ha mantenido en los organismos, desde las levaduras hasta el ser humano. Es antigua en el sentido evolutivo, más antigua incluso que la insulina, que conocemos mucho mejor. La vía mTOR es tan esencial que está presente prácticamente en todas las formas de vida, no solo en los mamíferos, de modo que, con el tiempo, se cambió su nombre por el de diana mecanicista de rapamicina.

Sensores de nutrientes como la insulina y la mTOR juegan un papel crucial en la supervivencia de un animal, a través de la estrecha correspondencia entre crecimiento y disponibilidad de nutrientes. Pensemos en una semilla en el suelo. Cuando se den las condiciones propicias de disponibilidad de agua, luz solar y temperatura, germinará. Si se conserva la semilla en una bolsa de papel, se mantendrá inactiva. Esto asegura que la semilla no germinará en un medio hostil, donde no sobreviviría. Las células animales se comportan de manera similar. Si no existen nutrientes disponibles para una célula, esta no debería crecer, y no crecerá. En lugar de ello, la célula frena su crecimiento y se mantiene tan inactiva como sea posible. Los sensores de nutrientes actúan como conexión crucial entre los nutrientes y el crecimiento celular. Si existen nutrientes disponibles, la mTOR y la insulina aumentan y el crecimiento se incrementa. Si no existen nutrientes disponibles, entonces la mTOR y la insulina disminuyen, y se frena el crecimiento. El crecimiento depende de los nutrientes. Y un crecimiento excesivo puede no ser favorable a la longevidad.

La hormona insulina es sensible a los carbohidratos y proteínas de la dieta, mientras que la mTOR resulta estimulada sobre todo por las proteínas. La mTOR desempeña un papel esencial en la salud de las mitocondrias, los generadores celulares de energía. Como ocurre con la autofagia y las mitocondrias, unos niveles bajos de la mTOR estimulan un proceso denominado mitofagia, en virtud del cual las mitocondrias viejas y deterioradas son programadas para su descomposición. Una vez que los nutrientes están de nuevo disponibles, se producen nuevas mitocondrias. Este proceso de renovación garantiza la máxima eficiencia celular durante los ciclos de ayuno/hambre, un importante componente de la longevidad y de un envejecimiento saludable.

La vía de la mTOR es esencial para la regulación del crecimiento. Existen dos vías separadas, que son el complejo 1 y el complejo 2 de diana mecanicista de rapamicina (mTORC1 y mTORC2). La rapamicina, producida por bacterias para combatir los hongos, bloquea la mTOR e inactiva las vías de crecimiento de los hongos, de manera que estos caen en un estado de latencia. En el ser humano, la ralentización del crecimiento puede prevenir ciertos tipos de cáncer, de modo que resulta útil como tratamiento de la enfermedad. En el sistema inmunitario, el bloqueo de la mTOR podría frenar el crecimiento de células inmunitarias, como los linfocitos B y T, siendo pues útil como inmunodepresor. En riñones poliquísticos, el bloqueo de la mTOR ha inhibido el crecimiento de nuevos quistes. La rapamicina podría también ser de utilidad en el tratamiento de infecciones por VIH, psoriasis, esclerosis múltiple y quizá incluso en la enfermedad de Parkinson[3].

Muchas de estas enfermedades se asocian con el envejecimiento, lo que nos lleva a una interesante propuesta: tal vez la rapamicina sea el fármaco antienvejecimiento conocido más prometedor. Al frenar el mecanismo de crecimiento ligado a la mTOR, no solo prevendría enfermedades relacionadas con la edad, sino que también es posible que frene el propio envejecimiento. Puede que un menor crecimiento equivalga a una mayor longevidad. ¿Pero es esto ser demasiado optimista?

¿Un antídoto contra el envejecimiento?

Desde 1840, con la Revolución Industrial, la esperanza de vida ha ido aumentando de manera constante en todo el mundo, especialmente en los países desarrollados. El resultado ha sido una población anciana en rápido crecimiento, que se estima se habrá duplicado en 2050[4]. El envejecimiento de la población trae consigo enfermedades relacionadas con la edad, como cáncer, enfermedades cardiovasculares, diabetes de tipo 2, osteoporosis y Alzheimer[5]. Aunque la falta de actividad física y el hábito de fumar son importantes factores de riesgo de enfermedad cardíaca, el envejecimiento es, con diferencia, el mayor factor de riesgo[6]. Resulta evidente si lo piensas. Muchos adolescentes fuman y no hacen ejercicio, pero es muy raro que sufran un infarto de miocardio. Por otro lado, hay muchas personas de 75 años que no fuman y hacen ejercicio y, aun así, sufren infartos. La prevención de estas enfermedades avanza de la mano de la ralentización del proceso de envejecimiento.

El descubrimiento de la rapamicina reavivó el viejo sueño de la píldora de la eterna juventud. En modelos animales, la rapamicina prolonga la esperanza de vida y actúa sobre las enfermedades asociadas, aunque no se han realizado estudios en humanos. El primer gran avance se produjo en 2006, cuando llegó a duplicarse la esperanza de vida de la levadura al administrar rapamicina[7]. Posteriormente, los investigadores llegaron a resultados similares en gusanos nematodos (C. elegans)[8], que con rapamicina vivieron al menos un 20 % más, y luego en moscas de la fruta, en las cuales se consiguió prolongar la vida en torno a un 10 %[9].

Los ratones alimentados con rapamicina vivieron entre un 9 % y un 14 % más[10], siendo esta la primera vez que se conseguía prolongar la vida de un mamífero con un fármaco, con claras implicaciones en humanos. En la actualidad, la única forma conocida de prolongar la vida de un roedor es a través de una intensa restricción calórica. Resulta interesante destacar que, en los estudios, este efecto se producía independientemente de cuándo empezara el ratón a recibir el fármaco, es decir, sin importar que el ratón tuviera nueve meses (equivalente a treinta y cinco años de un humano) o veinte meses (equivalentes a sesenta y cinco años humanos)[11]. Para considerar este dato con perspectiva, un incremento del 10 % en la esperanza de vida equivale a entre siete y ocho años adicionales de vida para un ser humano. La rapamicina mejoró la función cardíaca en perros de mediana edad[12], monos tití[13] y ratones. Puede bloquear la progresión de la enfermedad en modelos de enfermedad de Alzheimer en ratón[14], al incrementar la autofagia neuronal. En ratones, la administración de rapamicina en una etapa temprana previene las deficiencias de aprendizaje y memoria ligadas

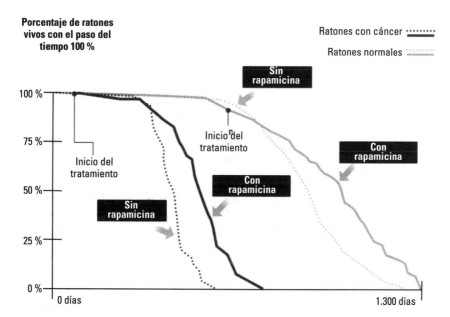

Datos del gráfico tomados de Bloomberg Businessweek.
Datos para ratones hembra, tomados de NIH 2009, Aging 20013.

Figura 3.1. Efecto de la rapamicina sobre la esperanza de vida en ratones.

a la edad[15]. Por otro lado, la administración de rapamicina a ratas obesas de edad avanzada reduce el apetito y la grasa corporal[16]. Otros efectos beneficiosos observados en estudios animales son la potencial prevención de retinopatía relacionada con la edad (la causa más frecuente de ceguera en los países occidentales)[17] y la mejoría en estados de ansiedad y depresión, autismo y trastornos de autoinmunidad[18].

Pero, ¿qué ocurre en el ser humano? Pues el asunto es algo más complicado.

Todos los fármacos tienen efectos secundarios y la rapamicina no es una excepción. La inmunodepresión incrementa el riesgo de infecciones. Los efectos inhibidores del crecimiento pueden incrementar la toxicidad pulmonar, las ulceraciones en la boca, la diabetes y la pérdida de pelo.[19] Por consiguiente, tomar rapamicina podría prolongar la esperanza de vida de la persona, o acortarla por una infección[20]. Se desconoce aún el esquema de dosis óptima, porque casi todos los estudios en animales se han llevado a cabo en condiciones de enfermedades concretas, como cáncer, estado postrasplante o enfermedad de riñón poliquístico. Por otro lado, el tratamiento prolongado con rapamicina tiene importantes efectos secundarios de índole metabólica[21].

El uso de rapamicina de forma crónica puede ser causa de resistencia a la insulina y de aumento de los niveles de colesterol y triglicéridos[22]. Sin embargo, su uso intermitente podría reducir la incidencia de estos efectos secundarios, lo que da una idea de todo su potencial. El tratamiento intermitente, a corto plazo, podría prolongar la esperanza de vida y reducir la incidencia de enfermedades[23]. El tratamiento con rapamicina administrada una vez cada cinco días ha mostrado un impacto importante sobre los linfocitos T, sin afectar a la tolerancia a la glucosa[24]. Probablemente este bloqueo de mTOR intermitente, en lugar de constante, sea crucial, dado que nuestra dieta natural alterna períodos de ayuno con comidas abundantes. Los niveles de insulina y mTOR deberían seguir de manera natural un ciclo periódico de niveles altos y bajos, en lugar de mantenerse altos o bajos de manera constante. Es en el equilibrio entre crecimiento y longevidad donde encontramos la salud óptima.

En lo referente a la longevidad, es posible que dosis bajas de rapamicina sean más eficaces. Con la edad, mTOR puede mostrar un exceso de actividad, que estimula las vías de crecimiento corporal, más que las vías de mantenimiento. La reducción de la actividad de la mTOR podría ser de ayuda para los órganos, incluido el sistema inmunitario[25]. En la infancia y la juventud, niveles altos de mTOR son normales, ya que, en esta fase de la vida, el crecimiento es más importante que la longevidad.

El sensor de nutrientes AMPK actúa en sentido opuesto a la insulina y a la mTOR, como un sube y baja (ver figuras 3.2 y 3.3). Si hay nutrientes disponibles, los niveles de mTOR, insulina e IGF-1 son elevados y los de AMPK bajos, lo que favorece el crecimiento y la reproducción. Si no hay nutrientes disponibles, los niveles de mTOR, insulina e IGF-1 están bajos y los de AMPK altos. Las células tienen poca energía y dan prioridad al mantenimiento, la reparación y la supervivencia. La salud reside en el equilibrio. Unas veces necesitamos crecimiento y otras necesitamos mantenimiento y reparación. De modo que el plan ideal consiste en alternan con regularidad dichos estados de forma cíclica, algo que resulta más fácil con el ayuno intermitente. Ciertos fármacos y alimentos influyen también en estos niveles.

Cuando una persona sigue un plan de ayuno intermitente, restringe su ingesta calórica durante un período de tiempo definido. Por ejemplo, puede que coma durante ocho horas al día y ayune durante las otras dieciséis

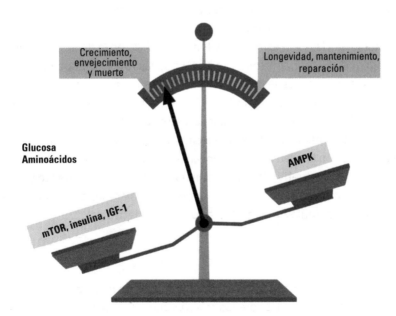

Figura 3.2. Alta disponibilidad de nutrientes.

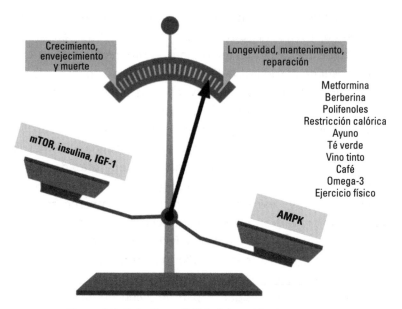

Figura 3.3. Baja disponibilidad de nutrientes.

horas. Este patrón induce de manera natural un ciclo en el organismo, a través de baja disponibilidad y alta disponibilidad de nutrientes, y potencia al máximo las vías de crecimiento y longevidad. Ya en la década de 1940, se sabía que el ayuno intermitente hacía que las ratas vivieran más tiempo[26]. Estudios recientes llevados a cabo en humanos muestran que el ayuno intermitente aumenta la SIRT1 y la SIRT3, las proteínas mitocondriales que favorecen la longevidad en respuesta al estrés oxidativo.

En definitiva, para retrasar el envejecimiento y reducir las enfermedades relacionadas con la edad sin los inconvenientes de la rapamicina, debemos ponernos como objetivo la vía de la mTOR de un modo diferente y más natural: a través de la dieta. Por ello, debemos hablar más concretamente del principal estímulo de la mTOR: las proteínas de la dieta.

Restricción de proteínas, IGF-1 y mTOR

Hemos pasado de debatir sobre los alimentos en la década de 1960 a debatir, en la actualidad, sobre los *macronutrientes*, que son los tres principales componentes de los alimentos: proteínas, grasas y carbohidratos.

La reducción de la grasa y del colesterol de la dieta para prevenir las cardiopatías ha sido un mensaje de salud pública clave. Esta recomendación ha resultado ser excesivamente simplista, pues estudios recientes han puesto de manifiesto que el colesterol y las grasas saturadas de la dieta tienen escaso efecto sobre el riesgo de cardiopatías[27]. La *Dietary Guidelines* for *Americans,* que es una guía de pautas de alimentación recomendadas en Estados Unidos, animaba a consumir más carbohidratos, como pan blanco y pasta; pero, a finales de la década de 1970, comenzó la epidemia de obesidad. Y, unos cuarenta años más tarde, sigue avanzando. En la actualidad, alrededor del 70 % de los estadounidenses tienen sobrepeso u obesidad. Se ha escrito mucho acerca de los muy diversos inconvenientes de comer demasiados carbohidratos y grasas, o muy pocos, pero las proteínas han caído en gran medida en el olvido. ¿Deberíamos comer más o menos? ¿Cuánto es demasiado?

¿Cuánto es muy poco? ¿Qué tipo de proteínas son las mejores? Son preguntas fundamentales para nuestra salud.

La mayoría de los sistemas estructurales de nuestro organismo, como el músculo esquelético, los huesos y órganos, están integrados en gran medida por proteínas. Las enzimas y hormonas que controlan la bioquímica de nuestro organismo son también proteínas. Se estima que existen entre 250 000 y 1 millón de tipos distintos de moléculas proteicas en el cuerpo humano[28]. Los bloques constitutivos necesarios para fabricar las proteínas se denominan *aminoácidos* y proceden fundamentalmente de la dieta. Nuestro organismo digiere y absorbe las proteínas de los alimentos en forma de aminoácidos y luego vuelve a ensamblar estas piezas para construir nuevas proteínas, necesarias para un funcionamiento normal y saludable.

Cada proteína se forma ensamblando aminoácidos en una secuencia concreta, de modo que cada proteína tiene una estructura y una función únicas. Las miles de proteínas distintas del cuerpo humano están integradas por apenas veinte aminoácidos, de forma similar al modo en que las veintisiete letras del alfabeto se combinan para crear millones de palabras diferentes.

De los veinte aminoácidos, once no son esenciales, ya que el organismo humano es capaz de sintetizarlos. Los otros nueve se denominan aminoácidos esenciales, porque el ser humano los obtiene de los alimentos. Una deficiencia, aunque sea de un solo aminoácido esencial, obliga al organismo a descomponer sus propias proteínas para obtener el aminoácido necesario. Deficiencias prolongadas dan lugar a enfermedades e incluso a la muerte. El cuerpo almacena muy pocos aminoácidos, de modo que es necesario tener una alimentación que proporcione cantidades adecuadas de los aminoácidos esenciales. Si comes más aminoácidos de los necesarios, el cuerpo puede utilizarlos como fuente de energía, al transformarlos en glucosa mediante un proceso conocido como *gluconeogénesis*.

Es importante consumir cantidades adecuadas de proteínas para mantener la masa muscular. En el mundo occidental moderno, los ancianos son más propensos a la pérdida excesiva de tejido muscular, conocida como sarcopenia. La pérdida de fuerza muscular puede causar caídas, fracturas óseas e incapacidad para realizar las actividades de la vida diaria, lo que conduce inevitablemente al ingreso en un centro asistencial. Los casos extremos de deficiencia de proteínas causan una enfermedad denominada *kwashiorkor*, que se caracteriza por abdomen abultado y extremidades muy delgadas.

No obstante, el exceso de proteínas también puede ser un problema, que sin embargo ha sido en gran medida ignorado, como veremos más adelante.

Los alimentos con gran riqueza en proteína animal (carne y huevos) son mucho más caros que los alimentos con alto contenido en carbohidratos (pan y arroz). Los países occidentales más opulentos tienden a comer más proteína, lo que incrementa el riesgo de consumo excesivo y reduce el riesgo de deficiencias proteicas. La proteína vegetal se diferencia de la animal por sus aminoácidos constituyentes, lo cual tiene importantes consecuencias para la salud y la enfermedad. En las diferentes etapas de la vida existen también diferentes necesidades proteicas. Una ingesta proteica debidamente ajustada puede frenar el envejecimiento, prevenir enfermedades y aumentar la fuerza.

La ingesta diaria recomendada (IDR) de proteína es de 0,8 gramos por kilo de peso corporal; esta cantidad se considera un mínimo diario. Al menos la mitad de los hombres estadounidenses consume más de 1,34 gramos por kilo de peso corporal. Las personas vegetarianas consumen, en general, menos proteína, en torno a 0,75 gramos por kilo como media y tienen niveles considerablemente inferiores de IGF-1. Una vez más, es probable que esto sea bueno, porque el IGF-1 estimula el crecimiento y ello reduce la longevidad. Los efectos beneficiosos de la restricción calórica pueden no depender únicamente de ingerir menos calorías[29].

Restringir las proteínas, sin reducir las calorías, puede favorecer también la salud y la longevidad[30].

La restricción de proteínas, que reduce la IGF-1 y la mTOR, podría ser responsable de la mayoría de los efectos beneficiosos constatados en la reducción calórica[31]. La restricción calórica sin restricción proteica no reduce los niveles de IGF-1, lo cual puede favorecer el crecimiento, pero no la longevidad. La disminución de proteínas en la dieta reduce el IGF-1 un 25 %, siendo este un importante componente de los «programas dietéticos anticáncer y antienvejecimiento»[32]. Pero la cantidad de proteínas necesarias depende de las circunstancias. Los deportistas necesitan más proteína que otras personas, y recortar demasiado su ingesta proteínica puede ser perjudicial. La clave está en encontrar el equilibrio entre demasiada proteína y muy poca proteína: asunto que abordaremos en el capítulo 6.

Otras maneras de reducir la mTOR

Aparte de la dieta, existen otras maneras de reducir la mTOR. La rapamicina es un ejemplo de fármaco que bloquea la mTOR. El ácido acetilsalicílico (aspirina), la curcumina y el extracto de té verde parecen ser inhibidores de la mTOR, y alargan la esperanza de vida. La epigalocatequina 3-galato (EGCG), presente en el té verde, podría proteger contra el cáncer, reducir el peso y estimular la pérdida de grasa[33]. Los polifenoles son antioxidantes presentes de forma natural en las plantas y frenan el envejecimiento, al tener como diana las vías de la mTOR y la AMPK[34]. La pimienta de Jamaica, el hibisco, la cúrcuma y la granada son ricas en polifenoles y pueden inhibir el cáncer a través de la supresión de la mTOR[35]. El polifenol resveratrol del vino tinto generó en un principio gran entusiasmo entre los científicos[36], pero los suplementos de este compuesto mostraron resultados contradictorios, que no estuvieron a la altura de las expectativas.

La metformina, fármaco utilizado en el tratamiento de la diabetes de tipo 2, deriva de una planta medicinal que el ser humano lleva cientos de años utilizando. Reduce los niveles de glucosa y la insulina, efecto debido posiblemente a su capacidad para estimular la AMPK e inhibir la mTOR[37]. Esta podría ser la razón por la cual la metformina, como la ripamicina, se asocia a un menor riesgo de cáncer[38]. Los diabéticos más resistentes que toman metformina parecen vivir más tiempo que los no diabéticos que no la toman[39].

Crecimiento frente a longevidad

Un rápido crecimiento permite a los animales madurar deprisa, tener crías y pasar sus genes a la siguiente generación. Un elevado crecimiento mejora las probabilidades de reproducción de los animales, aunque esa tasa elevada de crecimiento puede fomentar el envejecimiento. No obstante, para los genes, un envejecimiento más rápido es irrelevante, porque el envejecimiento y la muerte se producen en general mucho después de la reproducción. Si el animal tiene descendencia, el gen habrá sobrevivido a su muerte. La evolución requiere una renovación constante y la longevidad actúa como elemento disuasorio en la consecución de este objetivo, de modo que puede considerarse algo «antinatural». Un gen se «rejuvenece» a sí mismo dejando que el individuo mayor muera y perpetuándose en los hijos de ese individuo.

La evolución prioriza la renovación constante sobre la longevidad

---

Para retrasar el envejecimiento, debemos actuar en contra de nuestra herencia evolutiva. En la lucha entre crecimiento y longevidad, además de los sensores de nutrientes, merece la pena considerar la hormona del crecimiento (GH, por sus siglas en inglés) y el factor de crecimiento insulinoide de tipo 1 (IGF-1).

Hace varias décadas, antes de conocer el concepto de crecimiento *versus* longevidad, algunos investigadores tuvieron lo que pareció ser una idea brillante. Los genes de la hormona del crecimiento (GH) habían sido secuenciados, lo que hizo posible la producción de GH humana de manera relativamente sencilla mediante la técnica de ADN recombinante. Antes de esto, para tratar la enfermedad relativamente infrecuente de deficiencia de la hormona, se había producido GH inyectable a partir de la molienda de glándula hipófisis de cadáveres y su posterior extracción, proceso que resultaba caro, difícil y algo burdo. Pero ahora que, gracias a la tecnología de ADN recombinante, la producción de GH era mucho más fácil, tal vez fuera posible utilizar la hormona como tratamiento antienvejecimiento en personas mayores.

Un estudio de 1990 mostró que la inyección de hormona del crecimiento en personas mayores hacía que perdieran grasa corporal, ganaran músculo y tuvieran más energía y deseo sexual[40]. Suena bien ¿verdad? Pero había un lado oscuro. Las inyecciones también favorecían el cáncer, la insuficiencia cardíaca y la diabetes, demostrando que la hormona del crecimiento favorece de forma poderosa el envejecimiento. Las personas con un exceso de hormona del crecimiento crecen y mueren de forma temprana. Una vez más, crecimiento frente a longevidad.

La hormona del crecimiento es el principal estimulante del IGF-1. Ambos alcanzan los niveles más altos en niños y adolescentes en crecimiento y disminuyen en la edad adulta y la vejez, lo que refleja las diferentes prioridades en cada etapa de la vida. La infancia y la edad adulta temprana son períodos en los que el crecimiento es una prioridad, de modo que los niveles orgánicos de GH e IGF-1 se mantiene altos. Más adelante en la vida, sin embargo, estos niveles altos de GH y IGF-1 actúan en contra de la longevidad. Estudios realizados en personas centenarias han revelado que niveles más bajos de hormona del crecimiento y de IGF-1 se asocian a una mejor salud y una vida más larga.

No obstante, resulta interesante señalar que los niveles de GH aumentan considerablemente durante el ayuno. ¿Eh? ¿Por qué incrementa el cuerpo la GH cuando no existen nutrientes disponibles? El motivo es que el ayuno induce un estado de «resistencia a la GH», causado por la activación del factor de crecimiento de fibroblastos 21 (FGF-21). Dicho factor reduce el IGF-1 y aumenta la expresión hepática de la proteína 1 de unión a IGF-1, para mitigar la señalización de GH[41]. Por ello, aunque la GH sea más alta durante el ayuno, en realidad se producen menor crecimiento y mayor reparación.

Las proteínas de la dieta incrementan los niveles de GH y de IGF-1, lo cual puede ser bueno o malo, dependiendo de la etapa de la vida. Cuando somos jóvenes, las proteínas nos ayudan a madurar, garantizan que todos los sistemas estén sanos y prepara el cuerpo para la concepción, la gestación y el cuidado de los niños. En un adulto, un exceso de proteína puede favorecer el cáncer, las cardiopatías y otras enfermedades ligadas al envejecimiento. A la luz de esta nueva perspectiva, muchas de las enfermedades que afectan a los adultos pueden considerarse enfermedades por un «crecimiento excesivo».

Por ejemplo, la aterosclerosis es el proceso subyacente al «endurecimiento de las arterias» y es la causa de infartos de miocardio y accidentes cerebrovasculares.

Inicialmente se pensó que era una enfermedad en la que el colesterol bloqueaba las arterias, pero actualmente se sabe que es una enfermedad debida a la excesiva proliferación de músculo liso y la inflamación, que obstruyen las arterias. Un «crecimiento excesivo» en los vasos sanguíneos provoca obstrucciones. El cáncer es una enfermedad de «crecimiento excesivo» e incontrolado. Y la obesidad, con las enfermedades metabólicas relacionadas, es también una enfermedad por «crecimiento excesivo».

El control de esta epidemia de «crecimiento excesivo» depende de la reducción de las vías de crecimiento. La clave de los beneficiosos efectos antienfermedad y antienvejecimiento de una restricción calórica reside en obtener, a través de la alimentación, la cantidad correcta y en equilibrio de proteínas, siempre en función de la etapa y del estilo de vida de la persona.

Todo es cuestión de proteínas

La longevidad no es simplemente una cuestión de calorías[42]. La restricción proteica juega un importante papel en la prolongación de la esperanza de vida[43], al frenar el crecimiento (y el envejecimiento). El manejo de las proteínas de la dieta es potencialmente más fácil que la restricción calórica o el ayuno, pero tiene efectos beneficiosos similares[44]. Ya en la década de 1930, estudios llevados a cabo en animales mostraron que la restricción de proteínas podía duplicar la esperanza de vida[45]. Los ratones viven mucho más con una dieta que contiene apenas un 5 % de proteína; en este nivel, también presentan tasas más bajas de cáncer[46] y niveles más bajos de colesterol[47]. Un aminoácido esencial concreto, la metionina, resulta en este sentido especialmente importante[48]. Las dietas a base de vegetales no solo tienen un contenido más bajo de proteínas, sino a menudo también de metionina.

Las dietas de bajo contenido proteico pueden reducir el cáncer y la mortalidad en humanos[49]. La personalización de la alimentación, concretamente de la ingesta de proteínas, podría evitar enfermedades y favorecer una vida más larga. De modo que es posible que la clave de la longevidad esté ya en tus manos. No se trata de una baya mágica procedente de una tierra remota. Ni siquiera de una estricta dieta baja en calorías. Consiste simplemente en optimizar tu ingesta de proteínas.

¿Es el envejecimiento un programa actualizable?

El programa maestro que dirige el crecimiento, la mTOR, no se cierra mágicamente cuando somos mayores. También interviene en el envejecimiento. Esta paradoja de crecimiento frente a longevidad supone que la vía de la mTOR, tan necesaria en etapas tempranas de la vida, puede también conducir a una muerte temprana. Pero es posible que haya alguna manera de reprogramar nuestras células para frenar el envejecimiento[50]. Tal vez todo cuanto necesitamos sea actualizar nuestro «software».

PROTEÍNAS
DE LA DIETA

La restricción de proteínas en la dieta puede favorecer la longevidad pero, si se llega demasiado lejos, inhibe el crecimiento normal y causa desnutrición. Unas veces, la deficiencia de proteínas aparece de manera aislada y, otras, como parte de una falta general de alimento. La desnutrición generalizada, no solo por deficiencia de proteínas, sino también por deficiencia de grasas, se denomina *marasmo*. La persona muestra una delgadez extrema, sin grasa corporal y con consunción muscular. En otras situaciones, la persona obtiene de los alimentos calorías suficientes, pero muy poca proteína.

Este problema de disponibilidad de suficientes calorías, pero no de proteínas, se produce de manera característica en niños de países en guerra del África subsahariana, que dependen de la ayuda humanitaria para la alimentación. Estas personas reciben sobre todo carbohidratos refinados (que son baratos), pero casi nada de proteína (que es cara). La donación de alimentos por parte de países del primer mundo consiste fundamentalmente en esos carbohidratos refinados (azúcar, harina, arroz, maíz), que proporcionan calorías a un precio mucho menor que el de la proteína y, lo que es más importante, no requieren de refrigeración durante el largo viaje. En las décadas de 1970 y 1980 se produjeron muchos casos de deficiencia aislada de proteínas, un trastorno conocido como *kwashiorkor*. Los niños africanos tenían pies hinchados, brazos y piernas delgados (por la pérdida de músculo), se les caía el pelo, mostraban inmunodeficiencia y presentaban hígado graso con abdomen hinchado (debido al exceso de carbohidratos).

El kwashiorkor afecta sobre todo a los niños, debido a la importancia que tienen las proteínas de la dieta para un crecimiento adecuado en las etapas de lactancia e infancia. Los adultos pueden descomponer sus propias proteínas y reciclar los aminoácidos, pero los niños deben comer una cantidad suficiente de proteínas para crecer. En los países desarrollados, prácticamente no existe kwashiorkor y rara vez nos encontramos con una deficiencia grave de proteínas en estas áreas.

A medida que el ser humano avanza hacia la mediana edad, el crecimiento deja de ser necesario y se produce, posiblemente, en detrimento de la longevidad. La baja ingesta de proteínas se asocia a reducción de IGF-1, así como a una menor incidencia de cáncer y una menor mortalidad general en personas de 65 años o más jóvenes, pero no en mayores de 65 años[1].

A medida que envejecemos (especialmente a partir de los 65 años), una disponibilidad demasiado baja de proteínas puede ser perjudicial, ya que, en general, se pierde músculo con el tiempo. De todos los tejidos humanos, el muscular es el que quema más energía. La consunción o atrofia muscular puede comenzar incluso a los 30 años de edad. Como media, las personas pierden un diez por ciento de masa muscular por década de vida. A los 80 años, una persona promedio puede haber perdido un 50 % de su masa muscular (ver figura 4.1). La pérdida de músculo, conocida como sarcopenia, tiene consecuencias nefastas, entre ellas incapacidad para realizar las tareas de la vida diaria, como levantarse de una silla o incluso mantenerse de pie. Parece ser que la falta de ejercicio juega un papel importante en la sarcopenia, de tal modo que estudios sobre grupos sociales tradicionales, con un estilo de vida activo, han puesto de manifiesto que las personas pertenecientes a estas sociedades mantienen la masa y la fuerza musculares. No obstante, con la edad, en las sociedades occidentales tendemos al sedentarismo y puede que

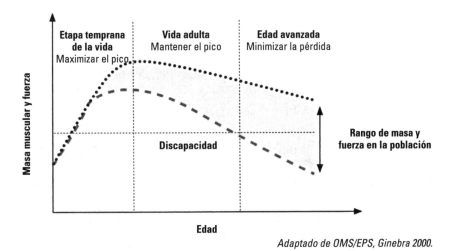

Adaptado de OMS/EPS, Ginebra 2000.

Figura 4.1. Masa muscular y envejecimiento

necesitemos más proteína por un fenómeno conocido como *resistencia anabólica*.

La resistencia anabólica es el fenómeno en virtud del cual un aporte suficiente de proteínas con la dieta, particularmente del aminoácido leucina, da lugar a un menor crecimiento muscular (anabolismo) en personas mayores que en jóvenes. La mayoría de los tejidos, incluidos músculos y huesos, se encuentran en estado constante de descomposición y reparación. Así, las células llamadas osteoclastos descomponen el tejido óseo, mientras que otras células, llamadas osteoblastos, depositan nuevo tejido óseo. Unas veces este ciclo de renovación avanza despacio y, otras, se acelera, como en el ayuno.

El ayuno reduce la insulina y la vía mTOR y activa la descomposición de las proteínas. En todo momento el cuerpo tiene algunos aminoácidos en el torrente sanguíneo y, cuando se reanuda la alimentación, los altos niveles de hormona del crecimiento ayudan a reconstruir el músculo para reponer el tejido perdido. Cuando se hace ejercicio, el tejido muscular se recompone para soportar más peso. Debemos hacer hincapié en que, en este ciclo, intervienen pequeñas fracciones de tejido muscular. Por un ayuno periódico de corta duración (por ejemplo, 24 horas), no se corre peligro de perder mucha masa muscular, si es que se pierde algo. Este ciclo de renovación es comparable a la autofagia que tiene lugar en el nivel subcelular y en la que intervienen orgánulos y mitocondrias. En la gente mayor, la resistencia anabólica supone que, para que se produzca este ciclo de descomposición muscular y crecimiento, es necesaria más proteína. Comer más proteína puede ayudar a la gente mayor a superar este fenómeno.

No es lo mismo restringir calorías que restringir proteínas. Los miembros de la Calorie Restriction Society (CRS), fundada en 1993 en Estados Unidos, restringen deliberadamente las calorías de la alimentación para favorecer la longevidad y el bienestar. Sin embargo, no siguen una dieta de bajo contenido proteico. Por el contrario, estudios científicos observaron que su ingesta proteica era alta, de 1,7 gramos por kilo de peso corporal y día, en comparación con el valor de 1,2 gramos de una dieta occidental típica y el valor de 0,8 gramos de una dieta vegana. Los niveles de IGF-1 del grupo de la CRS no eran muy diferentes de los encontrados en personas con una dieta estándar occidental[2]. Solo el grupo vegano mostró disminución de IGF-1. Cuando algunos miembros del grupo de la CRS redujeron su ingesta de proteínas a 0,95 gramos, sus niveles de IGF-1 cayeron un 22 % y arrojaron valores solo ligeramente más altos que el grupo vegano. La ingesta proteica tiene una importancia fundamental en lo referente a los niveles de IGF-1 en humanos, al margen de la restricción calórica. El grupo vegano que participó en el estudio ingería más calorías que el grupo de la CRS, pero menos proteínas. Y las proteínas que ingerían eran exclusivamente de origen vegetal. De modo que la disminución de los niveles de IGF-1 parece tener más que ver con la restricción proteica que con la restricción calórica.

Si, por un lado, la disminución de IGF-1 que se observa con una menor ingesta proteica se muestra alentadora, la relación entre IGF-1 y longevidad está aún por demostrar. Aun así, los enanos de Laron que mencionamos en el capítulo 2 son un ejemplo de la importancia de unos niveles bajos de IGF-1 en la lucha contra el cáncer y otras enfermedades ligadas al envejecimiento.

Envejecimiento y aminoácidos

Las proteínas están compuestas por aminoácidos, algunos de los cuales merece la pena describir con más detalle.

CISTEÍNA

El aminoácido no esencial cisteína es fundamental para la formación de glutatión (el antioxidante interno del cuerpo), que tiende a disminuir con la edad. Cuando el cuerpo se queda sin glutatión, pierde capacidad para controlar el estrés oxidativo, de modo que ingerir más cisteína con los alimentos puede ayudar a resolver este problema. La estrecha asociación entre envejecimiento, estrés oxidativo y cisteína ha llevado a algunos científicos a considerar el envejecimiento un «síndrome de deficiencia de cisteína». Un adecuado aporte de este aminoácido puede mejorar en gran medida ciertos trastornos del envejecimiento. La cisteína está presente en la mayoría de los alimentos de alto contenido proteico. Por ejemplo, la carne, los productos lácteos, las cebollas, el brécol, las coles de Bruselas y la avena son alimentos ricos en cisteína.

LEUCINA

El aminoácido leucina juega un papel clave como molécula de señalización en el crecimiento muscular y en procesos fundamentales, como la autofagia. Juntas, la leucina, la isoleucina y la valina se conocen como aminoácidos de cadena ramificada (AACR). Los tres AACR son aminoácidos esenciales, de gran importancia para la formación de músculo.

Situaciones concretas en las que resulta útil una mayor disponibilidad de AACR son aquellas en la que se busca un gran crecimiento. A menudo, los culturistas toman suplementos de suero de leche, o lactosuero, que contienen este aminoácido en grandes cantidades. Es frecuente que las personas que han sufrido quemaduras pierdan cantidades masivas de proteínas; en estos casos, la administración de suplementos de leucina puede ser una estrategia útil para incrementar el crecimiento de tejido nuevo[3]. El lactosuero también tiene su utilidad en la vejez y en la enfermedad, debido a sus efectos sobre la mTOR, favorecedores del crecimiento.

METIONINA

El aminoácido metionina es uno de los nueve aminoácidos esenciales. La restricción de metionina, incluso cuando no existe restricción calórica general, tiene la asombrosa capacidad de incrementar la esperanza de vida en ciertas especies, entre ellas la mosca de la fruta y el ratón[4]. Los animales sometidos a dieta de restricción de metionina tienen menos grasa corporal y mejor sensibilidad y metabolismo de la insulina. La metionina está presente en la carne, los huevos, el pescado, ciertos frutos secos y semillas y en los cereales. La fruta, las verduras y legumbres, aunque por lo demás ricas en proteínas, contienen poca metionina. Esto ofrece la tentadora posibilidad de alargar la esperanza de vida mediante cambios en la dieta. No obstante, dado que la metionina es un aminoácido esencial, no puede ser eliminada por completo de la dieta. Recuerda: los aminoácidos esenciales son el tipo de aminoácidos que tu organismo no puede fabricar.

GLICINA

La glicina es el aminoácido no esencial más importante. Representa el 11,5 % de los aminoácidos totales del cuerpo y es un importante precursor de proteínas fundamentales, como la creatinina (del músculo), el glutatión (un antioxidante) y el grupo hemo (en la sangre). En concreto, los suplementos de glicina parecen tener un efecto único, pues ofrecen protección frente a la fructosa de la dieta en modelos animales[5]. Y teniendo en cuenta que el estadounidense medio consume más de 20 kilos de fructosa al año, el potencial papel protector de los suplementos de glicina es toda una ventaja.

La glicina es también importante para la piel y las articulaciones. La gelatina, como la presente en los postres de la marca estadounidense Jell-O, es una fuente particularmente rica de glicina. Se obtiene cociendo huesos y piel de vaca y cerdo. El caldo de huesos es también una buena fuente alimentaria de glicina. En cambio, las pezuñas de caballo, a pesar del mito popular, no contienen suficiente colágeno, proteína fundamental del tejido conjuntivo que rodea las articulaciones y que se utiliza para la producción de gelatina. En Asia, los tendones, muy ricos en glicina, son un preciado manjar.

La metionina reduce los niveles de glicina, por disminución de la absorción y aumento de la excreción. Algunos de los efectos beneficiosos de la restricción de metionina podrían deberse a los consiguientes niveles más altos de glicina. La glicina podría simular la restricción de metionina, al cambiar el metabolismo del aminoácido. El aumento del contenido de glicina de la dieta podría ser una manera sencilla de obtener los efectos de la restricción de metionina y, en consecuencia, de prolongar la vida.

Todos estos aminoácidos intervienen de una u otra forma en el metabolismo normal del ser humano. Debemos obtener proteína suficiente de la dieta para mantenernos sanos, pero la pregunta del millón es: ¿cuánta proteína se considera demasiado poca y cuánta es excesiva?

¿Cuánta proteína es demasiado poca?

El Institute of Medicine de la National Academy of Sciences de Estados Unidos establece que la ingesta diaria recomendada (IDR) de proteína es de 0,8 gramos por kilo de peso corporal. Para un hombre promedio, esto supone en torno a 56 gramos de proteína al día; para la mujer promedio, equivale a unos 46 gramos. Estas cantidades, sin embargo, no equivalen a 46-56 gramos de carne en peso, pues las proteínas representan solo en torno a un 16-25 % del peso de la carne, dependiendo del tipo y de si es más o menos magra. Si te comes un filete de 56 gramos, no estás ingiriendo 56 gramos de proteína. Se requiere aproximadamente seis veces ese peso, si se tiene en cuenta la parte del filete que no es proteína. ¿Cómo llegó el Institute of Medicine de EE. UU. a esta IDR de 0,8 gramos?

Es posible estimar la cantidad de proteína que necesita una persona a partir de la cantidad que pierde su cuerpo a diario, suponiendo que mantenga el peso corporal, sin perder ni ganar. Las pérdidas de proteína pueden medirse comprobando la eliminación de nitrógeno por orina y heces. Los carbohidratos y las grasas están compuestos principalmente por carbono e hidrógeno, mientras que las proteínas son la principal fuente de nitrógeno del organismo. En 1985 la Organización Mundial de la Salud estimó que las pérdidas diarias de proteína alcanzaban una media de 0,61 gramos por kilo y día. Cabe suponer, entonces, que la dieta de una persona debería reponer (más o menos) esos 0,61 gramos perdidos por kilo y día.

Este valor es aplicable a personas sanas, no a personas que están perdiendo masa muscular o tienen alguna enfermedad.

Para contar con un margen de seguridad frente a la deficiencia de proteínas, la Organización Mundial de la Salud añadió un 25 % (dos desviaciones estándar) a los 0,61 gramos por kilo y día. Sobre la base de los cálculos originales, el 97,5 % de la población general sana estaba comiendo menos de 0,8 gramos por kilo y día de aminoácidos. Este valor no es un estándar bajo. Se trata de un estándar muy alto de ingesta de proteína: *el valor se calculó presumiendo que el exceso de proteína en la dieta no es peligroso.*

Incluso manteniéndose en este nivel alto, un hombre promedio necesita solo 56 gramos de proteína y una mujer promedio solo 46 gramos. Como referencia, el Departamento de agricultura de Estados Unidos determinó en 1985 que, en aquel país, entre un 14 y un 18 por ciento de las calorías procedían de proteínas y que el consumo medio era de 90 a 110 gramos al día en los hombres y de 70 gramos en las mujeres. Los estadounidenses, al ser una de las poblaciones de vida más acomodada del mundo, estaban comiendo mucha más proteína que la media de los habitantes del planeta. El hombre estadounidense promedio estaba ingiriendo el doble de la cantidad diaria recomendada, que ya de por sí es una estimación elevada de nuestras necesidades reales. Y esto ocurre día tras día. Semana tras semana. Año tras año.

Por otro lado, el organismo de una persona adulta está continuamente degradando y resintetizando proteínas intrínsecas del cuerpo. Las proteínas viejas se descomponen y los aminoácidos son reabsorbidos para componer nuevas proteínas. La magnitud de la reposición es varias veces superior a la cantidad de aminoácidos que comemos a diario. Sin embargo, algunos aminoácidos se pierden en el proceso, sobre todo a través de la orina y las heces. En períodos de baja ingesta de proteínas, la cantidad de nitrógeno que se pierde por heces y orina puede caer a un nivel muy bajo, lo que vendría a explicar por qué en el África subsahariana los adultos no padecían en general el kwashiorkor, a pesar de la ingesta extremadamente baja de proteínas. Su cuerpo reciclaba sus propios aminoácidos para formar nuevas proteínas. De modo que se desconoce en gran medida el límite inferior de proteínas necesarias para mantener la salud, si bien podría estar muy por debajo de 0,61 gramos por kilo y día.

La ingesta de proteínas se expresa mejor en gramos por kilo de masa magra corporal, porque el tejido graso requiere poca o ninguna proteína para su mantenimiento. Las calculadoras *online* de grasa corporal ofrecen una estimación razonable de masa magra corporal a partir de los datos de sexo, peso y circunferencia de cintura[6]. Por ejemplo, si una persona pesa 90 kilos y tiene un 25 % de grasa corporal, ello implica que tiene un 75 % de masa magra. La masa magra total se calcula de la siguiente manera:

90 kilos x 0,75 = 67,5 kilos de masa magra

Si esa persona comiera 67,5 gramos de proteínas al día, consumiría 1 gramo por kilo de masa corporal magra.

Estas recomendaciones varían debido a diferencias individuales y al tipo de proteína consumida. La proteína de origen animal es más digerible y completa, de modo que probablemente requiramos una menor cantidad. En cambio, es probable que necesitemos una mayor cantidad de proteína vegetal (por ejemplo, en forma de soja o legumbres), dada su menor absorción (biodisponibilidad).

¿Debemos entonces preocuparnos por una deficiencia de proteínas? En realidad, no. El estadounidense medio come aproximadamente el doble de la IDR , que ya de por sí es una recomendación por encima de las necesidades de una persona sana. Si comenzáramos a asistir en Estados Unidos a un brote de kwashiorkor, habría que preocuparse. Y todo esto nos lleva a la siguiente pregunta.

¿Cuánta proteína es excesiva?

El exceso de proteína, más allá de la necesaria para mantener tejidos estructurales como el músculo, es metabolizada por el organismo para obtener energía o almacenada como glucógeno o grasa. Al igual que los carbohidratos o azúcares en exceso, demasiada proteína puede desatar problemas metabólicos, como obesidad y diabetes de tipo 2. Una dieta baja en carbohidratos resuelve muchos de estos problemas, como resistencia a la insulina y obesidad, permitiendo que la grasa sea utilizada preferentemente como fuente de energía; del mismo modo, las dietas con bajo contenido proteico también pueden ser beneficiosas[7].

La respuesta a la pregunta de este apartado depende en gran parte de la situación. Si se desea desarrollar músculo, como en el culturismo, es necesario comer más proteína para mantener el crecimiento muscular. El embarazo, la lactancia y el crecimiento de los niños son situaciones normales de crecimiento, que requieren también más proteína.

Por otro lado, si lo que se desea es perder peso, se debe comer menos proteína de los 0,61 g por kilo y día estimados. Las personas con sobrepeso y obesidad no solo tienen más grasa corporal que una persona delgada, sino también un 20 % a un 50 % más de proteína estimada. La pérdida de los distintos tipos de proteínas debe producirse junto con la pérdida de grasa —piel, tejido conjuntivo, capilares, vasos sanguíneos, etc.

Toda esta proteína ha de ser catabolizada (quemada y no reemplazada). No es insólito que los cirujanos deban retirar entre 10 y 14 kg de piel y tejido en exceso después de una pérdida importante de peso. Y sí, esa es toda la proteína en exceso que debería haberse catabolizado.

Algunas personas sostienen que la proteína desarrolla músculo. Hmm... ¿Ingerir proteína sin hacer ejercicio desarrolla el músculo? ¡Ni en sueños! Si esto fuera cierto, no habría en Estados Unidos una epidemia de obesidad; habría una epidemia de músculo.

En Estados Unidos se come más proteína que en la mayor parte del mundo y la portada de la revista *Time* nunca ha planteado la pregunta «*Is America too muscular?*» (¿Es Estados Unidos demasiado musculoso?). Aunque una cantidad adecuada de proteína es necesaria para una buena salud, no siempre «más es mejor». Algunos de los efectos beneficiosos de la restricción calórica se deben a una menor ingesta de proteínas, aunque también probablemente de carbohidratos refinados. No obstante, una cantidad demasiado baja de proteínas puede conducir a sarcopenia y fragilidad. La longevidad requiere un término medio.

Las proteínas de la dieta, a través de la mTOR, frenan la autofagia, que disminuye con la edad; el resultado es la acumulación de moléculas dañadas[8]. El aminoácido leucina, que está presente prácticamente en todas las proteínas, es un regulador clave de la autofagia; cuando los niveles de leucina en el torrente sanguíneo aumentan, la autofagia cae rápidamente, y viceversa. Por el contrario, el ayuno intermitente favorece la autofagia.

El papel de la leucina nos dice que no es necesario reducir mucho la ingesta de proteínas para obtener los efectos beneficiosos de una autofagia aumentada (aunque puede que sea necesario reducir las proteínas totales para obtener los efectos beneficiosos de un menor IGF-1). La disminución de la frecuencia de las comidas, como comer una sola vez al día o comer solo durante una «ventana» de alimentación (por ejemplo, durante un período de ocho horas al día), puede activar la autofagia sin reducir las calorías o las proteínas en general.

Períodos más largos de ayuno, acompañados de una menor ingesta de proteína, tienen un marcado efecto antienvejecimiento, a través de la renovación de las células del sistema inmunitario[9]. Existen otras dietas que reproducen el ayuno y que también pueden tener cierto efecto beneficioso[10].

Una baja ingesta de proteínas durante un período de horas o días puede aportar muchos beneficios. Después, la reanudación de una ingesta proteica normal estimula la autorrenovación muscular. Este sistema de reciclaje de proteínas podría favorecer la prolongación de la vida, al mismo tiempo que previene la pérdida de músculo.

Sobre la base de tales principios fisiológicos, una dieta baja en carbohidratos y con las proteínas adecuadas daría lugar a muchos de los efectos beneficiosos de la restricción calórica. Los carbohidratos, en especial los refinados, estimulan la insulina y la vía de la mTOR, que a su vez desactivan la autofagia. Una dieta baja en carbohidratos y con un contenido modesto de proteínas supondría la ingesta de más grasas naturales, a las que no hay que tener miedo. Las grasas de la dieta no estimulan la insulina, ni mTOR, ni la IGF-1. De hecho, unos primeros estudios han confirmado que una dieta con contenido bajo de carbohidratos, alto de grasas y adecuado de proteínas mejora de manera llamativa los biomarcadores del envejecimiento, así como el peso corporal, la leptina, la glucosa en ayunas, la insulina y los triglicéridos[11]. Como efecto beneficioso secundario, los sujetos estudiados perdieron una media de 8 kilos de peso corporal. Por otro lado, una restricción específica del aminoácido metionina de la dieta redujo el daño mitocondrial. Se aconsejó a los sujetos que limitaran su ingesta de proteínas a 1 gramo por kilo de masa corporal magra; a los individuos que hacían ejercicio se les dijo que aumentaran la cantidad hasta 1,25 gramos. ¿Perder peso y aumentar la longevidad?

Suena bien.

LA PROTEÍNA VEGETAL FRENTE A LA PROTEÍNA ANIMAL

Jordan Peterson, profesor en la Universidad de Toronto y autor de varios *best sellers*, y su hija Mikhaila siguen desde hace unos años una estricta dieta carnívora, consistente en carne, sal y poco más. A Mikhaila le diagnosticaron artritis reumatoide juvenil, depresión e hipersomnia idiopática. Todo ello desapareció cuando empezó a comer solo carne. Actualmente, padre e hija comen únicamente alimentos 100 % de origen animal. En el extremo opuesto, los veganos, no consumen productos animales, de modo que comen alimentos 100 % de origen vegetal. Las principales cadenas de restaurantes han añadido a su carta opciones veganas, entre ellas hamburguesas sin carne. Guinness, la famosa cerveza irlandesa, dejó de utilizar vejiga natatoria de pez en su proceso de elaboración, después de más de 200 años utilizando este ingrediente. Según el diario *The Guardian*, estamos asistiendo al «imparable ascenso del veganismo», a la conversión de un movimiento marginal en una gran corriente»[1]. Los miembros de cada uno de estos grupos son entusiastas defensores de los alimentos vegetales, o bien de los animales. ¿Quién está en lo correcto? ¿Qué proteínas son las mejores para la salud?

¿Las animales o las vegetales? ¿Qué dice la ciencia al respecto?

A menudo asociamos la palabra *proteína* a alimentos de origen animal. Sin embargo, las plantas también contienen proteínas en distintas cantidades. Los garbanzos, las lentejas, las alubias, el trigo (el gluten es una proteína), los frutos secos y semillas son fuentes de proteína vegetal. En Estados Unidos es infrecuente que se registren deficiencias graves de proteínas, salvo tal vez en personas con alcoholismo.

De modo que una dieta en gran medida vegetariana no tiene por qué ser necesariamente deficiente en proteínas. En cambio, el principal hábito responsable de una inadecuada ingesta de proteínas es el consumo de sustancias de tipo alimentario muy procesadas, como refrescos, golosinas, patatas chips y bollería. Estos alimentos y bebidas contienen, en su mayor parte, carbohidratos y grasas saturadas y, en general, tienen un contenido muy bajo de proteínas.

Todas las plantas contienen proteínas, porque son necesarias para mantener su estructura y una función adecuada. Los animales obtienen sus proteínas (aminoácidos esenciales, para ser más exactos) de las plantas, bien porque se alimentan directamente de vegetales, bien porque comen animales que se alimentan de plantas. Pero la proteína vegetal se diferencia de la proteína animal en muchos aspectos, con implicaciones importantes para la salud, en particular para el envejecimiento y la esperanza de vida.

Diferencias entre la proteína animal y la proteína vegetal

La palabra *proteína*, en su sencillez, dice poco de la verdadera complejidad de este nutriente. Los carbohidratos son cadenas de moléculas de azúcar, unas veces cortas y otras veces largas. Las grasas (triglicéridos) consisten en tres cadenas de ácidos grasos unidos a una molécula de glicerol. Las proteínas, en cambio, pueden ser prácticamente de cualquier tamaño y composición y contienen diferentes cantidades y tipos de aminoácidos.

Pueden ser desde dos aminoácidos unidos hasta cadenas largas de cientos de aminoácidos.

Las plantas deben sintetizar todos los aminoácidos que necesitan, mientras que los animales se alimentan de plantas para obtener los aminoácidos esenciales que su organismo es incapaz de producir. Los seres humanos no almacenamos proteínas ni aminoácidos más que en cantidades muy limitadas. En todo momento, existen en nuestro torrente sanguíneo pequeñas cantidades de aminoácidos, debido al proceso normal de reposición de proteínas. Los tejidos viejos se descomponen en sus aminoácidos constituyentes, que son reciclados para la formación de proteínas nuevas. Las células se encuentran sometidas a un proceso continuo de degradación y reconstrucción para renovar los tejidos. Los eritrocitos, por ejemplo, sobreviven durante apenas tres meses, y luego son sustituidos. Las células nerviosas (neuronas) pueden vivir décadas, siendo esta la razón por la que las lesiones nerviosas se curan tan despacio. Las células de la piel, en cambio, se renuevan en pocos días.

Las proteínas, ya procedan de la dieta o de la descomposición de los tejidos, se utilizan para dos fines principales:

- Para construir (o reconstruir) tejidos
- Para su combustión o almacenamiento como combustible (glucógeno o grasa corporal)

Dado que, en nuestro organismo, existen muchas proteínas distintas, necesitamos tipos concretos de aminoácidos en las cantidades adecuadas. Y dado que nuestro organismo no es capaz de almacenar aminoácidos, salvo en cantidades muy limitadas, debemos comer aminoácidos en las cantidades y en la proporción adecuadas. Este sistema resulta algo precario, porque la naturaleza no nos envía todos los días un *email* con una lista de las proteínas que debemos comer. De todos modos, es probable que la mayoría de los alimentos que deseamos comer (tanto de origen animal como vegetal) no estén a nuestra disposición. Durante el recambio de proteínas, la mayoría de los componentes aminoacídicos pueden ser reciclados y utilizados para construir nuevas proteínas, de modo que no es necesario obtenerlas todas de la dieta.

Unas proteínas nos resultan más fáciles de usar que otras. Este concepto se conoce como *valor biológico de las proteínas* y se expresa con un número del 0 al 100. Una proteína con un valor biológico de 100 contiene todos los aminoácidos en las proporciones correctas para ser utilizados por el ser humano. La proteína del huevo tiene un valor de 100; el gluten, la proteína presente en el trigo, tiene un valor de 64.

Si comes huevos, podrás utilizar el 100 % de su proteína. Si comes trigo, podrás utilizar solo un 64 % de su proteína. Las proteínas vegetales suelen tener un valor biológico más bajo que las proteínas animales, porque el ser humano se encuentra biológicamente más cerca de los animales que de las plantas. Las proteínas vegetales sirven para propósitos bastante diferentes de los de las proteínas animales, como contribuir a la fotosíntesis, y tienen una fisiología también diferente. Sin embargo, el contenido y el valor biológico generalmente más bajos de las plantas no supone necesariamente que los alimentos vegetales sean peores fuentes de proteína.

Fuente de proteínas	Índice de biodisponibilidad*
Mezclas de aislado de proteínas de lactosuero	100-159
Concentrado de lactosuero	104
Huevo entero	100
Leche de vaca	91
Clara de huevo	88
Pescado	83
Carne de vacuno	80
Pollo	79
Caseína	77
Arroz	74
Trigo	64
Soja	59
Alubias	49
Cacahuetes	43

La biodisponibilidad es la cantidad de proteína absorbida por el organismo.

Las personas que siguen un régimen vegano de alimentación comen solo alimentos de origen vegetal y rara vez muestran problemas graves por falta de proteínas. Sin embargo, deficiencias incluso menores pueden causar problemas de salud y las verduras podrían no proporcionar las cantidades adecuadas de todas las proteínas necesarias para el ser humano. Por ejemplo, la ausencia de niacina (vitamina B_3) en la dieta puede causar pelagra, que se presenta en forma de delirios, diarrea, membranas mucosas inflamadas y llagas en la piel con descamación. Esta enfermedad estuvo muy extendida en el pasado en el sur de Estados Unidos, en tiempos en los que el maíz era el alimento básico, quedando excluidos muchos otros. Tradicionalmente, las tribus nativas trataban la cáscara del maíz con una solución alcalina conocida como agua de cal y, en ocasiones, utilizaban también ceniza de madera. Este tratamiento eliminaba gran parte de las aflatoxinas (toxinas presentes en el moho) y también incrementaba la disponibilidad de la niacina del maíz. Cuando, en todo Estados Unidos, la gente empezó a adoptar el maíz como cultivo básico, no adoptaron, sin embargo, esos métodos tradicionales de preparación, lo cual condujo a una epidemia de pelagra. La carencia del aminoácido triptófano también puede causar pelagra, porque el organismo utiliza el triptófano para formar niacina. En los países desarrollados, la pelagra es, en general, una enfermedad del pasado.

La mayoría de las proteínas animales, como las presentes en la carne, los huevos, la leche y el queso, se consideran completas, porque contienen los nueve aminoácidos esenciales. En cambio, la mayoría de los alimentos vegetales no son fuentes completas de proteínas. Para obtener todas las proteínas esenciales hay que comer una gran variedad de alimentos de origen vegetal. La combinación de arroz y alubias tan típica de la cocina estadounidense, por ejemplo, proporciona todos los aminoácidos necesarios para la salud. Se estima que la población de Estados Unidos obtiene en torno al 70 % de las proteínas necesarias de fuentes animales y el 30 % restante de fuentes vegetales[2]. ¿Es esta la mezcla óptima? Una excelente manera de obtener fuentes saludables de proteína vegetal es consumiendo frutos secos, como almendras, avellanas y anacardos —por ejemplo de la marca Organic Traditions (http://organictraditions.com).

Proteínas animales

Las proteínas animales y vegetales se diferencian principalmente por su composición en aminoácidos. Las proteínas animales contienen más de tres aminoácidos de cadena ramificada (AACR) —leucina, isoleucina y valina— así como los aminoácidos cisteína y metionina, que contienen azufre.

A menudo, los culturistas y otros deportistas toman suplementos de AACR para potenciar el desarrollo muscular. Estos suplementos activan la diana mecanicista de la rapamicina (mTOR), que es el motor celular del crecimiento y del envejecimiento, e incrementan el factor de crecimiento insulinoide 1 (IGF-1), que es genial para la formación de músculo. Sin embargo, si la longevidad es nuestro objetivo, podría no ser tan genial, porque el favorecimiento del crecimiento puede conllevar una vida más corta. En los siguientes apartados comentamos varios tipos de proteínas animales y abordamos sus ventajas e inconvenientes.

LACTOSUERO

Durante la elaboración de queso se separa la cuajada de la fracción líquida de la leche, o lactosuero, que contiene proteínas llamadas *caseína* y *proteína lactosérica* (o proteína *whey*). La leche de vaca contiene alrededor de un 20 % de proteína lactosérica, mientras que la leche humana tiene en torno a un 60 %.

El lactosuero es una mezcla de proteínas, como lactoglobulinas y lactoalbúmina, que activan la inmunidad y el glutatión (un antioxidante endógeno). Ha mostrado además efectos antivíricos y antitumorales[3].

El lactosuero no desnaturalizado se produce sin exposición a altas temperaturas y mantiene en gran parte su estructura original, en comparación con el suero químicamente procesado y presente a menudo en los suplementos. Estudios realizados en ratones muestran que el lactosuero no desnaturalizado aumenta los niveles de glutatión en mayor medida que el suero de leche desnaturalizado[4] y que este efecto podría proteger frente al cáncer[5]. El lactosuero no desnaturalizado favorece también la función inmunitaria[6].

Proteína en polvo

El lactosuero (*whey*) incluye grandes cantidades del aminoácido cisteína, que contiene azufre. La cisteína forma parte del glutatión, el antioxidante interno más importante del organismo. Así pues, en teoría, el lactosuero podría mejorar el estrés oxidativo, siendo especialmente importante para los ancianos.

Los suplementos de la marca Ryse (https://rysesupps.com) constituyen una «carga de proteínas» sin igual, pues contienen proteína de lactosuero, TCM (triglicéridos de cadena media) y fibra prebiótica orgánica. Estos suplementos resultan especialmente beneficiosos porque actúan más como un alimento completo que como una proteína aislada.

Cisteína

Los diabéticos tienen bajos niveles de glutatión y niveles más altos de estrés oxidativo. En diversos estudios, los suplementos de cisteína (utilizando el suplemento N- acetilcisteína, o NAC) restablecieron los niveles de glutatión y redujeron el estrés oxidativo[7].

Los suplementos de NAC también pueden ser de utilidad en enfermedades como la depresión bipolar[8], las adicciones, los trastornos obsesivo-compulsivos y la esquizofrenia[9]. El virus de la inmunodeficiencia humana (VIH) causa una pérdida masiva de azufre, que provoca agotamiento del glutatión[10]. El lactosuero favorece el aumento de peso y unos niveles más altos de glutatión en individuos VIH positivos[11].

Además del lactosuero, los suplementos de NAC de venta libre también proporcionan cisteína y reponen así el glutatión. La cisteína se oxida rápidamente, lo que dificulta su almacenamiento, pero el NAC no se oxida, de modo que tiene una vida útil estable. Durante el metabolismo del NAC, se libera cisteína. NAC tiene un buen perfil de seguridad, es barato y existe evidencia de que puede ser de ayuda para personas con enfermedad pulmonar obstructiva crónica (EPOC) y gripe[12].

El propio envejecimiento ha sido definido como un «síndrome de deficiencia de cisteína» y el aporte de este aminoácido en forma de lactosuero o NAC puede aliviar en gran medida el estrés oxidativo y la inflamación propia del envejecimiento[13].

Aminoácidos de cadena ramificada

El lactosuero es una fuente especialmente rica de AACR de fácil digestión, principalmente de leucina, muy popular entre los culturistas, muchos de los cuales suelen tomar en torno a 20 gramos de lactosuero después de hacer ejercicio. El aumento del nivel de cisteína en sangre estimula la mTOR, que favorece el desarrollo muscular en mayor medida que proteínas como la caseína o la soja. Esta activación de la mTOR podría ser de utilidad en casos de sarcopenia (desgaste muscular) y caquexia (pérdida patológica de tejido magro y grasa, observada sobre todo en pacientes de cáncer) [14]. El alto contenido de AACR del lactosuero podría superar la resistencia anabólica asociada al envejecimiento. Los AACR se utilizan también para tratar la cirrosis hepática [15]. En ratones, la administración de suplementos con AACR parece incrementar la esperanza de vida, debido quizá a un aumento de la actividad mitocondrial y de la masa muscular [16].

CASEÍNA

El 80 % de la proteína presente en la leche de vaca está integrado por caseína (del latín *caseus*, «queso»). En la leche de mujer, el porcentaje de caseína varía entre un 20 % y un 45 %, dependiendo del estadio de lactancia. Hasta hace poco tiempo (en términos evolutivos), el ser humano no consumía leche ni productos lácteos después del destete, porque la intolerancia a la lactosa era casi universal entre los adultos. Los niños poseen una enzima que metaboliza la lactosa, pero que dejaba de producirse después del destete en nuestros antepasados más remotos. Esto cambió hace alrededor de 5000 años: esta enzima se mantuvo activa, de modo que la tolerancia a la lactosa comenzó a extenderse. A partir de ese momento, los seres humanos empezaron a beber leche de vaca y de otros animales. Hoy en día, muchas personas mantienen esa intolerancia a la lactosa, sobre todo si proceden de culturas que no han consumido tradicionalmente muchos productos lácteos. Otras personas tienen alergias o intolerancias (o ambas) a la proteína de la leche de vaca. Sin embargo, se dan también otros problemas menos evidentes.

El lactosuero puede incrementar los niveles de insulina en ayunas, mientras que la caseína estimula la producción de la IGF-1 [17], lo que favorece el desarrollo muscular. El consumo excesivo de caseína podría favorecer el envejecimiento y el cáncer en animales [18], si bien en el ser humano no es un agente carcinógeno.

El queso contiene grandes cantidades de caseína, pero también muchas grasas saludables, vitamina K y calcio. La mayoría de los estudios poblacionales han encontrado que el consumo de productos lácteos con toda su grasa se asocia a pérdida de peso, menor incidencia de diabetes y tasas más bajas de muerte por cardiopatías y cáncer. Pero, como ocurre con todo, la clave está en el equilibrio. Comer más de 225 gramos de queso al día podría acelerar el envejecimiento y favorecer el cáncer. La dosis hace al veneno.

CARNE

La carne es la quintaesencia de las proteínas animales y forma parte de la alimentación del ser humano desde hace millones de años. Sin embargo, la carne que compramos en el supermercado hoy en día no tiene nada que ver con la carne de caza que comían nuestros ancestros. La carne de caza tiene en torno a siete veces menos grasa total, tres veces menos grasas saturadas, más omega-3 y menos omega-6. La mayoría de los primates son carnívoros ocasionales, mientras que la alimentación del ser humano varía ampliamente entre no carnívora y 100 % carnívora. Algunos científicos consideran que el consumo de carne se encuentra íntimamente ligado al desarrollo de un cerebro más grande. Los arqueólogos han encontrado que la mayoría de las especies de grandes mamíferos se extinguieron pronto tras la llegada del ser humano, lo que sugiere que los primeros seres humanos los cazaban para alimentarse de ellos. La carne contiene principalmente proteínas y grasas, pero pocos carbohidratos; la combinación de proteínas y grasas podría ser necesaria para favorecer el crecimiento del cerebro.

En torno al 95 % de los estadounidenses comen carne. Los efectos sobre la salud del consumo de carne son objeto de debate, lo que no deja de sorprender, dada nuestra larga historia de alimentación carnívora y su prevalencia. A finales de la década de 1950, con el ascenso de la teoría de la implicación del colesterol en las enfermedades cardiovasculares, se nos instó a comer menos carne, debido a su elevado contenido en grasas saturadas y colesterol. Pero la realidad no es tan simple. Ningún estudio lo suficientemente amplio ha encontrado nunca una conexión entre comer grasas saturadas, colesterol o carne roja y las enfermedades cardiovasculares. El gobierno de los Estados Unidos ha revisado las directrices nacionales sobre alimentación, para establecer finalmente que el colesterol de la dieta no supone un problema de salud[19].

El supuesto vínculo entre carne y cáncer, sobre todo cáncer de colon, es también un tema controvertido. La Organización Mundial de la Salud (OMS) declaró recientemente que las carnes rojas y procesadas podían causar cáncer, si bien el efecto es pequeño. Según la OMS, una ración diaria de unos 60 gramos de carne procesada o 100 gramos de carne roja incrementa el riesgo de cáncer de colon desde aproximadamente un 5 % hasta un 6 %[20]. De ser verdad, las proteínas probablemente no serán las responsables de tal incremento, ya que otras carnes (la carne blanca) tienen más o menos la misma proteína. Este estudio de asociación no es una prueba de causalidad. Además, si por un lado el riesgo asociado a la carne roja resultó ser marginal y controvertido, por otro resulta poco útil meter en el mismo saco las carnes procesadas y la carne fresca, que ha formado parte de la dieta del ser humano desde los inicios de su existencia.

Consideremos, por ejemplo, la carne roja frente a la mortadela. ¿De qué se componen las carnes procesadas como la mortadela? Pues bien, tomemos los peores y más horribles cortes de carne (pulmones, pezuñas, morros, etc.), triturémoslos de manera que no se puedan reconocer los distintos componentes y después sumerjámoslos en un montón de azúcar, agentes químicos y condimentos, incluidos GMS (glutamato monosódico) y otros aditivos, para enmascarar los peores sabores. Después, démosles la forma de algo vagamente parecido a la carne (salchichas, carne fileteada), pongámosles un envoltorio bonito y anunciemos sus bondades. Si supieras de qué están hechas las salchichas de los perritos calientes, probablemente no volverías a comerlas.

En las listas de ingredientes que figuran en los paquetes de mortadela, a menudo aparece una leyenda que viene a decir «carne de pollo o cerdo separada por medios mecánicos». ¿Qué quiere decir esto? Pues bien, quiere decir que se retira del pollo la mejor carne y después se sacude con violencia el cadáver para desprender del hueso cualquier resto de carne. Es decir, para elaborar este tipo de derivados cárnicos, se trituran juntos ojos, pelos de nariz, pulmones e intestinos. La mortadela, de aspecto apetitoso como el pavo o el pollo fileteado, en realidad contiene jarabe de maíz, lactato sódico, fosfato de sodio, levadura autolisada, bicarbonato sódico, diacetato de sodio, eritorbato sódico (que se obtiene a partir del azúcar), nitrito de sodio, extractos de dextrosa, fosfato potásico, azúcar y cloruro potásico. Debes saber que el jarabe de maíz es azúcar. Los extractos de dextrosa son azúcar. El azúcar es azúcar. En otras palabras, en la lista de ingredientes hay tres formas distintas de azúcar. La levadura autolisada es glutamato monosódico (GMS). Todo ese azúcar y el GMS hacen que las cosas sepan bien. Aparte del azúcar y del GMS, esta «carne» incluye también gran cantidad de conservantes químicos, como nitratos y fosfatos.

¿Es razonable meter en el mismo saco esta desagradable mezcla cárnica con carne fresca de vaca alimentada con pastos? Difícilmente. Y esta es la clave de uno de nuestros mensajes principales: come carne de verdad. No consumas carbohidratos procesados y, del mismo modo, no comas tampoco carnes o aceites procesados. Los aceites vegetales procesados no son iguales que las grasas naturales (abordamos este asunto con mayor detalle en el capítulo 11).

La carne proporciona gran cantidad de aminoácidos esenciales, porque tiene más leucina y metionina que los productos lácteos y los huevos. La carne de vaca y de pollo tiene en torno al doble de leucina y metionina que los huevos, mientras que el marisco tiene un 50 % más de estos aminoácidos que los huevos. El consumo excesivo de estos dos aminoácidos está implicado en el envejecimiento. Comer una mayor cantidad del aminoácido glicina, presente en los caldos y en el colágeno, puede mitigar la toxicidad de la metionina[21].

Además de proteína animal, los alimentos naturales contienen grasas y otros micronutrientes, como vitamina B_{12}, hierro, cinc y los ácidos grasos omega-3 de cadena larga llamados ácido docosahexaenoico (ADH) y ácido icosapentaenoico (AIP) (presentes especialmente en el marisco salvaje y en carne de ganado bovino alimentado con pastos). No obstante, el hierro es una espada de doble filo: puede ser bueno o malo para la salud, dependiendo de si la persona está desnutrida o nutrida en exceso.

Tradicionalmente, a las personas con anemia por deficiencia de hierro se les aconsejaba que comieran hígado, que es una rica fuente de hierro; sin embargo, las personas con sobrecarga de hierro deben evitarlo.

CALDO DE HUESO

La dieta estándar occidental es pobre en glicina, un aminoácido que parece contribuir al bloqueo de los efectos cardiometabólicos nocivos de la fructosa[22]. La glicina simula la restricción de metionina, que alarga notablemente la esperanza de vida en animales de laboratorio. La glicina «saca» a la metionina del ciclo bioquímico conocido como vía de transulfuración. Por estas dos razones, la inclusión en la dieta de alimentos ricos en glicina es una pauta saludable. Una de las fuentes más ricas de glicina es el caldo de hueso, que se prepara cociendo huesos durante varias horas. El caldo resultante puede usarse como base de sopas, salsas y muchas otras recetas. La proteína de colágeno hidrolizada es también una excelente fuente de glicina, pues un tercio de los aminoácidos contenidos en el colágeno son glicina.

PROTEÍNA ANIMAL: ¿DEMASIADA O MUY POCA?

Dado que, en general, la proteína animal tiene mayor valor biológico que la proteína vegetal, la mayoría de la gente considera que es más conveniente para formar músculo. Esto es cierto solo en el marco de la desnutrición, o si se dispone de muy poca proteína, que ha sido un problema importante durante gran parte de la historia de la humanidad. Pero no hoy en día. La sobrenutrición debe ser la principal preocupación en Occidente y el problema está extendiéndose al resto del mundo. Actualmente, alrededor del 70 % de la población estadounidense tiene sobrepeso u obesidad, lo que ha dado lugar a una epidemia de diabetes tipo 2, que a su vez aumenta el riesgo de otras enfermedades, como cardiopatías y cáncer. Estar sobrealimentado no quiere decir estar bien alimentado, porque consumir comida basura altamente procesada, que equivale básicamente a calorías vacías y sobrealimentación, no evita las deficiencias vitamínicas. En un mundo en el que la sobrenutrición es una preocupación de primera línea, el valor biológico más alto de las proteínas animales puede actuar en contra. Paradójicamente, la proteína animal puede llegar a ser demasiado nutritiva.

Proteínas vegetales

Las proteínas vegetales son más difíciles de digerir que las proteínas animales, tal y como evidencia su menor valor biológico. Aun así, las plantas proporcionan un perfil completo de aminoácidos con menos calorías, porque tienen un menor contenido graso. La carne picada, por ejemplo, tiene un 17 % de proteína, frente al 28 % de proteína de las lentejas y el 40 % del tofu. Las fuentes vegetales contienen, además, cantidades saludables de unos compuestos denominados fitoquímicos —popularmente conocidos como «antioxidantes— que no están presentes, en cambio, en los alimentos de origen animal. Los fitoquímicos, como el sulforafano de las crucíferas (por ejemplo, brécol y col), regulan al alza los mecanismos de defensa contra el cáncer, como el sistema Nrf2. Las fuentes vegetales tienen más fibra, vitamina C, potasio y magnesio, que se asocian a una presión arterial más baja y a un menor riesgo de accidente cerebrovascular y de muerte[23].

Un hallazgo novedoso dentro de un amplio estudio llevado a cabo recientemente en más de 170 000 personas y a lo largo de varias décadas ha sido que el consumo de una mayor cantidad de proteína vegetal se asocia a una tasa de mortalidad más baja[24]. Estudios previos se habían centrado en la cantidad total de proteína, más que en la fuente. La proteína animal se había asociado a una tasa más alta de mortalidad solo en personas con otros factores de riesgo, como tabaquismo, obesidad o sedentarismo.

Además, solo las carnes rojas y procesadas, no el pescado ni las aves de corral, se habían asociado a alto riesgo, y la carne procesada había resultado ser el mayor agente agresor. La sustitución de las carnes rojas y procesadas por proteína vegetal (y, tal vez, por pescado y pollo) podría, quizá, reducir la mortalidad.

VEGETARIANOS Y VEGANOS

Los vegetarianos no comen carne, aunque algunos sí comen huevos y productos lácteos. En general, puede decirse que gozan de mejor salud y viven más años que las personas que consumen carne, pero es posible que este efecto beneficioso no guarde relación con comer menos carne; podría tener su origen en otros hábitos de estilo de vida relacionados con la salud. Las personas concienciadas con la salud y que comen carne muestran tasas de mortalidad similares a las de los vegetarianos[25]. Pautas tendentes a evitar la comida basura y procesada, hacer más ejercicio, fumar menos y beber menos alcohol y reducir el índice de masa corporal explican en gran medida tal diferencia, más que el hecho aislado de comer menos carne.

Los veganos van incluso más allá que los vegetarianos, pues evitan el consumo de cualquier producto de origen animal, es decir carne, huevos y productos lácteos. Las plantas son su única fuente de proteína. Para evitar una deficiencia de proteínas, los veganos han de combinar diferentes tipos de plantas para mantener el correcto equilibrio de aminoácidos. Una combinación clásica en Estados Unidos es el arroz con alubias; las proteínas de estos dos alimentos se complementan entre sí. Juntas, estas proteínas tienen un valor biológico más alto que consumidas por separado. A veces, los veganos presentan carencias de otros nutrientes, como vitamina B_{12}, carnitina, cinc, vitamina K_2 y hierro.

Los niños que siguen una alimentación vegana pueden desarrollar una deficiencia de proteínas[26], de modo que, en general, no es una buena idea adoptar esta dieta en una etapa demasiado temprana de la vida. Tasas bajas de crecimiento conducen a una menor estatura y a retraso de la pubertad[27]. En los adultos, que no tienen esas necesidades de crecimiento, las cosas son distintas, dado que se establece una compensación entre longevidad y crecimiento. Las dietas veganas, con un bajo contenido en aminoácidos esenciales, reducen la síntesis de la hormona del crecimiento IGF-1, con cierta acción proenvejecimiento. El aminoácido metionina, un potente estimulante de la IGF-1, tiende a escasear en las proteínas vegetales, por ejemplo en frutos secos y legumbres. Ciertos tipos de cáncer dependientes de la IGF-1, como el cáncer de mama y de colon, son menos frecuentes en personas con dieta vegana.

Cuando el crecimiento es importante, por ejemplo en los niños, comer más carne puede ser beneficioso. En cambio, cuando prima la longevidad, comer menos carne tiene sus ventajas. Esta es tal vez la razón por la que muchos niños prefieren, con mucha diferencia, la carne y la proteína animal en general, mientras que, en la edad adulta, se asiste con el tiempo a un desvío de las preferencias hacia las verduras. El doctor Fung ha vivido este efecto en primera persona. De niño, solo comía alimentos de origen vegetal cuando le obligaban, pero, al hacerse mayor, empezaron a atraerle las ensaladas y otras verduras y hortalizas.

LEGUMBRES

Las legumbres son semillas, incluyéndose en este grupo alubias, garbanzos, lentejas y guisantes. Son una excelente fuente de proteína vegetal y contienen cantidades importantes de fibra alimentaria y polifenoles. Para las personas con una dieta vegetariana, las legumbres satisfacen una parte importante de las necesidades diarias de proteínas. Estudios a gran escala muestran que una dieta con una buena presencia de alubias tiene un pequeño efecto cardioprotector (del 4 % al 9 %) y tal vez también un pequeño efecto de pérdida de peso[28]. Un metaanálisis de veintiún estudios estimó que una taza de legumbres al día reducía el peso en 0,34 kilos, que es una cantidad pequeña, pero potencialmente beneficiosa.

Las judías y las lentejas son ricas en proteína y contienen cantidades saludables de calcio y potasio. Tal vez estos alimentos sean particularmente eficaces cuando se desea perder peso, porque proporcionan proteína suficiente para satisfacer las necesidades y aportan fibra, que crea sensación de saciedad.

FRUTOS SECOS

Además de comer más legumbres y semillas, comer más frutos secos incrementa las bases amortiguadoras que contienen potasio y luchan contra un medio orgánico ácido[29]. Aun dando prioridad a las proteínas vegetales sobre las animales, es posible satisfacer las necesidades globales de proteína, aspecto este muy importante en personas ancianas y débiles, al mismo tiempo que se consigue protección frente a la acidosis latente causada por la moderna dieta occidental.

Los frutos secos contienen mucha proteína y son una buena fuente vegetal de grasas saludables. Las nueces contienen ácidos grasos omega-3, que son muy beneficiosos, pero que no siempre están presentes en la dieta de los países occidentales. Las almendras tienen un alto contenido en calcio y fibra.

Los frutos secos de los árboles (no los cacahuetes) podrían proteger frente al aumento de peso[30], el síndrome metabólico[31] y las cardiopatías[32]. Las personas que comen frutos secos a diario presentan una tasa de mortalidad alrededor de un 20 % más baja que aquellas que no lo hacen[33]. Estudios sobre los hábitos de salud de un grupo de adventistas del séptimo día, que viven unos siete años más que una persona promedio, llegaron a la conclusión de que el consumo de frutos secos es un factor de peso enorme; solo el índice de masa corporal y el tabaquismo son factores más importantes[34]. Estos resultados son solo fruto de asociaciones de resultados, pero comer frutos secos en lugar de otros alimentos, ya sean derivados animales o alimentos ricos en carbohidratos, bien podría ofrecer protección frente a la obesidad y la muerte prematura.

BARRITAS DE PROTEÍNAS

Unas excelentes barritas de proteínas son las de la marca IQ BAR (www.eatiqbar.com), de tres sabores: cacao/almendra/sal marina, arándano/limón/girasol y matcha/chai/avellana. Los ingredientes principales son almendras, arándanos, semillas de girasol y avellanas. Las IQ BAR son barritas de proteína vegetal, un «alimento natural» que proporciona del 35 % al 40 % de la ingesta diaria de referencia de magnesio (un mineral del que presenta deficiencia casi el 80 % de la población general).

VENTAJAS DE LAS BARRITAS IQ BAR (www.eatiqbar.com) • • • • •
Proteína vegetal
Ingredientes que son alimentos naturales
Contienen del 35 % al 40 % de la ingesta diaria de referencia de magnesio. Alto contenido de fibra

• •

Comparativa entre proteínas animales y vegetales

Esta sección aborda las ventajas y los inconvenientes de las proteínas vegetales en comparación con las animales. Al final de este capítulo ofrecemos una tabla resumen de la comparación entre ambos tipos.

RESPUESTA ANABÓLICA

Las diferentes proteínas provocan diferentes respuestas anabólicas (de crecimiento). El consumo de una adecuada cantidad de proteínas es importante para deportistas y culturistas que están desarrollando músculo, pero también para gente mayor que necesita mantener otros tejidos magros (incluidos músculo y hueso), pues se asocia firmemente a una buena salud[35]. Si la ingesta de proteínas es la adecuada, entonces la fuente importa poco. Las dietas vegetarianas y las que incluyen carne entre sus alimentos son buenas por igual para formar músculo[36], siempre y cuando respondan a la necesaria ingesta total de proteínas[37].

Debido a la resistencia anabólica, hay algunos datos que sugieren que, en personas mayores, tomar solo la ingesta diaria recomendada (IDR) de proteína (0,8 g por kilo y día) conduce a pérdida de músculo[38]. En tales circunstancias, tomar más proteína, ya sea vegetal o animal, puede ser útil. La proteína vegetal no presenta el exceso de leucina y metionina (con efecto proenvejecimiento) que tiene la carne, pero estos dos aminoácidos ayudan a potenciar al máximo el desarrollo muscular. Es necesario encontrar el equilibrio entre crecimiento y longevidad.

Los ejercicios de fuerza combinados con suplementos de proteína de lactosuero o de guisante potencian el desarrollo muscular. La proteína de guisante contiene cantidades de leucina comparables a las que tiene el lactosuero, pero solo la mitad de metionina, lo que la convierte en una útil alternativa[39]. Los suplementos de proteína de arroz también funcionan, pero debe utilizarse una cantidad considerable (48 gramos) [40].

DIETAS DE CONTENIDO ALTO EN PROTEÍNAS Y BAJO EN CARBOHIDRATOS

Una dieta de alto contenido proteico y equilibrada en cuanto a fuentes animales y vegetales puede bajar la presión arterial, mejorar los perfiles lipídicos y reducir el riesgo cardiovascular[41]. Desde un punto de vista evolutivo, se ha estimado que nuestros ancestros debían de consumir en torno a un 50 % de proteínas vegetales y un 50 % de proteínas animales.

Las dietas de alto contenido proteico, como la dieta Atkins, tienen, en cambio, un bajo contenido en azúcares y carbohidratos refinados, lo que probablemente es beneficioso. Las personas que siguen una dieta de este tipo pueden reemplazar los carbohidratos y azúcares por más proteína, pero esta será en su mayor parte de origen animal, y tal sustitución puede no ser óptima para la salud. Las dietas con contenido bajo en carbohidratos y alto en proteínas de origen animal se asocian a tasas más altas de mortalidad, sobre todo por enfermedad cardiovascular y cáncer[42]. Sin embargo, las dietas bajas en carbohidratos, pero con más proteína vegetal, se asocian a una tasa más baja de mortalidad, sobre todo por enfermedades cardiovasculares.

El problema no es que la carne no sea nutritiva. Por el contrario, la carne es demasiado nutritiva, lo que no es bueno en enfermedades por sobrenutrición y crecimiento excesivo. Las proteínas animales estimulan más detectores de nutrientes —insulina y mTOR— que las proteínas vegetales y, por consiguiente, favorecen en mayor medida el crecimiento. Este efecto es beneficioso para las personas con desnutrición, razón por la cual los hombres de las cavernas a menudo cazaban animales hasta su extinción. Pero en personas afectadas por enfermedades que cursan con crecimiento excesivo, el efecto no es beneficioso. En tal situación, la proteína vegetal podría ser una mejor opción.

Las dietas con un alto contenido en proteína animal activan en mayor medida la IGF-1, que interviene favoreciendo el cáncer. Niveles más bajos de IGF-1 parecen proteger a las personas centenarias frente al cáncer, lo que prolonga su vida[43].

Comer menos azúcares y carbohidratos refinados (menos insulina), así como cantidades medidas de proteína derivada de fuentes animales (menos mTOR), podría ser el mejor escenario. Comer menos harina y azúcares no significa necesariamente que haya que comer carne y productos lácteos. La dieta Eco-Atkins da preferencia a fuentes de proteína como el gluten, la soja, los frutos secos, las verduras y los cereales, y se ha observado que mejora los niveles de lípidos en mayor proporción que una dieta baja en grasas pero que contiene productos animales[44].

CARGA ÁCIDA

La proteína animal es, en general, más ácida que la vegetal, de modo que nuestro cuerpo debe neutralizar esa carga ácida para evitar graves efectos sobre la salud, como osteoporosis, pérdida muscular (sarcopenia), enfermedad renal y diabetes[45]. La alimentación de nuestros ancestros se caracterizaba por su elevado contenido de proteína animal pero, en general, era equilibrada, al estar integrada por una cantidad equivalente de alimentos vegetales, que a menudo son ligeramente alcalinos[46]. Se estima que la dieta paleolítica (de nuestros antepasados) contenía entre un 35 % y un 65 % de vegetales (en peso), valor cercano a nuestra primera estimación de que el ser humano evolucionó probablemente a partir de una dieta integrada por alrededor de un 50 % de alimentos de origen animal y un 50 % de alimentos de origen vegetal, variando según la estación y la localización geográfica. Incluso los inuits del norte de Canadá consumían vegetales, en forma de bayas, algas, plantas silvestres contenidas en el estómago de los animales que cazaban, manteniendo de este modo el equilibrio acidobásico a largo plazo.

En general, las dietas modernas contienen menos de la mitad de la cantidad de proteína animal que contenían las dietas de nuestros antepasados y solo en torno a un tercio de la cantidad de alimentos vegetales naturales. En cambio, las dietas contemporáneas están cargadas de azúcares y carbohidratos refinados derivados de cereales y son deficientes en fibra, potasio, magnesio y calcio. Ciertos cereales, como la cebada, la avena y la quinoa, son solo ligeramente ácidos, o incluso alcalinos, pero por desgracia el cereal que consumimos en mayor medida es el trigo, que es muy ácido.

La dieta occidental caracterizada por mucha carne, cereales y azúcares produce gran cantidad de ácidos, que pueden agotar el sistema amortiguador del organismo. Este agotamiento fuerza al organismo a depender de los minerales de los huesos y de los aminoácidos, en particular de la glutamina (presente en el músculo), como sistema amortiguador de último recurso. El agotamiento conduce a osteoporosis y sarcopenia.

Un estudio realizado en mujeres de treinta y tres países encontró que una alimentación con una menor relación proteína vegetal/proteína animal se asociaba a un riesgo significativamente mayor de fractura de cadera[47]. Alemania ostentaba el mayor riesgo de incidencia de fractura de cadera, seguida por los países escandinavos, otros países europeos y Estados Unidos. Países como China y Nigeria tenían una tasa depreciable de fracturas de cadera[48].

A menudo se cree que la osteoporosis tiene su causa en una carencia de calcio en la dieta, pero no existe evidencia que lo confirme. En Japón y China las mujeres comen menos de un tercio del calcio que las mujeres estadounidenses, pero muestran un riesgo mucho menor de osteoporosis. Y la genética no es tampoco un factor importante.

Cuando las mujeres japonesas se mudan a Estados Unidos, su riesgo de osteoporosis también aumenta. Ensayos a gran escala aleatorizados y controlados en los que se han utilizado suplementos de calcio no muestran beneficio alguno consistente en la reducción del riesgo de fractura[49].

La dieta Atkins, con un alto contenido de proteína animal, aumenta la excreción neta de ácido y calcio. Este resultado sugiere una mayor acidosis metabólica y el riesgo de que el hueso pueda quedarse sin calcio[50]. Comer más proteínas vegetales y menos proteínas animales puede disminuir el riesgo de osteoporosis y envejecimiento. En poblaciones de pacientes seleccionados, los suplementos de bicarbonato o un mayor consumo de frutas y verduras para neutralizar los ácidos resultan útiles para mejorar el equilibrio mineral, la reabsorción ósea, la formación de hueso y la función renal[51].

PROTEÍNA ANIMAL Y PROTEÍNA VEGETAL: COMPARATIVA

	Proteína animal	Proteína vegetal
Ventajas	Mayor valor biológico, lo que significa que el cuerpo la utiliza de forma más eficaz	Proporciona fitoquímicos y fibra
	Proporciona ciertas vitaminas (como las vitaminas A, B_{12}, D y K_2), minerales (cinc, sodio y cloruro) y otros componentes saludables, como carnitina y colina (especialmente en los huevos)	Proporciona mayores cantidades de ciertas vitaminas y minerales (particularmente cobre, magnesio y manganeso)
	Mayor activación de la IGF-1 (pro-músculo y pro-crecimiento, pero también potencialmente pro-envejecimiento y pro-cáncer)	Proporciona alcalinidad (mejora la salud ósea)
		Menos hierro biodisponible (menor riesgo de sobrecarga de hierro)
Inconvenientes	Carga ácida	
	Sobrecarga de hierro	Menor activación de la IGF-1
	Mayor activación de la IGF-1 (procrecimiento, proenvejecimiento, procáncer)	Menor proporción o ausencia de ciertas vitaminas, en comparación con la proteína animal (ver Proteína animal-Ventajas)
	Proporciona en menor medida ciertas vitaminas y minerales, en comparación con la proteína vegetal (ver Proteína vegetal-Ventajas)	Podría no ser una fuente completa de aminoácidos esenciales

Recomendaciones

- Obtener en torno al 50 % de las necesidades diarias de proteína de fuentes animales.
- Obtener en torno al 50 % de las necesidades diarias de proteína de fuentes vegetales.
- Tomar proteína animal en los períodos de crecimiento anabólico (como la infancia, el embarazo y el ejercicio físico de musculación).
- Las personas de edad avanzada, especialmente si presentan sarcopenia, pueden requerir un mayor consumo de proteínas.
- Considerar los suplementos con NAC y colágeno y/o glicina.

LA CANTIDAD ÓPTIMA DE PROTEÍNA

Las variaciones en la cantidad y el tipo de proteína consumida afecta a los procesos biológicos que tienen relación con la salud, el envejecimiento y la enfermedad. La determinación de la cantidad óptima de proteína puede suponer grandes beneficios y ayudarnos a vivir más tiempo y a sufrir en menor medida las enfermedades y la fragilidad de la vejez. Muy poca proteína causa enfermedades, pero demasiada proteína también. ¿Cuál es la cantidad correcta?

La ingesta diaria recomendada, IDR, (en inglés, Recommended Daily Allowance) para satisfacer las necesidades mínimas de adultos sanos es de 0,8 gramos por kilo al día[1]. Pero el método del balance nitrogenado utilizado para la determinación de las necesidades de proteínas se halla sujeto a importantes errores[2], de modo que algunos investigadores consideran que los valores de IDR han sido subestimados. Piensan que deberían ser entre un 40 % y un 50 % más altos, situándose en torno a 1,2 gramos por kilo de peso corporal, como recomendación segura para la población general (es decir, 84 gramos de proteína al día para un adulto que pesa 70 kilos). La IDR es solo un valor medio y las necesidades de proteínas varían mucho dependiendo de si la persona es un niño, un adulto, un anciano, una mujer embarazada, un deportista, un sujeto enfermo o débil, una persona obesa o alguien que está ganando o perdiendo peso (o que desea hacerlo). Las recomendaciones dietéticas oficiales de Estados Unidos pretenden prevenir deficiencias, más que indicar la ingesta de proteínas óptima para la longevidad, lo que, por otro lado, es comprensible, dado que el conocimiento de la forma en que las proteínas influyen en la prolongación de la vida es relativamente reciente.

Nuestra comida está integrada por tres macronutrientes principales: grasas, carbohidratos y proteínas. Las grasas y los carbohidratos son principalmente fuentes de energía, aunque existen algunos ácidos grasos esenciales, mientras que no existe ningún carbohidrato esencial. Por cuanto respecta a las proteínas, las cosas son distintas. Su principal función es el crecimiento, así como el mantenimiento de la energía, más que su producción. Así pues, la principal diferencia en cuanto a las necesidades de proteínas está ligada al crecimiento del individuo. En el adulto, la necesidad de crecimiento es baja, salvo si se desea desarrollar músculo. El hígado, los pulmones y los riñones de un adulto no necesitan ser más grandes. Sin embargo, en un bebé, todos los órganos y músculos tienen que crecer, lo que significa que las necesidades proteicas de un bebé en función de su peso corporal son mucho más altas. El bebé debe crecer desde menos de 4,5 kilos hasta más de 45 kilos y todo ese crecimiento requiere proteínas. Por otro lado, una persona con más masa magra —todo el cuerpo, salvo tejido graso y agua— tiene necesidades más altas de proteínas. No obstante, existe un límite superior para el uso de proteínas. No se desarrolla músculo solo comiendo mucha proteína; de ser así, todos pareceríamos culturistas solo por comer más proteína.

En los países desarrollados son infrecuentes las deficiencias graves de proteínas, pero hay que tener en cuenta que la cantidad que previene las deficiencias y la cantidad óptima no son equivalentes. Si una persona consume menos de la cantidad mínima recomendada de proteína, perderá masa magra (especialmente músculo) y capacidad antioxidante[3]. El consumo de proteínas de la mayor parte de los habitantes del mundo occidental se encuentra por encima de esa cantidad mínima recomendada (en torno a un 70 % de fuentes animales y un 30 % de fuentes vegetales[4]), aunque no siempre, especialmente en el grupo de población de más edad. A menudo, ingresan en los hospitales ancianos con desnutrición proteica. A estas personas mayores y débiles les cuesta cocinar, de modo que es fácil que subsistan a base de alimentos con muy poca proteína, como té y tostadas.

Proteínas para el crecimiento y el desarrollo

Las personas que se encuentran en una etapa de la vida en la que el crecimiento y el desarrollo son una prioridad, como mujeres embarazadas, bebés, niños y adolescentes, deben comer más proteína. Las necesidades estimadas varían dependiendo de la tasa de crecimiento del bebé a lo largo del primer año de vida, fluctuando entre 2 g/kg de peso corporal a la edad de uno a dos meses hasta alrededor de 1,3 g/kg a los seis meses de edad y de 1 g/kg al año de edad[5]. El contenido de proteína de la leche materna, así como la proporción de lactosuero y caseína, cambia a lo largo de todo este tiempo; la evolución ha optimizado la composición de la leche materna para satisfacer las necesidades del bebé. La American Academy of Pediatrics recomienda la alimentación mediante lactancia materna durante los primeros seis meses de vida; que puede prolongarse hasta el año de edad o incluso más tiempo, a la vez que el bebé comienza a comer otros alimentos[6].

Al crecer el niño, las necesidades proteicas van cayendo lentamente; a los 10 años, un nivel seguro de ingesta de proteínas es de 0,9 g/kg, que es un valor solo ligeramente más alto que para un adulto. En la primera etapa del embarazo, se estima que las necesidades de proteínas de la mujer son de 1,2 g/kg, mientras que al final de la gestación son de alrededor de 1,5 g/kg[7].

Proteínas para la vejez

Las necesidades de proteínas en las personas ancianas son distintas que en otros adultos. En realidad, son más altas, ya que los ancianos no utilizan la proteína tan eficazmente como los adultos más jóvenes. Si estas necesidades más altas no se ven satisfechas, pueden aparecer pérdida de masa muscular y de otros tejidos magros, menor capacidad antioxidante y pérdida de función inmunitaria, todo lo cual contribuye a un aumento de la fragilidad y del riesgo de enfermedades.

Con la edad, la pérdida de músculo esquelético (sarcopenia) afecta de distintas maneras a la salud. La musculatura actúa como un «colector metabólico», tomando nutrientes y contribuyendo a la sensibilidad general a la insulina. La sarcopenia es una causa importante de caídas y fracturas óseas y puede provocar incapacidad de la persona para realizar las actividades normales de la vida diaria, como levantarse de una silla sin ayuda, lo cual puede acabar con el ingreso de la persona en un centro asistencial.

La sarcopenia se presenta sobre todo por falta de actividad. El conocido dicho popular «úsalo o lo perderás» es perfectamente aplicable. El reposo prolongado en cama, por ejemplo por una hospitalización o una enfermedad grave, da lugar a una pérdida importante de masa muscular. Un estudio llevado a cabo en pacientes ancianos sanos encontró una asombrosa pérdida de 1 kilo de músculo, aun cuando los sujetos estaban consumiendo una cantidad adecuada de proteínas[8]. El sedentarismo, aun sin tener efectos tan extremos como el reposo en cama, también contribuye a la sarcopenia. Por esta razón, el ejercicio físico de fortalecimiento, especialmente si se combina con distintos tipos de proteínas, puede ser de gran ayuda en la tercera edad.

Por otro lado, la resistencia anabólica también contribuye a la sarcopenia. El músculo esquelético se halla sujeto a un ciclo normal de renovación–degradación muscular, contrarrestado por síntesis de proteínas. Con la edad, aumenta la resistencia anabólica y disminuye la síntesis de proteína muscular, en respuesta a la menor presencia de proteínas en la dieta: el resultado es la pérdida de masa muscular. La falta de ejercicio, la inflamación y el estrés oxidativo también contribuyen a la resistencia anabólica.

El aumento de proteínas en la dieta puede superar la resistencia anabólica y contribuir al mantenimiento muscular[9]. El grupo internacional de expertos PROT-AGE Study Group ha llegado a un consenso y propone las siguientes recomendaciones:

- Para mantener y reponer músculo, las personas mayores necesitan más proteína que las jóvenes; deberían consumir al día una media de 1-1,2 g/kg de peso corporal.

- La cantidad de proteína de una comida que incrementa el crecimiento muscular (es decir, que supera la resistencia anabólica) es más alta en las personas mayores, situándose en 25-30 g de proteína por comida, lo que equivale a 2,5-2,8 gramos de leucina por comida.
- Siempre que sea posible, las personas mayores deben realizar ejercicios de resistencia durante 30 minutos al día y ejercicios de fuerza durante 10-15 minutos o más, dos o tres veces por semana, siempre y cuando dicha actividad resulte segura y sea tolerada por el individuo.
- Los suplementos proteínicos, como bebidas de lactosuero, especialmente antes o justo después del ejercicio físico, ayudan a la gente mayor a recuperar músculo. Se ha observado que el lactosuero es más eficaz que la caseína cuando se busca crecimiento muscular. Es bien sabido que los culturistas ingieren proteína inmediatamente antes o después de su entrenamiento de fuerza para incrementar el desarrollo muscular. Los fisiólogos deportivos han estudiado extensamente esta práctica y ha quedado demostrado que funciona.
- La mayor parte de las personas mayores con una enfermedad aguda o crónica (salvo enfermedad renal) necesitan más proteína, en el rango de 1,2 a 1,5 g/kg de peso corporal al día.
- Las personas mayores con alguna enfermedad grave o lesión o que presentan marcada desnutrición pueden necesitar incluso 2 g/kg de peso corporal al día.

Realizar una comida al día de alto contenido proteico («impulso proteico») resulta más eficaz que distribuir la proteína total a lo largo del día. Los suplementos de ácidos grasos omega-3 también potencian el desarrollo muscular causado por las proteínas de la dieta; los suplementos periódicos de aceite de pescado y otros suplementos que contienen ácidos grasos omega-3 ayudan a las personas mayores a mantener y recuperar masa muscular[10].

Las hospitalizaciones, que en ocasiones implican inmovilidad forzosa, dan lugar, a menudo, a pérdida de peso, especialmente en pacientes desnutridos. Alrededor del 40 % de los pacientes hospitalizados presentan desnutrición, definida por un índice de masa corporal inferior a 20[11]. Tal estado de desnutrición los sitúa en riesgo de infecciones, siendo las infecciones adquiridas en el entorno hospitalario un problema creciente. Según estimaciones oficiales de los CDC de Estados Unidos, en 2011 se registraron más de 720 000 casos de infecciones adquiridas en hospitales, lo que supone en torno a 1 de cada 25 personas[12].

En las circunstancias descritas, el aporte de proteína extra con la dieta puede resultar de ayuda. En una población geriátrica, el aporte de 8 g al día de aminoácidos esenciales recortó la tasa de infección un 30 %, aumentó la hemoglobina y mejoró los marcadores de salud[13]. Los pacientes de traumatología que recibieron una fórmula que incluía proteína de lactosuero también mostraron una menor incidencia de infecciones[14]. El aporte de aminoácidos esenciales mejora la situación de pérdida muscular por reposo en cama[15].

Proteínas para deportistas

Para crear músculo son necesarias proteínas[16], pero también sal. Durante el metabolismo, el ácido clorhídrico y la pepsina del estómago descomponen la proteína de la dieta en fragmentos peptídicos y aminoácidos libres. Los aminoácidos pasan al intestino delgado, donde se produce la absorción. Los antiácidos y los fármacos que inhiben el ácido gástrico, como los inhibidores de la bomba de protones que tan a menudo se prescriben, impiden la digestión normal de las proteínas. Las dietas bajas en sal también reducen el ácido gástrico, al disminuir la disponibilidad de ácido clorhídrico. El consumo de demasiados alimentos refinados, especialmente cuando existe una disminución de ácido estomacal, podría también conducir a un sobrecrecimiento bacteriano en el intestino delgado (SBID), hasta llegar a impedir la absorción de la proteínas.

Las dietas bajas en sal también favorecen la resistencia muscular a la insulina, lo que reduce el desarrollo muscular y causa síndrome de sobreentrenamiento (activación excesiva de la capacidad de recuperación del cuerpo), calambres y espasmos musculares que reducen la capacidad para hacer ejercicio[17].

• •

Para desarrollar músculo tienes que tomar sal, sobre todo antes de hacer ejercicio. En su libro *The Salt Fix*, DiNicolantonio recomienda las dosis exactas de sal que se deben tomar antes de hacer ejercicio.

• •

Una vez que el intestino ha absorbido los aminoácidos, aproximadamente la mitad de ellos son utilizados por el propio intestino y por el hígado. Este mecanismo supone que en torno al 50 % de las proteínas que consumimos no están disponibles para el crecimiento muscular. Sin embargo, los aminoácidos de cadena ramificada (AACR) son metabolizados en menor medida por el hígado, de modo que resultan especialmente adecuados para el desarrollo muscular, dada su mayor disponibilidad[18].

Cuando los aminoácidos entran en la circulación sistémica, solo alrededor del 10 % se destinan a la síntesis de proteínas del músculo esquelético. El resto se utilizan para la obtención de energía (gluconeogénesis) o como piezas de construcción de proteínas y neurotransmisores en todo el organismo[19]. La síntesis de proteínas musculares comienza unos 30 minutos después de la absorción de aminoácidos y alcanza su punto máximo aproximadamente a las dos horas. El aumento en sangre de aminoácidos estimula el desarrollo muscular, pero solo hasta cierto punto.

La síntesis máxima de proteína muscular se produce con una ingesta de proteína de 0,24 g/kg de masa corporal, por comida, en hombres jóvenes (en general, de 50 años o más jóvenes), y de 0,4 g/kg en adultos mayores, debido a la resistencia anabólica[20]. La síntesis de proteína muscular varía

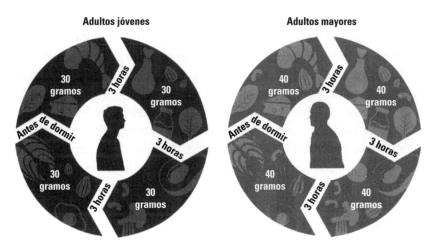

Figura 6.1. La regla de los 30 y la regla de los 40.

dependiendo del tipo y de la intensidad del ejercicio físico que se realice. Si estás tratando de desarrollar músculo, comer 20 g de proteína cada tres horas puede ser apropiado, ya que esta pauta optimiza la síntesis de proteína muscular a lo largo del día. Una regla general es que los hombres jóvenes consiguen una síntesis máxima de proteína con un consumo de entre 20 y 30 g de proteína por comida; los adultos mayores necesitan en torno a 40 g de proteína[21].

Comer más proteína (40 g en lugar de 20 g) puede estimular un mayor desarrollo muscular, pero los efectos beneficiosos son marginales[22]. De hecho, la mayoría de los deportistas satisfacen sus necesidades proteicas consumiendo en torno a 30 g de proteína con cada comida (0,24-0,30 g/kg). Sin embargo, antes de dormir, pueden ser necesarias dosis de proteína superiores a 30 g, con objeto de potenciar al máximo el anabolismo de la musculatura esquelética durante la noche[23]. Resumiendo, los adultos jóvenes siguen la «regla de los 30»: consumir 30 g de proteína en cada comida, con un intervalo entre comidas de al menos tres horas, y 30 g antes de acostarse. Los adultos mayores deben seguir la «regla de los 40»: consumir 40 g de proteína por comida, con un intervalo entre comidas de al menos 3 horas, y 40 g de proteína antes de acostarse.

La ingesta diaria de proteína de la mayoría de los adultos debería ser de 1,6 a 2,2 g/kg, para potenciar al máximo el desarrollo de masa muscular mediante ejercicios de resistencia[24]. Una buena regla general es la que recomienda 2,2 gramos de proteína por kilo de peso corporal.

Para un rendimiento óptimo, los deportistas necesitan en torno al doble de proteína (1,6 a 1,8 g/kg y día) que las personas de vida sedentaria (0,8 g/kg y día)[25]. No obstante, la cantidad varía considerablemente, dependiendo de muchos factores que interactúan, como la ingesta de carbohidratos y calorías, el tipo, la intensidad y la duración de la actividad física, la calidad de la proteína de la dieta, los antecedentes de entrenamiento, el sexo, la edad y la pauta temporal de consumo de proteínas. Un mismo plan no es válido para todos. Los deportistas delgados que realizan entrenamiento de resistencia pueden necesitar algo más de 3 gramos por kilo y día de proteína para prevenir pérdidas musculares durante la restricción de energía[26].

A menudo, se insta a los deportistas a tomar bebidas deportivas azucaradas. La glucosa estimula la secreción de insulina, que favorece el desarrollo muscular. Sin embargo, para ello se requieren solo alrededor de 5 UI/ml de insulina; dosis más altas no aumentan el efecto[27]. En otras palabras, no necesitas azúcar para desarrollar músculo. La mayoría de las dietas normales tienen niveles de azúcar varias veces más altos de lo necesario.

Los deportistas deberían tomar glicina como suplemento en polvo o en cápsulas o bien como proteína hidrolizada de colágeno, además de consumir proteínas de fuentes tradicionales. El cuerpo humano necesita en torno a 15 g de glicina al día para satisfacer las necesidades de síntesis de colágeno y de no-colágeno. No obstante, la dieta típicamente estadounidense proporciona apenas 1,5 a 3 g de glicina al día. El cuerpo puede sintetizar pequeñas cantidades de este aminoácido (en torno a 3 g al día). Pero 10 gramos de glicina al día resultan escasos casi para cualquiera[28]. Los trabajos de investigación del doctor DiNicolantonio han puesto de manifiesto que la glicina, tomada en dosis de 5 g tres veces al día, puede resultar beneficiosa para personas con síndrome metabólico, al reducir el estrés oxidativo y bajar la presión arterial sistólica[29].

RECOMENDACIONES PRÁCTICAS PARA DEPORTISTAS DE ALTO RENDIMIENTO

- Intenta comer aproximadamente 0,4 g por kilo de masa corporal de proteína en cada comida.

- Separa las comidas que contienen proteína entre tres y cinco horas.

- Ingiere de 30-40 g de proteína entre una y tres horas antes de acostarte, para contrarrestar los efectos del ayuno nocturno.

- Cuando estés realizando ejercicio físico de resistencia, come 1,6-2,2 g de proteína por kilo y día, distribuidos en tres o cuatro comidas.

- Considera la posibilidad de tomar suplementos de glicina[30].

RECOMENDACIONES PRÁCTICAS PARA DEPORTISTAS CON RESTRICCIÓN DE ENERGÍA

- Dado que las necesidades diarias de proteína son mayores para mantener la masa corporal magra, consume entre 2,3 y 3,1 g por kilo y día de proteína. Las personas con más sobrepeso y menos acostumbradas a hacer ejercicio deben ponerse como objetivo el valor inferior de este rango, mientras que las personas más delgadas que siguen entrenamiento de resistencia deben perseguir el valor superior de este intervalo.

- Realiza ejercicios de resistencia durante la restricción de energía, para mantener la masa corporal magra.

- Durante la restricción de energía, una adecuada ingesta de proteínas ayuda a controlar el apetito[31].

DEPORTISTAS DE RESISTENCIA

Puede parecer obvio que los culturistas necesiten más proteína que otras personas. Pero curiosamente necesitan solo 1,05 g de proteína por kilo de peso corporal (alrededor de 73,5 g de proteína al día para un culturista de 70 kilos), que es una cantidad apenas un 10 % mayor que la que necesita una persona de vida sedentaria. Los deportistas que realizan entrenamiento de resistencia necesitan mucha más proteína, en torno a un 70 % más (alrededor de 1,37 g de proteína por kilo al día) que una persona sedentaria. Un entrenamiento de resistencia menos intensivo puede requerir solo 0,97 g de proteína por kilo al día. Un nivel seguro sería de 1,6 g de proteína por kilo al día para deportistas de resistencia y de 1,2 g de proteína por kilo al día para culturistas[32]. (Para más detalles, consulta la tabla «Recomendaciones de proteínas en función del estado de salud y de la actividad» al final del capítulo). A menudo, los culturistas toman suplementos de proteína, pero no así los corredores y otros atletas de resistencia, lo que los sitúa en riesgo de deficiencia.

Conviene destacar que estos límites de seguridad de ingesta se basan en una dieta integrada aproximadamente por un 50 % por carbohidratos. Un aumento de la intensidad del ejercicio físico o una disminución de la ingesta de carbohidratos puede requerir niveles más altos de proteína. Por otro lado, las mujeres embarazadas o que están dando el pecho a su bebé y los deportistas adolescentes requieren probablemente una cantidad mayor de proteína[33].

En el marco de los deportistas olímpicos y de élite, no es infrecuente caer en el sobreentrenamiento, que se caracteriza por fatiga, infecciones y escaso rendimiento deportivo, lo cual podría deberse en parte a una inadecuada ingesta de proteína[34]. Los investigadores han observado que, cuando los deportistas agotados consumían una cantidad extra de 20 a 30 g de proteína al día, los patrones de aminoácidos en sangre volvían a la normalidad y muchos de ellos superaban la fatiga y podían reanudar los entrenamientos regulares en niveles previos.

Resumamos:

- Las necesidades de proteína de los deportistas dependen de muchos factores.

- Los deportistas que entrenan fuerza necesitan solo un poco más de proteínas que las personas de vida sedentaria.

- Los deportistas que realizan entrenamiento de resistencia necesitan mucha más proteína que una persona sedentaria (al menos 1,6 g de proteína por kilo de peso corporal al día).

- Una inadecuada ingesta de proteína durante un entrenamiento intenso puede conducir al síndrome del sobreentrenamiento.

Proteínas para la pérdida de peso

Cuando la gente adelgaza, el peso que pierde no corresponde en su totalidad a grasa corporal; en parte es músculo. Aunque la gente obesa o con sobrepeso tiende a tener más músculo que las personas de peso normal, en general, no queremos perder músculo. La masa muscular y la fuerza se relacionan con salud y longevidad[35]. Un 25 % del peso que se pierde siguiendo una dieta baja en calorías es músculo[36], pérdida que a veces puede mitigarse comiendo más proteína[37].

Si añadimos ejercicios de resistencia y más proteínas a una dieta baja en calorías, no solo podemos evitar la pérdida de músculo, sino que realmente podemos ganar músculo al mismo tiempo que perdemos grasa. La proteína del lactosuero ha sido bien estudiada, pero es posible que los suplementos de caseína sean más eficaces, pues diversos estudios han puesto de manifiesto una pérdida mayor de grasa, un mayor aumento de masa magra y un incremento también mayor de fuerza con caseína[38]. El lactosuero es una proteína de fácil digestión, mientras que la caseína es una proteína de digestión lenta; por consiguiente, cada suplemento proteico tiene sus propias ventajas. El lactosuero da lugar a un pico de aminoácidos en plasma que resulta de utilidad a los deportistas inmediatamente después del entrenamiento. La caseína tomada justo antes de irse a la cama libera lentamente aminoácidos, lo que previene la degradación muscular y favorece la síntesis de proteína muscular durante la noche.

A menudo, una mayor ingesta de proteína resulta útil para perder peso, debido a su efecto saciante. Comer proteína aumenta las hormonas de la saciedad, como el péptido YY. Piensa en un filete de vacuno o de pollo en comparación con un refresco con un aporte equivalente de calorías. Puede que te bebas el refresco y no te sientas en absoluto más lleno que ante de empezar a beber, mientras que el filete te saciará y, además, durante más tiempo. Esta sensación de saciedad resulta beneficiosa cuando se trata de perder peso. El papel de las proteínas en la obesidad ha sido un área de estudio relativamente olvidada, ya que estos nutrientes constituyen solo alrededor del 15 % de la energía de los alimentos y su consumo se ha mantenido prácticamente sin variaciones durante toda la moderna epidemia de obesidad.

La *hipótesis del apalancamiento de las proteínas* sugiere que comer alimentos relativamente pobres en proteínas conduce a obesidad[39]. El consumo de alimentos con bajo contenido proteico puede dar lugar a un impulso fisiológico innato a comer más, en general, para obtener así las proteínas adecuadas, lo que conlleva un aumento de peso. La comida basura, como las patatas chips y los refrescos, son pobres en proteína. Las recomendaciones dietéticas oficiales sobre una alimentación baja en grasas coincidieron con el inicio de la epidemia de obesidad. El consumo de alimentos bajos en grasas podría haber conducido también al consumo de aquellos que son bajos en proteínas, porque muchos alimentos con alto contenido en grasa, como la carne, tienen también un contenido elevado de proteína.

La cantidad óptima de proteína

La ingesta óptima de proteína varía dependiendo del propósito que se tenga y del estado de salud. Las personas mayores, enfermas o inmovilizadas necesitan más proteína para mantener la salud y un buen tono

RECOMENDACIONES DE PROTEÍNAS EN FUNCIÓN DEL ESTADO DE SALUD Y DE LA ACTIVIDAD[40]

Población	Cantidad recomendada de proteína diaria (g/kg de peso corporal)	Tipos de proteína recomendados	Notas
Adultos que realizan ejercicio moderado	1,2–1,8 g/kg, la IDR	Mezcla de proteínas animales y vegetales	Ejercicio escaso a moderado —p. ej. caminar— no supone demanda extra de proteína
Deportistas de resistencia	1,6–1,8 g/kg	Énfasis en proteínas animales con contenido alto de AACR	Ejercicio de intensidad de moderada a alta y de duración relativamente larga —p. ej., correr o ciclismo
Culturistas y deportistas de fuerza	1,6–3,3 g/kg	Énfasis en proteínas animales con contenido alto de AACR	Tras el entrenamiento inicial, el culturismo requiere menos proteína de lo que se suele suponer
Deportistas de élite	1,7–3,3 g/kg	Énfasis en proteínas animales; pueden estar indicados los suplementos de aminoácidos	Deportistas de alta competición —p. ej., federados, profesionales, olímpicos
Personas ancianas y sedentarias	1,2 g/kg	Mezcla de proteínas animales y vegetales	Es necesaria más proteína para mantener y desarrollar músculos y huesos
Pacientes renales (tasa de filtración glomerular ‹ 25 ml/min) sin diálisis	0,6 g/kg	Énfasis en proteínas vegetales	Menos proteína puede inhibir la progresión de la enfermedad[41]
Pacientes renales en diálisis	1,2 g/kg	Mezcla de proteínas animales y vegetales	Es necesaria más proteína para prevenir el desgaste muscular[42]
Pacientes hospitalizados o encamados	25-30 g con cada comida	Énfasis en proteínas de alta calidad con AACR	Previene la pérdida de músculo y las infecciones, al mejorar la inmunidad[43]

muscular. Los deportistas necesitan más proteína que los no deportistas, pero no tanta como marca la tradición.

El consumo de más proteína puede reducir el hambre y aumentar el desarrollo muscular. La restricción de proteínas no tiene mucho sentido para quienes realizan ejercicio de manera regular, pero el consumo excesivo puede tener también consecuencias negativas.

En adultos jóvenes, la estimulación máxima de la síntesis de proteína muscular puede requerir, al menos, 0,24 g de proteína por kilo y comida (20 a 29 años) y, en ancianos, 0,40 g por kilo (mayores de 50 años).

RECOMENDACIONES DE PROTEÍNAS EN FUNCIÓN DEL TIPO DE ENTRENAMIENTO

Tipo de entrenamiento	Recomendación de proteínas	Tipo de proteína recomendado	Notas
Entrenamiento de fuerza, culturismo y preentrenamiento	25 g; pueden ser convenientes más, hasta 40 g, para deportistas con mayor peso corporal (>68 kilos), mayores o que trabajan grandes grupos musculares o todo el cuerpo[44]	Proteína de lactosuero	Tomar proteína antes del entrenamiento o en las dos horas siguientes
Correr, entrenamiento de resistencia	25 g después del entrenamiento	Proteína de lactosuero	Probablemente mejor después del entrenamiento que antes
Gimnasia, natación, fútbol, etc.	25 a 40 g después del entrenamiento	Proteína de lactosuero o caseína	El lactosuero se digiere rápidamente; la caseína, despacio
Ejercicio de intensidad baja a moderada	Comida proteínica normal	Todos los tipos	No se necesita proteína adicional

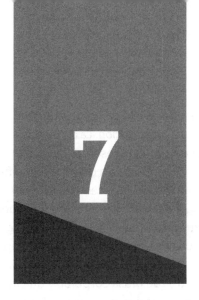

AYUNO

En el transcurso de la historia de la humanidad, el ayuno, es decir la abstinencia voluntaria de la ingesta de alimentos, ha sido utilizado con distintos propósitos, relacionados con la religión, la salud o la espiritualidad. Tanto si lo llamas ayuno como si lo llamas *limpieza* o «*detoxificación*», la idea contrastada es que la restricción periódica de todo alimento es un hábito saludable. De hecho, las principales religiones abrazan el ayuno como piedra angular de una vida sana.

El ayuno es una de las claves de la longevidad, porque mejora todos los factores de la dieta de los que hemos hablado. Restringe las calorías y las proteínas, reduce la insulina y la mTOR y activa la AMPK y la autofagia. Estos efectos beneficiosos se obtienen sin coste alguno y sin pérdida de tiempo. El ayuno no es algo que se hace; es algo que NO se hace. Y simplifica y enriquece la vida. ¿Por qué entonces hemos abandonado esta antigua tradición? El ser humano ha practicado el ayuno durante milenios, pero últimamente muchas personas han empezado a creer que el ayuno es perjudicial porque puede causar desnutrición, al metabolizar el organismo sus propias proteínas para la obtención de energía.

No debe confundirse el ayuno con la desnutrición por ausencia de comida, que puede conducir a *consunción*. La consunción es una situación patológica en la que el cuerpo tiene reservas insuficientes de grasa corporal y, por consiguiente, se ve forzado a quemar tejido funcional, como es el músculo, para obtener la energía necesaria para sobrevivir. El metabolismo muscular que da lugar a la obtención de energía puede causar debilidad y, en situaciones extremas, incluso la muerte. Estas graves consecuencias suelen presentarse cuando una persona tiene un porcentaje de grasa corporal inferior al 4 %. Sin embargo, un estadounidense varón medio tiene entre un 25 % y un 30 % de grasa corporal, y una mujer entre un 35 y un 40 %, aunque estos porcentajes varían según la edad. Incluso un corredor profesional de maratones, que aparentemente no tiene un ápice de grasa, tiene aproximadamente un 10 % de grasa corporal.

Podemos utilizar un cálculo rápido para saber en qué momento nuestro organismo se encuentra en peligro de consunción. Un hombre que pesa 80 kilos y mide 1,80 m tiene un índice de masa corporal de 25 (normal). Con una media de grasa corporal del 25 %, tiene 20 kilos de grasa corporal (80 kilos x 0,25 = 20 kilos de grasa corporal). 450 g de grasa corporal equivalen aproximadamente a 3500 calorías, una cantidad de energía suficiente para dos días. Con 20 kg de grasa corporal, este hombre tiene suficiente para vivir noventa días, es decir casi tres meses, sin comer nada, antes de correr peligro de consunción. Como explicaremos más adelante con más detalle, en períodos prolongados de ausencia de alimento, el cuerpo quema sobre todo grasa, con cierto grado de descomposición de proteínas. En general, mientras la ingesta de micronutrientes de un individuo sea adecuada, no parece que la pérdida de proteína (procedente en su mayor parte de la piel y de proteínas dañadas) sea potencialmente mortal, ni tan siquiera si se prolonga varios meses.

La estimación de tres meses es una subestimación, ya que el metabolismo basal de nuestro organismo, es decir la tasa de consumo de energía, cae a medida que la persona pierde peso. Una persona obesa o con sobrepeso puede sobrevivir incluso más tiempo antes de que la consunción constituya una preocupación real. Ello no quita que, a la mayor parte de la gente, le preocupe que pasen más de tres horas entre el desayuno y el almuerzo.

Tampoco debe confundirse el ayuno con el hambre, que es un estado involuntario. Existe una gran diferencia entre hambre y ayuno. Durante el hambre, no se dispone de alimento alguno, independientemente de que la persona quiera comer. El ayuno es una decisión plenamente consciente de abstención de consumo de alimentos, aunque haya comida disponible. Las fotos de niños en África sin una alimentación adecuada son ejemplos de hambre. Esos niños no comen porque no existen alimentos disponibles; vivir sin comer no es en su caso una elección. Dado que el ayuno es un proceso totalmente voluntario, la persona puede abandonarlo en cualquier momento.

· ·

Las posibilidades del ayuno son infinitas. En el capítulo 13 ofrecemos algunas sugerencias, pero si lo que buscas es un plan más detallado para comenzar un régimen de ayuno, el libro del doctor Fung *La guía completa del ayuno* es un excelente recurso.

Por otro lado, cuando ayunes por razones de salud, recuerda que no debes comenzar un régimen de ayuno sin que un médico supervise muy de cerca tu estado de salud y determine que puedes ayunar. Y si, por cualquier razón, no te encuentras bien en algún momento durante el ayuno, debes parar inmediatamente y buscar ayuda médica.

· ·

Los miedos que genera el ayuno son frecuentes. Estamos cansados de oír que tenemos que comer, y comer, y comer, incluso cuando lo que queremos es perder peso. Si no existe desnutrición ni falta de peso, el miedo a «quemar músculo» (que proviene en gran parte de estudios sobre el balance nitrogenado) durante los períodos de ayuno no está respaldado por la experiencia práctica, ni por los conocimientos sobre la fisiología del ayuno ni por estudios clínicos. La pérdida de nitrógeno no supone necesariamente pérdida de músculo; puede deberse a pérdida de proteínas dañadas y de piel en exceso, ocasionada por el ayuno.

Analicemos a continuación la fisiología del ayuno y lo que ocurre con el metabolismo de las proteínas cuando se ayuna.

Fisiología del ayuno

Durante el ayuno, el cuerpo depende de sus reservas de energía alimentaria para cubrir necesidades metabólicas basales. Aunque se tiende a pensar en el gasto energético en términos de ejercicio físico, nuestro cuerpo necesita una cantidad importante de energía para que nuestros órganos vitales (cerebro, corazón, pulmones y riñones) funcionen correctamente. Todas estas funciones se encuentran en gran parte controladas de manera inconsciente por el sistema nervioso autónomo. Incluso cuando estamos postrados en la cama, nuestro cuerpo sigue necesitando energía para que su maquinaria funcione. Si no comemos nada (ayuno), no entra nueva energía alimentaria en nuestro cuerpo, de manera que dependemos completamente, para sobrevivir, de la energía alimentaria almacenada.

¿CÓMO ALMACENA EL CUERPO LA ENERGÍA DE LOS ALIMENTOS?

El cuerpo almacena la energía alimentaria de dos maneras:

- Glucógeno en el hígado
- Grasa corporal

Cuando comemos, el nivel de la hormona insulina aumenta y da instrucciones al cuerpo para que almacene parte de la energía de los alimentos que ingerimos. Las moléculas de glucosa de los carbohidratos se unen en largas cadenas para formar *glucógeno*, que se almacena en el hígado. Cuando comemos proteínas, estas se descomponen en sus aminoácidos constituyentes, que son absorbidos y utilizados para construir cualquier nueva proteína necesaria. Sin embargo, si comemos más de lo necesario, el cuerpo no tiene modo de almacenar los aminoácidos en exceso.

Estado alimentado frente a estado en ayunas: almacenar energía frente a quemar energía.

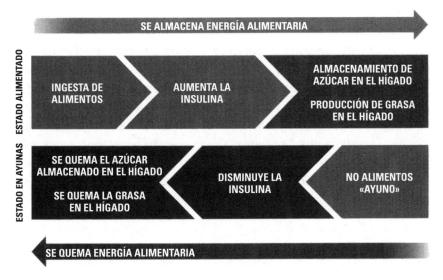

Figura 7.1. Diferencias orgánicas entre «estado alimentado» y «estado en ayunas» en lo referente al uso de la energía alimentaria por parte del cuerpo.

El cuerpo convierte las proteínas en exceso en glucosa para almacenar esa energía alimentaria. Se estima que los estadounidenses con una alimentación estándar convierten, de media, entre un 50 % y un 70 % de la proteína que ingieren en nuevas moléculas de glucosa[1]. En otras palabras, la dieta media aporta una cantidad de proteínas que supera las necesidades del organismo, con un amplio margen.

El glucógeno es una práctica forma de almacenamiento de energía, pero el hígado tiene un espacio de almacenamiento limitado. Cuando se alcanza el glucógeno máximo, el cuerpo convierte el exceso de glucosa en triglicéridos, o grasas, por un proceso conocido como *lipogénesis de novo*. Estas moléculas de grasa de nueva creación pueden entonces salir del hígado y entrar en las células del tejido adiposo para su almacenamiento a largo plazo.

Los dos sistemas de almacenamiento son complementarios. El sistema del glucógeno es sencillo, pero limitado en cuando a capacidad de almacenamiento. El sistema de la grasa corporal es mucho más complejo y requiere que el cuerpo cambie las moléculas de carbohidratos y proteínas a grasas (triglicéridos). Sin embargo, la ventaja es que el sistema de la grasa corporal tiene una capacidad casi ilimitada.

Los dos sistemas son comparables al uso que hacemos del frigorífico (sistema del glucógeno) y del congelador (sistema de grasa corporal). Conservamos la comida que nos sobra de dos maneras. Podemos guardar la comida en el frigorífico y utilizarla fácilmente cuando lo deseemos. Sin embargo, el frigorífico tiene una capacidad limitada. Si está lleno, podemos congelar los alimentos. Conservar la comida en el congelador resulta más laborioso, ya que tenemos que envolverla debidamente y congelarla; sin embargo, la capacidad de almacenamiento es ilimitada, porque siempre podemos instalar otro congelador en el sótano de casa.

¿QUÉ OCURRE DURANTE EL AYUNO?

Durante el ayuno, el proceso de almacenamiento de energía alimentaria se invierte. La insulina cae y esa bajada es la señal para que el cuerpo comience a utilizar parte de la energía alimentaria almacenada para abastecer al organismo. El doctor George Cahill describió las cinco etapas que se describen entre la ingesta de comida y el hambre prolongada/ayuno (los cuatro estadios que se muestran en la figura 7.2[2]). En las primeras cuatro horas después de comer, la insulina está alta y el organismo toma todavía energía, sobre todo, de la glucosa que has comido. Todos los tejidos corporales pueden utilizar esta glucosa y tu cuerpo sigue almacenando energía alimentaria en forma de glucógeno. Cuando el almacén de glucógeno se llena, cualquier exceso se convierte en grasa corporal.

En el estadio 2 (de cuatro a dieciséis horas después de comer), la glucosa exógena ya no está disponible como fuente de energía, de modo que dependes de los depósitos orgánicos. La fuente de energía más fácilmente disponible es el glucógeno del hígado, que se descompone en las moléculas de glucosa que lo constituyen y que son utilizadas por nuestro organismo para la obtención de energía. Esas reservas de glucógeno duran aproximadamente veinticuatro horas. De modo que, si no haces ejercicio, incluso 24 horas de ayuno no fuerzan necesariamente al organismo a quemar ni grasa ni proteína.

En el estadio 3 (dieciséis a treinta horas después de comer), las reservas de glucógeno empiezan a agotarse. Ya no existe grasa corporal disponible, de modo que tu cuerpo empieza a producir glucosa a partir de proteínas en un proceso denominado *gluconeogénesis*, que significa «creación de nueva glucosa». Durante este estadio, tu cuerpo pasa del uso de glucosa, cada vez más escasa, al uso de grasa y proteína, cada vez más disponibles a partir de las reservas corporales. Este aspecto es el que preocupa a muchas personas, porque creen que la descomposición de las proteínas supone pérdida de músculo. Sin embargo, tal preocupación está en gran parte fuera de lugar, por motivos que abordaremos con detalle más adelante en este mismo capítulo.

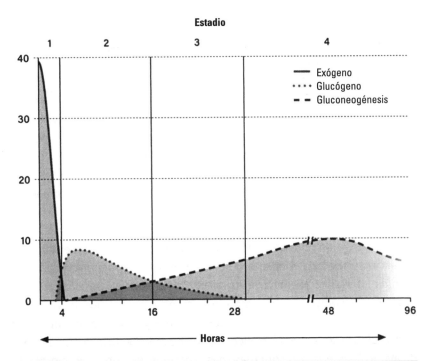

Estadio	1	2	3	4
Origen de glucosa sanguínea	Exógeno	Glucógeno Gluconeogénesis hepática	Gluconeogénesis hepática Glucógeno	Gluconeogénesis hepática y renal
Tejidos que utilizan glucosa	Todos	Todos, salvo el hígado, músculos y tejido adiposo de tasas disminuidas	Todos, salvo el hígado, músculos y tejido adiposo de tasas intermedias entre estadios 2 y 4	Cerebro, eritrocitos, médula renal, músculo en pequeña cantidad

Figura 7.2. Los cuatro estadios entre comer y ayunar.

La mayor parte de nuestros órganos y músculos pueden utilizar grasa (triglicéridos) directamente. Sin embargo, el cerebro no puede hacerlo, debido a la barrera hematoencefálica. Además, dado que el cerebro requiere mucha energía, agota rápidamente la glucosa disponible. El hígado compensa la situación produciendo cuerpos cetónicos a partir de la grasa corporal. Estas cetonas atraviesan la barrera hematoencefálica, de modo que el cerebro puede utilizarlas como fuente de energía. Se estima que un 60-75 % de la energía del cerebro deriva de cetonas, lo que reduce de manera significativa la necesidad de glucosa, ya que gran parte de esta debe producirse a partir de las proteínas.

Durante el estadio 4 (treinta horas a veinticuatro días después de comer) el cuerpo moviliza las reservas de grasa corporal para obtener energía. Llegado este momento, la mayoría de los tejidos del cuerpo han pasado a quemar triglicéridos para conseguir energía. Solo el cerebro, los eritrocitos y la parte interna del riñón deben seguir utilizando glucosa. Parte del glicerol, la columna vertebral de la molécula de triglicérido, se convierte en glucosa y, además, una pequeña cantidad de glucosa procede de la descomposición de las proteínas. La única diferencia importante es que se reduce la cantidad de proteína que se descompone. Durante el ayuno prolongado, el organismo quema principalmente grasa, lo cual es lógico, ya que el cuerpo almacena la energía de los alimentos sobre todo en forma de grasa.

El proceso completo del ayuno prolongado describe fundamentalmente el desvío del metabolismo energético de la glucosa (procedente de los alimentos y del glucógeno) hacia la grasa corporal. Aunque se produce cierto grado de descomposición de proteínas, como explicaremos más adelante en este capítulo en el apartado «Necesidades de glucosa y descomposición de proteínas», los estudios clínicos ponen de manifiesto que, con 24 horas de ayuno, el cuerpo no «quema» más proteínas para obtener energía. De hecho, estudios a largo plazo indican que el organismo no acelera el metabolismo proteico. Sin embargo, dada la oxidación continuada de proteínas, algunas personas manifiestan cierta inquietud porque esto pueda provocar atrofia de músculos u órganos. ¿Deberías preocuparte?

Estudios clínicos

El hambre periódica e involuntaria y su homólogo voluntario, el ayuno, han formado parte de la naturaleza humana desde el inicio de los tiempos.

No siempre ha habido en la Tierra disponibilidad de alimento. Para sobrevivir en tiempos difíciles, los primeros humanos tenían que almacenar la energía de los alimentos en forma de grasa corporal cuando había abundancia de comida. Si los humanos no hubiesen contado con un método eficaz de obtención y almacenamiento de energía alimentaria, nuestra especie se habría extinguido hace mucho tiempo.

Cuando la disponibilidad de alimento alcanzó cierta estabilidad, la mayor parte de las culturas y religiones comenzaron a sugerir períodos voluntarios de ayuno. Por ejemplo, se dice que Jesucristo ayunó durante cuarenta días y cuarenta noches, y muchos fieles adoptarían después esta práctica sin daños reseñables para su salud.

Muchos musulmanes ayunan durante el mes sagrado del Ramadán y también, con regularidad, dos veces a la semana durante el resto del año. En tales situaciones, ayunar es considerado un procedimiento de depuración, sin connotación alguna de peligroso desgaste muscular.

Los ciclos repetidos de comida-ayuno propios de los tiempos prehistóricos no parece que tuvieran ningún efecto perjudicial sobre la masa muscular. Las descripciones de sociedades tradicionales como los nativos americanos, los inuits del norte de América o las primeras tribus africanas indican que eran seres humanos llenos de energía y vitalidad, no débiles y consumidos. Las descripciones de los modernos seguidores de la Iglesia ortodoxa griega, que ayunan muchos días al año, no incluyen registros de aletargamiento ni debilidad. Es prácticamente imposible que los seres humanos, que fueron diseñados para almacenar energía alimentaria en forma de grasa corporal, quemen músculo cuando no existe disponibilidad de alimento. Si lo hicieran, todos los seres humanos que, a lo largo de la historia hasta el siglo XX, han seguido este ciclo de festín-hambre, bien por hambrunas periódicas bien por ayuno voluntario, habrían sido prácticamente pura grasa. En cambio, eran gente delgada y fuerte.

La evidencia clínica reciente confirma el hecho de que alternar períodos de 24 horas de comida/ayuno en ciclos repetidos no causa pérdida muscular. En un estudio de 2010 sobre el ayuno en días alternos, los pacientes perdieron una cantidad importante de masa grasa, sin cambios en su masa magra. Según esta pauta, los sujetos comen normalmente los días designados para comer; y en días alternos, ayunan. Además, los investigadores observaron numerosos efectos metabólicos beneficiosos, como disminución del colesterol, de los triglicéridos y de centímetros de cintura, junto con pérdida de peso[4].

Un estudio más reciente, del año 2016, comparó la estrategia de ayuno intermitente con la restricción calórica diaria (el método convencional para perder peso recomendado por la mayoría de los profesionales de la salud)[5]. Ambos grupos perdieron cantidades comparables de peso, pero el grupo de ayuno intermitente perdió apenas 1,2 kg de masa magra, en comparación con la pérdida de 1,6 kg registrada en el grupo de restricción calórica. Cuando comparamos el incremento de masa magra en porcentaje, observamos que en el grupo de ayuno se produjo un aumento del 2,2 %, frente a un aumento del 0,5 % en el grupo de restricción calórica, lo cual indica que el ayuno podría ser hasta cuatro veces más eficaz a la hora de conservar la masa magra, según este parámetro. Es importante destacar que el grupo de ayuno perdió más del doble de la cantidad de grasa visceral, la más peligrosa.

El mismo estudio destacó otros importantes efectos beneficiosos. La restricción crónica de calorías reducía el metabolismo basal, mientras que el ayuno intermitente no. Dado que el ayuno (aunque no la restricción crónica de calorías) induce la liberación de hormonas contrarreguladoras, el cuerpo cambia de fuente de combustible, en lugar de apagarse. Además, la restricción crónica de calorías incrementa la grelina, la hormona del hambre, mientras que el ayuno no. Si tienes menos hambre con el ayuno que con la restricción calórica, es más probable que sigas fiel a la dieta. Ambos aspectos son ventajas abrumadoras si se desea perder peso.

A pesar de la preocupación por que el ayuno pueda causar pérdida de masa muscular, nuestra larga experiencia y los múltiples ensayos clínicos en humanos muestran exactamente lo contrario. El ayuno intermitente mantiene el tejido magro mejor que los métodos convencionales de adelgazamiento. Si pensamos de nuevo en la gluconeogénesis, a primera vista, esto parece contradictorio. Si el ayuno intermitente da lugar a gluconeogénesis (convirtiendo proteínas en glucosa), ¿cómo puede ser que mantenga mejor el tejido muscular? Parte de la respuesta la encontramos en el hecho que la gluconeogénesis no comienza hasta aproximadamente 24 horas después de la última comida. La otra parte de la respuesta reside en la adaptación hormonal al ayuno: la oleada contrarreguladora.

Hormonas contrarreguladoras

Durante el ayuno, la insulina cae; en respuesta, otras hormonas, llamadas *hormonas contrarreguladoras*, aumentan. El nombre de estas hormonas se debe a que actúan en contra, o se oponen, a la acción de la insulina. Cuando la insulina aumenta, estas hormonas disminuyen, mientras que suben cuando la insulina baja.

El efecto sobre el metabolismo de la glucosa es también opuesto. La insulina impulsa al organismo hacia el almacenamiento de glucosa y grasa corporal, mientras que las hormonas contrarreguladoras inducen el uso de glucosa y grasa corporal. Las principales hormonas contrarreguladoras que aumentan por la activación del sistema nervioso simpático son la adrenalina y la noradrenalina. Otras son el cortisol y la hormona del crecimiento.

EL SISTEMA NERVIOSO SIMPÁTICO

El sistema nervioso simpático controla la respuesta que se conoce como de «lucha o huída». Por ejemplo, si de repente te encontraras ante un león hambriento, tu cuerpo activaría el sistema nervioso simpático para prepararse para luchar, o para huir muy muy deprisa.

Las pupilas se dilatan, la frecuencia cardíaca aumenta y el organismo lleva glucosa a la sangre para utilizarla como fuente rápida de energía. Se trata, sin duda, de un ejemplo extremo: una forma más suave de activación del sistema nervioso simpático se produce durante la fase inicial del período de ayuno. Las hormonas cortisol, adrenalina y noradrenalina son liberadas a la sangre como parte de la activación general del cuerpo en acción.

Contrariamente a lo que piensa mucha gente, el ayuno, incluso durante períodos prolongados, no hace que el organismo deje de funcionar; en lugar de ello, se activa y se prepara para la acción, precisamente por el efecto revitalizante de las hormonas contrarreguladoras. Incluso cuatro días de ayuno dan lugar a un incremento del gasto de energía en reposo (o metabolismo basal) [6]. Esta es la energía que se utiliza para generar calor corporal y para abastecer de combustible al cerebro, corazón, hígado, riñones y otros órganos. Cuando se mide la energía utilizada para el metabolismo, los estudios muestran que, al cabo de cuatro días de ayuno, el cuerpo utiliza un 10 % más de energía que al inicio del período de ayuno. Aunque la mayor parte de la gente cree erróneamente que el cuerpo entra en modo reposo durante el ayuno, en realidad ocurre lo contrario. El ayuno, al menos hasta el cuarto día, no parece producir cansancio, sino que, por el contrario, da más energía. Durante el ayuno, el cuerpo simplemente cambia de fuente de combustible y pasa de la energía alimentaria a la energía almacenada, conocida también como grasa corporal. Imagina que somos hombres y mujeres prehistóricos. Es invierno y escasean los alimentos. Llevamos cuatro días sin comer. Si nuestro cuerpo comenzara a dejar de funcionar, sería más difícil aún encontrar alimento. Caeríamos en un círculo vicioso.

Cada día sin comer supondría mayor dificultad para obtener la energía necesaria para cazar y recolectar. Cada día que pasara, nuestra probabilidad de supervivencia empeoraría progresivamente. La especie humana no habría sobrevivido.

Afortunadamente, nuestro cuerpo no es tan estúpido.

En efecto, en lugar de todo eso, nuestro organismo cambia de fuente de combustible y bombea energía para cazar. El metabolismo basal, el tono simpático y la noradrenalina aumentan para aportar más combustible a nuestro cuerpo y que podamos cazar. Al mismo tiempo, también aumenta el VO_2 (consumo máximo de oxígeno), un parámetro que mide el índice metabólico en reposo.

HORMONA DEL CRECIMIENTO

La otra importante hormona contrarreguladora que aumenta de manera significativa durante los períodos de ayuno es la hormona del crecimiento (GH, por sus sigla en inglés). Los estudios muestran que el ayuno de un día estimula la secreción de hormona del crecimiento, hasta multiplicarla por dos o tres, y que el aumento continúa hasta los cinco días de ayuno completo[7]. Al principio, puede parecer contradictorio: ¿por qué querríamos aumentar el crecimiento en un momento en el que no estamos comiendo? La hormona del crecimiento hace exactamente lo que dice su nombre, es decir, dice a los tejidos que crezcan para que el cuerpo sea más grande y más alto. Si no hay nutrientes disponibles, ¿por qué crecer?

Encontraremos la respuesta si observamos nuestro cuerpo durante todo el ciclo de comida-ayuno. Cuando comemos, la glucosa y los aminoácidos son absorbidos y transportados al hígado. Se segrega insulina, que dice al cuerpo que almacene la energía alimentaria entrante (calorías). Estamos en estado alimentado. Todos los tejidos del cuerpo utilizan glucosa y el exceso se almacena en el hígado como glucógeno o como grasa corporal.

La glucosa sanguínea y la insulina caen varias horas después de comer, señalando el inicio del *estado de ayuno*. Como ya se ha dicho, el cuerpo pasa por una serie de adaptaciones predecibles hasta el ayuno o el hambre. El glucógeno del hígado se moviliza y descompone en glucosa para la obtención de energía. La gluconeogénesis transforma algunas proteínas en glucosa. El cuerpo comienza a cambiar del metabolismo de la glucosa al metabolismo de las grasas. Durante todo este tiempo, la hormona del crecimiento aumenta, pero no se sintetizan proteínas, porque los niveles de insulina y mTOR son bajos. Realmente se produce muy poco crecimiento, a pesar de los elevados niveles de GH.

Cuando comes, o rompes el ayuno, el cuerpo entra de nuevo en estado alimentado. Después de un ayuno prolongado, la hormona del crecimiento presenta un valor alto. Dado que, después de comer, hay abundancia de aminoácidos, nuestro cuerpo reconstruye todas las proteínas necesarias para reponer las que se han descompuesto. La insulina estimula la síntesis de proteínas. De modo que, en el estado realimentado, existen valores altos de insulina y de hormona del crecimiento, aminoácidos y glucosa para la obtención de energía, todos los componentes que necesita el organismo para construir o reconstruir proteínas. Como ocurre en la autofagia, este proceso representa renovación, ya que el cuerpo descompone preferentemente las proteínas innecesarias y reconstruye las más necesarias. En este sentido el ayuno rejuvenece los tejidos magros.

NECESIDADES DE GLUCOSA Y DESCOMPOSICIÓN DE PROTEÍNAS

En situación de ayuno, el cuerpo debe mantener un nivel de glucosa suficiente para el normal funcionamiento cerebral. Las necesidades de glucosa disminuyen considerablemente cuando hígado y músculos se desvían hacia los ácidos grasos y el cerebro vira hacia las cetonas: el cuerpo puede convertir parte del glicerol procedente de los ácidos grasos en glucosa, pero existe un límite para la cantidad que puede convertir. El resto de la glucosa debe ser aportada mediante gluconeogénesis, de modo que existe aún cierto grado de descomposición de proteínas. No obstante, las proteínas que se descomponen no son de manera específica células musculares. Las proteínas que se reponen más rápidamente son las primeras proteínas catabolizadas para la obtención de glucosa: son las proteínas de la mucosa intestinal y de la piel. Durante los más de cinco años de trabajo con pacientes en su programa Intensive Dietary Management (www.IDMprogram.com), que utiliza el ayuno terapéutico para adelgazar, el Dr. Fung no ha derivado aún a ningún paciente para cirugía de eliminación de piel, ni tan siquiera en los casos de pacientes que han perdido más de 45 kg. Las células inmunitarias se encuentran sujetas también a un intenso proceso de recambio y podrían disminuir durante el ayuno, lo que justificaría parte del efecto antiinflamatorio observado en clínica. Las células musculares, que se renuevan con poca frecuencia, están relativamente a salvo. En general, el catabolismo proteico cae desde alrededor de 75 g/día a apenas 10-20 g/día para preservar las proteínas si el hambre se prolonga[8].

Si se comparan sujetos delgados y obesos, se observa una importante diferencia en cuanto al metabolismo de las proteínas. Durante el ayuno prolongado, los individuos obesos queman entre dos y tres veces menos proteína que los sujetos delgados. Esto tiene todo el sentido. Si la gente tiene más grasa que quemar, su cuerpo utilizará más grasa. Si tiene menos grasa, el cuerpo se verá obligado a recurrir a las proteínas. Esta situación es aplicable no solo al hombre, sino también a los animales. Hace más de cien años, los investigadores demostraron que la proporción de energía derivada de las proteínas era más baja en animales con más grasa corporal (mamíferos, gansos) que en animales delgados (roedores, perros). Si tienes más grasa, la usarás antes de utilizar tus proteínas. Así pues, aunque los sujetos obesos tienen más proteína en general que los sujetos delgados, la pierden a un ritmo más lento que los que son más flacos (ver figura 7.3[9]).

Durante el ayuno prolongado, una persona con un índice de masa corporal de 20 (en el límite de bajo peso) obtiene de las proteínas casi el 40 % de la energía que necesita. En cambio, una persona con un índice de masa corporal de 50 (obeso mórbido) puede obtener de sus reservas de proteínas solo un 5 % de energía (ver figura de disminución de la descomposición de proteínas). Una vez más, esto demuestra la capacidad de supervivencia inherente a nuestro cuerpo. Si tenemos reservas de grasa corporal, las utilizamos. Si no las tenemos, no las utilizamos.

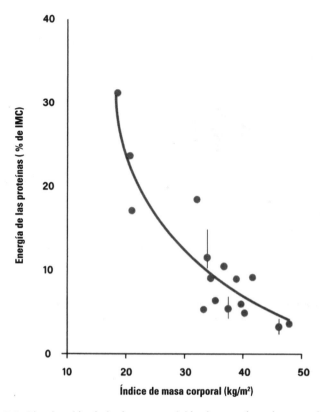

Figura 7.3. Disminución de la descomposición de proteínas durante el ayuno en función del índice de masa corporal.

Durante el ayuno prolongado, la oxidación de grasas representa aproximadamente el 94 % del gasto de energía en sujetos obesos, mientras que en delgados representa un 78 %. La oxidación de proteínas es responsable del resto de la energía porque, después de las primeras veinticuatro horas aproximadamente, casi no quedan depósitos de carbohidratos en el cuerpo. Los sujetos delgados incrementan también su producción de cetonas más rápidamente que los sujetos obesos[10].

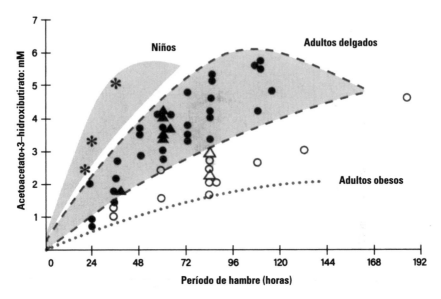

Figura 7.4. Producción de cetonas durante el hambre en niños, adultos delgados y adultos obesos.

Diferencia en la producción de cetonas durante el hambre entre niños, adultos delgados y adultos obesos.

La cantidad exacta de proteínas necesarias durante el ayuno dependerá de tu estado. Si eres una persona obesa, el ayuno te resultará muy beneficioso y quemarás mucha más grasa que proteína. Si eres una persona delgada, puede que el ayuno no te aporte tantos beneficios, ya que quemarás más proteína. Tu cuerpo es más listo de lo que imaginas. Se las arregla bien tanto si comes como si ayunas. Lo único que aún se desconoce es cómo realiza exactamente el cuerpo esta adaptación.

¿Este bajo nivel de descomposición de proteínas es algo malo? No necesariamente. Se estima que una persona obesa tiene un 50 % más de proteína que una persona delgada[11]. Todo el exceso de piel, tejido conjuntivo que sostiene las células grasas, vasos sanguíneos que abastecen a ese exceso de masa, etc. están formados por proteína. Piensa en la imagen de un superviviente de un campo japonés de prisioneros de la II Guerra Mundial. ¿Presenta su cuerpo un exceso de piel? No: toda la proteína de más de esa persona ha sido descompuesta para la obtención de energía o para mantener funciones esenciales.

Otro aspecto importante es que muchas enfermedades relacionadas con la edad se caracterizan por un crecimiento excesivo, no solo de grasa sino también de proteína. La enfermedad de Alzheimer, por ejemplo, se caracteriza por una excesiva acumulación de proteína en el cerebro, que bloquea una adecuada señalización. El cáncer supone crecimiento excesivo de distintos elementos, incluidos varios tipos de proteínas. Si muchas enfermedades crónicas a las que nos enfrentamos hoy en día son trastornos que cursan con «crecimiento excesivo», entonces la capacidad para descomponer las proteínas es, en el marco adecuado, una poderosa herramienta de salud.

Puede que este sea el poder de la autofagia, el sistema de reciclado celular que influye poderosamente en la salud. Durante el ayuno, que incluye necesariamente una privación de proteínas, el detector de nutrientes mTOR disminuye, lo que estimula la descomposición por parte del cuerpo de partes subcelulares viejas y disfuncionales. Al reanudarse la alimentación, el cuerpo construye proteína nueva para reemplazar la vieja, en un completo ciclo de renovación. En lugar de mantener por ahí piezas viejas, tu organismo fabrica piezas nuevas. La sustitución de elementos viejos por otros nuevos es un proceso antienvejecimiento.

EL TÉ

Pueblos de muy diversas culturas llevan bebiendo té desde hace miles de años. Es una costumbre en muchas culturas asiáticas, como hábito beneficioso para la salud y propiciador de reuniones familiares. El té es una infusión que contiene numerosos compuestos que favorecen la longevidad. En este capítulo abordamos la historia y los efectos sobre la salud del té, así como los componentes y mecanismos que creemos que le confieren esas propiedades protectoras de la salud y la longevidad.

Breve historia

El té es la segunda bebida más popular del mundo, superada solo por el agua. Se cree que el consumo de té tuvo su origen en China. La cantidad estimada de hojas de té que se producen anualmente es de 2,5 millones de toneladas, de las cuales aproximadamente un 20 % son de té verde. El árbol más viejo que ha existido nunca, con cerca de 3200 años, se encuentra en la provincia china de Yunnan.

Cuenta una leyenda china que el té fue descubierto por Shen Nong en 2700 a. C. El emperador quería conocer los efectos del consumo de diversas plantas y probó más de un centenar el mismo día. Estaba hirviendo un poco de agua cuando unas hojas de té cayeron dentro del cazo; probó la infusión y percibió su sabor amargo, pero se dio cuenta de que, cuando la bebía, pensaba más deprisa y con mayor claridad.

El consumo de té se hizo rápidamente «viral»: habría hecho estallar Internet de haber existido la red de redes allá por el año 2700 a. C. Los exploradores extendieron la costumbre de beber té por las diversas rutas comerciales de la antigüedad y por todo el mundo. El té sin procesar es bastante amargo; de hecho, su nombre procede del término *tu*, que significa amargo. A mediados del siglo VII se retiró un trazo de la representación escrita original del vocablo chino y la palabra que designaba la popular bebida pasó a ser *cha*. Hoy en día, prácticamente todas las lenguas del mundo utilizan variaciones de la palabra *té* o de *cha*. El antiguo dialecto min nan de la provincia china de Fujian utilizaba la palabra *te*, que se difundió a través del comercio marítimo y que fue traducida a todas las lenguas, desde el inglés *tea* hasta el maorí *tii*. Los dialectos de regiones del interior de China utilizaban el término *cha* y difundieron el uso del té por toda la antigua Ruta de la Seda; este término daría lugar al vocablo swahili *chai* y al ruso *chay*, por ejemplo.

Los sacerdotes budistas llevaron la tradición de beber té a Corea y a Japón, donde se comenzó a pensar que el té tenía propiedades medicinales. En 1211 d. C., el sacerdote zen japonés, Eisai, publicó el libro *Kitcha-Yojoki* sobre el té, y sus propiedades saludables y hablaba de la manera de producir y cosechar el té y de sus numerosos y saludables atributos. Eisai afirmaba que el té era un «remedio divino y un regalo supremo del cielo». Hasta entonces, su consumo había sido un privilegio de la nobleza, pero comenzó a extenderse entre la población general. Cuando el shogun Sanetomo cayó enfermo, pidió a Eisai que elevara sus plegarias. El sacerdote complementó sus oraciones con té y, cuando el shogun se recuperó, se convirtió en un gran defensor de la infusión.

Los comerciantes portugueses llevaron el té desde China hasta Europa y, en el siglo XVII, ya se había extendido por Inglaterra; los ingleses difundieron sus gustos culturales (y su famoso «labio superior rígido») por gran parte del mundo. Inglaterra compraba tanto té a China que desarrolló un enorme déficit comercial, ya que los chinos no estaban interesados en ningún producto inglés, salvo en la plata.

Los árabes introdujeron el opio en China en torno al año 400 d. C. Más tarde, los ingleses (y otros europeos) se aprovecharon de la situación, dirigiendo las rutas del mercado del opio desde la India hasta China. Los ingleses incrementaron deliberadamente el comercio del opio en China con la idea de crear una nación de adictos, circunstancia que podía ayudarles a paliar su déficit comercial. Al gobierno chino empezó a preocuparle la creciente crisis del opio y decidió prohibir el comercio. Pero entonces, al más puro estilo de las mafias de narcotraficantes, los ingleses enviaron sus naves de guerra para garantizar que el opio fluyera libremente. Comenzaron así las dos guerras del opio, que llevarían finalmente a Inglaterra a conquistar el puerto de Hong Kong. Y por si esto fuera poco, los ingleses procedieron a sacar de contrabando árboles de China para establecer plantaciones de té en la India, con lo cual rompieron el monopolio que desde hacía 4000 años detentaba China sobre la producción de té. Este es el tipo de actuación implacable y despiadada que lleva a un imperio global.

Los primeros textos dedicados al té hablaban de sus efectos medicinales, en particular sobre la digestión, más que de su sabor (amargo, con un toque metálico). La mayoría de los modernos estudios se han centrado en el té verde, debido a su elevada concentración de polifenoles y a los efectos beneficiosos de una clase de compuestos llamados *catequinas,* de los cuales el más abundante es la epigalocatequina-3-galato (EGCG). Según la medicina tradicional china, el té ayuda a controlar el peso y ahora los más recientes estudios de investigación parece que corroboran esa tradicional forma de pensar.

¿Qué es el té?

El té se prepara con las hojas de la planta *Camellia sinensis,* un arbusto de hoja perenne originario de Asia. Las variedades que consumimos —blanco, verde, pu-erh, oolong y negro— se diferencian solo por el método de procesado. Las hojas recién cosechadas se calientan al vapor, se enrollan y secan y de esta forma se inactivan las enzimas responsables de la descomposición del color; el resultado son las hojas de té verde que se venden en las tiendas. El procesado también ayuda a conservar los polifenoles naturales de las hojas.

El té blanco no está fermentado y se obtiene recolectando las hojas de té antes de que se hayan abierto completamente, cuando diminutos pelos blancos cubren aún los brotes; de ahí el nombre de *té blanco.* El té verde está mínimamente fermentado, o no está fermentado en absoluto. El té pu-erh, o té rojo, se obtiene a partir de una base de hojas de té llamada *maocha*, que se deja fermentar y envejecer, y se envasa en pequeños bloques compactos: puede ser de distintos sabores: dulce, amargo, floral, suave, amaderado, astringente, agrio, sabor a tierra o a agua e incluso sin sabor. El té oolong o té azul está parcialmente fermentado, mientras que la fermentación completa da lugar al té negro. Los polifenoles y las catequinas del té sin fermentar dan paso a las teaflavinas (si bien alguna EGCG se metaboliza como teaflavina en el hígado), que tienen efectos beneficiosos por sí mismas, como por ejemplo efectos antivíricos, anticancerígenos y reductores del colesterol en sangre. En Europa, Norteamérica y África del Norte la gente bebe principalmente té negro, mientras que en Asia se bebe más té verde y té oolong.

El té contiene más de 4000 compuestos, muchos de los cuales parecen tener efectos beneficiosos sobre la salud del ser humano; las diferentes clases de flavonoides son particularmente beneficiosas. Otras fuentes dietéticas de flavonoides son las cebollas, las manzanas, el brécol y el vino tinto, lo cual no deja de ser interesante, ya que muchos de estos alimentos se consideran muy saludables. Así por ejemplo, se dice que «una manzana al día mantiene lejos al médico». Y se dice también que el vino tinto favorece la salud y propicia la longevidad (más detalles sobre el vino tinto en el capítulo 9). El té, que contiene minerales, antioxidantes y aminoácidos, es una de las fuentes más ricas de fitonutrientes disponibles. Los países del este asiático, como Japón, se cuentan entre los mayores consumidores de té del mundo. Tal vez no sea una coincidencia que se encuentren también entre los pueblos con una esperanza de vida entre las más altas del mundo[1].

Una taza de té (2 gramos de hojas de té secas) proporcionan entre 150 y 200 miligramos de flavonoides, cuando la ingesta media diaria de flavonoides es inferior a 1000 miligramos al día. Una ingesta alta de flavonoides con la dieta se asocia a una disminución del riesgo a sufrir cardiopatías de un 20 %[2]. Parece ser que los flavonoides tienen un efecto beneficioso sobre la capa de células endoteliales que separa la sangre de la pared arterial. Cualquier grieta en esta fina capa deja expuesto el vaso sanguíneo subyacente y desencadena una reacción inflamatoria que produce aterosclerosis (endurecimiento de las arterias) e incluso puede provocar la formación de un coágulo de sangre, que es el proceso subyacente a sufrir infartos de miocardio y accidentes cerebrovasculares.

Dependiendo del punto donde se produzca, la consiguiente obstrucción tiene distintas consecuencias:

- En el corazón, provoca infarto de miocardio.
- En el cerebro, provoca accidente cerebrovascular.
- En las piernas, provoca enfermedad vascular periférica

Todas las obstrucciones, sean del tipo que sean, suponen el mismo daño subyacente de vasos sanguíneos y la formación de coágulos.

Estudios sobre los flavonoides del té[3] han puesto de manifiesto mejoras importantes de la salud endotelial en la población diabética y no diabética. Los flavonoides mejoran el efecto del óxido nítrico (NO), una molécula clave para relajar los vasos sanguíneos y bajar la presión arterial. Dosis más altas de té negro tienen mayores efectos beneficiosos. Los investigadores han observado efectos positivos similares en el caso de los flavonoides derivados del chocolate y del vino tinto.

Los principales flavonoides del té verde son las catequinas, incoloras e hidrosolubles, que contribuyen en parte al sabor amargo y astringente del té. Una taza de té verde contiene entre 90 y 100 miligramos de catequinas, que son potentes antioxidantes que contribuyen a proteger el cuerpo frente a la inflamación. El té verde contiene catequinas en una concentración mucho más elevada que los tés negros, pues representa hasta un 30 % de su peso seco. Por otro lado, el té verde es especialmente rico en un tipo de catequina, la EGCG, que es responsable del 50-80 % del total de catequinas presentes en el té verde. La elaboración estándar no extrae la totalidad de las catequinas de la hoja, de modo que, en los estudios, a menudo se utilizan extractos de té verde enriquecidos (que son té verde enriquecido con suplementos de EGCG). El té verde elaborado en frío es otra potencial solución para extraer la totalidad de las catequinas.

Las catequinas se absorben en el intestino, pero la presencia de comida reduce considerablemente su absorción. Por consiguiente, beber té verde con el estómago vacío incrementa la absorción de estos flavonoides. Dado que el té verde tiene cierto efecto supresor del apetito, algunas personas experimentan náuseas. El té elaborado en caliente contiene entre 70 y 100 gramos de catequinas. El proceso de elaboración en frío de cristales (como los cristales de té de la marca Pique, https://www.picquetea.com) da lugar a un té con alrededor del triple de cantidad de catequinas por taza.

Los efectos beneficiosos del té sobre las enfermedades

Diversos estudios de investigación han encontrado que el té tiene beneficiosos efectos de reducción del riesgo de ciertas enfermedades, como son las enfermedades cardiovasculares, la diabetes, el cáncer y la hipertensión. En los apartados siguientes se describen algunos de los efectos descubiertos por los investigadores.

ENFERMEDADES CARDIOVASCULARES

Un amplio estudio llevado a cabo entre la población holandesa, el estudio prospectivo europeo sobre cáncer y nutrición (EPIC-NL)[4], realizó el seguimiento de 37514 participantes a lo largo de 13 años y encontró que el consumo de té se asociaba a una menor incidencia de cardiopatías. Las personas que bebían más de 6 tazas al día presentaban una reducción del 36 % de incidencia de cardiopatías. Un metaanálisis realizado en 2001 registró una reducción del 11 % del riesgo de enfermedad cardiovascular[5] y el estudio prospectivo Rotterdam de 2002 llegó a la conclusión de que más de 375 ml al día se correspondían con un riesgo un 70 % más bajo[6].

En estos estudios llevados a cabo en Europa los participantes bebían en su mayor parte té negro, si bien existe alguna evidencia de que el té verde podría ser incluso más beneficioso[7]. De hecho, un metaanálisis sugiere que el consumo moderado de té verde (de una a tres tazas al día) se asocia a una reducción del 19 % del riesgo y que beber más de cuatro tazas al día aumenta ese efecto beneficioso a un 32 %. El estudio prospectivo de Ohsaki de 2006 también mostró que beber té verde se asocia a una fuerte protección frente a enfermedades cardiovasculares[8]. Durante los 11 años que duró el seguimiento, el riesgo de muerte disminuyó un 15 %, la muerte por enfermedades cardíacas cayó un 26 % y la muerte por accidente cerebrovascular se redujo un 37 %, como se muestra en la figura 8.1.

Existen algunas diferencias relevantes entre los tipos de té (verde frente a negro) y las formas de beber el té. En Estados Unidos, a menudo la gente toma té en los *coffe shops*, donde paga alrededor de 1,50 dólares por una bolsita de té y agua hirviendo. Si bebieran seis tazas al día, como hacían algunas personas de los estudios arriba mencionados, estarían pagando unos 9 dólares al día.

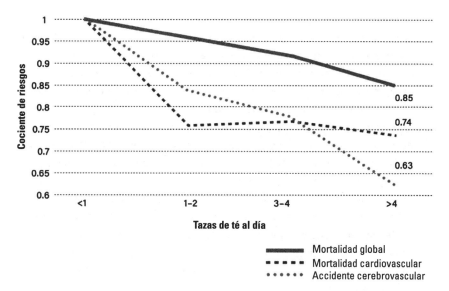

Figura 8.1. Resultados del estudio de Ohsaki.

Sin embargo, en Asia, donde la gente bebe té como quien bebe agua, la tetera llena de hojas está en continuo funcionamiento. Siempre que una persona tiene sed, bebe un poco de té. En los restaurantes, ocurre lo mismo. En Hong Kong, cuando la gente sale a comer algo a mediodía, se dice que van a *jum cha*, que significa literalmente «tomar té». En la mesa hay una tetera y el camarero la rellena continuamente con agua muy caliente para que los comensales puedan disfrutar de un buen té durante toda la comida. En muchas casas particulares se hace lo mismo. En lugar de llevar a la mesa vasos de agua para la cena, puede que rellenen la tetera y beban todos un poco de té. En Asia, el té es la bebida por defecto durante todo el día y, por consiguiente, es fácil que se beban seis u ocho tazas al día. En cambio, en Estados Unidos, puede que la gente beba de seis a ocho vasos de agua, aunque este sería el mejor de los escenarios, pues muchos niños, en lugar de eso, beben refrescos o zumos cargados de azúcares.

Existe otra importante diferencia entre Oriente y Occidente en cuanto a la tradición de tomar té. En Asia, el té suele tomarse solo, sin añadir leche ni azúcar. En el Reino Unido, se estima que el 99 % de la gente que toma té le añade leche. ¿Supone alguna diferencia esa leche añadida? El estudio Caerphilly[9], realizado en Gales del Sur, no encontró una reducción de las enfermedades cardíacas al aumentar el consumo de té, a diferencia de otros estudios ya mencionados. Los investigadores especularon con que la leche pudiera bloquear la absorción de los flavonoides del té. La evidencia experimental muestra que el efecto antioxidante del té verde y del té negro queda inhibido por completo al añadir leche. Las proteínas de la leche forman complejos con los polifenoles y pueden inhibir la absorción[10].

Los efectos beneficiosos de beber té son extensivos también a la prevención de los accidentes cerebrovasculares[11]. Un metaanálisis realizado en 2009 mostró que la gente que bebía tres o más tazas de té al día corría un riesgo un 21 % menor de padecer un ictus.

Además de mejorar la función endotelial y reducir la presión arterial, el té contiene teanina. Las hojas de té presentan una concentración elevada de este aminoácido, que prácticamente procede solo de dicha fuente alimentaria. La teanina atraviesa con facilidad la barrera hematoencefálica y podría actuar como una protección frente a los daños por accidente cerebrovascular.

OBESIDAD Y DIABETES DE TIPO 2

Desde 1977, la obesidad y la diabetes de tipo 2 son una epidemia mundial. Las estrategias de prevención y tratamiento son ya prioridades globales.

Muchas píldoras milagrosas han aparecido y desaparecido del mercado con el paso del tiempo. El medicamento Fen-Phen llegó a ser como la droga «speed», en el sentido de que provocaba pérdida de peso al acelerar el metabolismo, pero también causaba todo tipo de problemas cardíacos. Con Fen-Phen podías adelgazar, pero también morir. Orlistat fue otro fármaco que, en este caso, bloqueaba la absorción de grasa. Causaba pérdida de peso, pero tenía algunos molestos efectos secundarios, como diarrea por malabsorción de grasas. El mejor consejo que se le podía dar a alguien que estuviera tomando Orlistat era que no llevara pantalones blancos. Luego estaba la sibutramina, que causaba pérdida de peso, pero que tenía graves efectos secundarios, como infartos de miocardio e ictus, lo que provocó su retirada del mercado.

Ha habido suplementos que prometían la pérdida de peso sin el riesgo de un posible fallecimiento, pero no funcionaban. El extracto de granos de café verde, las cetonas de las frambuesas y el extracto de pomelo están en la mente de todos. Sonaban estupendamente, pero resultaron ser una patraña.

No obstante, existe una sustancia que parece haber resistido el paso del tiempo: el té verde. La medicina asiática tradicional ha defendido los efectos de pérdida de peso del té verde durante miles de años.

Un ensayo aleatorizado de 2016 mostró que altas dosis de extracto de té verde (856 mg de EGCG) reducían de manera importante el peso en más de 1 kilo, y también el contorno de cintura[12]. Los bebedores de té presentaban asimismo un valor reducido de la hormona del hambre grelina, por efecto de las catequinas, en comparación con los no bebedores de té. Evidentemente, el control del hambre permite perder peso más fácilmente.

El hambre es una de las necesidades humanas más poderosas y el control de este impulso es una de las claves de la pérdida de peso a largo plazo. La mayor parte de los planes de restricción calórica ignoran este factor y pretenden que creamos que la fuerza de voluntad es más importante. Tú no puedes «decidir» que vas a estar menos hambriento. Puedes ignorar momentáneamente el hambre, pero si esta persiste día tras día, es imposible ignorarla. El té verde, con su pequeño efecto sobre la disminución de la grelina, es un excelente complemento del ayuno, y ambos son importantes para la longevidad. No obstante, la dosis de catequinas utilizada en el estudio equivaldría a doce tazas al día de té verde caliente.

En un metaanálisis de 2009 se observó que el té verde tenía efectos beneficiosos similares, con una pérdida media de 1,31 kilos de peso corporal[13]. Las catequinas presentes en el té verde pueden ayudar a perder peso porque aumentan el índice metabólico[14]. Una bebida que contenía las catequinas del té verde y cafeína incrementaba el gasto energético diario una media de 106 calorías, es decir un 4,6 %. Es probable que este efecto se debiera tanto a la cafeína como a las catequinas del té verde. No obstante, el té verde dio unos resultados entre un 50 % y un 100 % mejores de lo esperado, en comparación con la cafeína sola. Otros estudios[15] encontraron un incremento casi idéntico —del 4 %— del índice metabólico, incluso en pruebas con la mitad de la cantidad de cafeína. En una revisión Cochrane[16] se observó que no se registraban efectos beneficiosos cuando se utilizaba una preparación de té verde; los resultados se producían solo con té enriquecido con catequinas.

El té oolong parece tener también este beneficioso efecto y existen estudios que demuestran que el consumo de cinco tazas de 300 ml al día durante tres días eleva el gasto energético un 2,9 % (en torno a 67 calorías) y la oxidación de las grasas un 12 %[17].

El té oolong se elabora con hojas semifermentadas, de modo que representa una especie de término medio entre el té verde y el té negro. Es muy popular en China y Japón.

El té verde favorece la pérdida de peso a largo plazo, pues incrementa el metabolismo basal, mejora la captación de glucosa por parte del músculo y favorece que se queme grasa en el hígado y en el músculo[18]. No obstante, los efectos sobre el metabolismo basal no son muy grandes, y no ganamos la batalla de la pérdida de peso creando un pequeño déficit calórico; la ganamos mejorando la salud metabólica general del organismo. Así pues, aunque la diferencia de quemar 100 calorías extra al día puede que no sea muy importante, la manera en la que se queman la glucosa y la grasa (y la disminución del hambre) es lo que marca la diferencia. Es como quitar un motor viejo y sustituirlo por uno deportivo. Tú eres una magnífica máquina de quemar grasa y glucosa. Y perder grasa pasa por favorecer la maquinaria metabólica de tu cuerpo, la cual determina lo que hace tu organismo con las calorías que comes: almacenarlas o quemarlas. Todos estos efectos beneficiosos hacen que beber té sea una intervención muy eficaz para la salud.

Dado que la obesidad y la diabetes de tipo 2 están estrechamente ligadas, cabría esperar que los beneficiosos efectos de la pérdida de peso gracias al té y a sus catequinas se tradujeran también en beneficios para la diabetes de tipo 2. Y parece ser que es exactamente así. Un ensayo controlado con placebo en 2009[19] mostró resultados espectaculares. El té verde enriquecido con 582,8 mg de catequinas redujo la hemoglobina A1C (un marcador para los niveles de glucosa sanguínea media de tres meses) en 0,37. Este resultado es casi tan potente como los conseguidos con algunos de los medicamentos utilizados hoy en día para el tratamiento de la diabetes. La circunferencia de cintura, que es indicativa de la existencia peligrosa grasa abdominal, disminuyó en 3,3 cm. La presión arterial sistólica bajó 5,9 mmHg y la diastólica 3 mmHg. Los triglicéridos mejoraron en más de un 10 %.

El estudio de 2006 Japan Collaborative Cohort Study para la evaluación del riesgo de cáncer[20] realizó un seguimiento de más de 16 000 sujetos y encontró que beber té verde (seis o más tazas al día, frente a menos de una taza a la semana) se asociaba a una disminución del 33 % del riesgo de desarrollo de diabetes de tipo 2. Los investigadores no encontraron asociación alguna entre el consumo del té negro y oolong y el riesgo de diabetes. El estudio MEDIS[21], en el que participaron 1190 pacientes ancianos de Grecia, Chipre y Creta, encontró que el consumo moderado (una o dos tazas) y a largo plazo (al menos treinta años) de té verde o negro se asociaba de manera importante a valores más bajos de glucosa en sangre y a una probabilidad un 70 % más baja de tener diabetes de tipo 2. Resulta interesante señalar que casi todos los consumidores de té del estudio eran también bebedores de café, lo que sugiere beneficios adicionales, que se sumarían a los del consumo de café. La población asiática muestra de manera constante mejores resultados en comparación con la caucásica, debido quizá a diferencias genéticas. Las catequinas inhiben la enzima COMT, que aumenta el gasto energético. Los asiáticos presentan tasas más alta de COMT de alta actividad o COMT(H), de modo que cabría predecir que el bloqueo de esta enzima mediante las catequinas del té verde tiene mayores efectos, lo cual explicaría las diferencias raciales. En los estudios realizados, la pérdida media de peso de los asiáticos fue de 1,51 kg, pero de apenas 0,8 kg en los caucásicos. No obstante, 0,8 kg siguen suponiendo un importante efecto beneficioso[22].

HIPERTENSIÓN

A la hipertensión o presión arterial alta se la conoce también como el «asesino silencioso», porque aumenta el riesgo de enfermedad cardíaca y accidente cerebrovascular, aunque a menudo con pocos síntomas. La medicina tradicional china considera que el té reduce la presión arterial y estudios modernos confirman esta aseveración. Un estudio noruego[23] mostró que beber té se asociaba a una presión arterial más baja, incluso al cabo de doce años. El efecto era moderado (4 mmHg), pero cuando este efecto se combina con una mejora de la función endotelial[24] y se multiplica por millones de hombres y mujeres a lo largo de décadas, el efecto global es enorme y el ahorro potencial de dinero y sufrimiento humano es cuantioso.

Un estudio taiwanés mostró resultados similares[25]. Puso de manifiesto la misma relación dosis-respuesta, pero además mostró que las personas que bebían té de manera habitual durante muchos años tenían valores más bajos de presión arterial.

El té verde posee muchos de estos beneficiosos efectos antihipertensivos. Un ensayo aleatorizado de 2011[26] mostró una caída de 5 mmHg de la presión arterial. No obstante, también mejoraron el colesterol (LDL más bajo, HDL más alto), la resistencia a la insulina, la inflamación y el estrés oxidativo.

CÁNCER

Los datos disponibles en lo referente a los efectos del té sobre el cáncer son desiguales. Según el National Cancer Institute, «Los resultados de estos estudios han sido a menudo contradictorios, si bien algunos han vinculado el consumo de té a riesgos más bajos de cáncer de colon, mama, ovario, próstata y pulmón»[27]. Se ha demostrado que la principal catequina del té verde, la EGCG, es un inhibidor de la mTOR y de la vía de señalización PI3K, estimulada por la insulina. Ambas vías son superactivas en el cáncer, de modo que tomar té verde de manera regular podría ayudar a prevenir el cáncer.

El consumo de té puede mejorar el pronóstico del cáncer y reduce el riesgo de cáncer de mama[28]. La recidiva de este último y el cáncer colorrectal parecen disminuir en los consumidores habituales de té verde[29]. Las catequinas del té verde podrían ayudar a prevenir metástasis o la apoptosis inducida (muerte celular programada). La EGCG se une al ligando mortal y activa la vía mitocondrial. Una vez activada, la célula muere y no llega a convertirse en célula cancerosa.

¿Por qué tomar té?

Dado el consumo generalizado de té, las posibilidades de influir sobre la salud son inmensas. Incluso si solamente tuviera un pequeño efecto beneficioso, tal efecto, multiplicado por los miles de millones de personas que toman té varias veces al día, supondría considerables beneficios para la salud pública. Existen importantes datos indicadores de pérdida de peso y menor riesgo de cardiopatías, accidentes cerebrovasculares, cáncer y diabetes de tipo 2. El té contribuye de diferentes maneras a aumentar la longevidad y ha formado parte de la cultura del ser humano desde hace milenios.

La conclusión es relativamente sencilla. Existen muchos potenciales efectos beneficiosos, prácticamente sin riesgos, y el coste de esta forma de prevención es bajo. Beber té tiene una relación beneficio-riesgo muy alta, de modo que la pregunta sería:

«¿Por qué *no* tomar té?

EL VINO TINTO
Y EL CAFÉ

La historia de la elaboración del vino tiene sus inicios hace 10 000 años, cuando fue descubierto en la región del Cáucaso, antes de extenderse a Mesopotamia, Fenicia, Egipto, Grecia y el Mediterráneo[1]. Inicialmente el vino fue venerado en todo el mundo como fuente de longevidad y salud, pero más tarde empezó a ser calificado como tóxico mortal y muchos países llegaron a prohibirlo. En los últimos cincuenta años, el punto de vista ha vuelto atrás, en el sentido de que se ha vuelto a considerar que beber vino con mesura es un hábito saludable. La ciencia está dándose cuenta ahora de lo que, hace mucho tiempo, ya sabían las antiguas civilizaciones. En este capítulo abordamos los beneficiosos efectos del consumo de vino tinto y café, y te decimos qué cantidades de cada una de estas bebidas deberías consumir al día.

Vino tinto

El valle de Hunza se extiende entre las montañas del Himalaya, en el norte de Pakistán, a 8500 m de altitud sobre el nivel del mar. Los habitantes de Hunza, que viven completamente aislados por los picos montañosos que rodean el valle, son famosos por su longevidad. En 1979, un grupo de expertos visitaron el lugar y quedaron asombrados[2] por el hecho de que vivieran allí varios centenarios, de edades comprendidas entre los 101 y los 109 años y aparentemente en perfecto estado de salud. Su presión arterial era normal y los electrocardiogramas no sugerían posible ateros-clerosis. Se mostraban muy ágiles para su edad; no solo podían caminar y moverse sin esfuerzo, sino que su afición favorita era salir y trabajar en las terrazas de cultivos cercanas. Este estilo de vida es sin duda muy distinto del que muestran los ancianos en Estados Unidos. Si un estadounidense tiene la suerte de llegar a la edad de 100 años, a duras penas será capaz de caminar hasta el cuarto de baño. Existe cierta controversia en cuanto a la edad real de los habitantes de Hunza, porque no existen allí certificados de nacimiento, pero de lo que no hay duda es de que saben envejecer con dignidad.

Los hunza aprecian los albaricoques que cultivan en sus tierras y los aña-den al vino que ellos mismos preparan y que llaman *Hunza-Pani* (o «agua de Hunza»). Seis de aquellos primeros centenarios que causaron el asombro de los investigadores contaron que bebían vino a diario. En las celebracio-nes, los habitantes de Hunza beben alegremente el vino que elaboran en sus casas. Consideran que el vino es el secreto de su longevidad y de una vida sin estrés[3] y, por qué no, puede serlo también para ti.

EL VINO TINTO A LO LARGO DE LA HISTORIA

«El vino es un producto apropiado para el ser humano, tanto para el cuerpo sano como para el hombre enfermo».

–Hipócrates

El vino forma parte de la cultura de la humanidad desde hace miles de años, no solo como elemento de nuestra dieta, sino también como parte de nuestra historia social y religiosa. Es anterior a los tiempos bíblicos, al menos al período neolítico (en torno al año 10 000 a. C.), pero casi con toda seguridad empezó a consumirse mucho antes.

Prácticamente en cualquier parte del mundo se producía alcohol, con la única diferencia de lo que se utilizaba para elaborarlo. Pero ¿era este elixir saludable o, por el contrario, era perjudicial?

Hipócrates, el padre de la medicina moderna, creía que los hombres debían beber grandes cantidades de «vino aguado»[4]. Era habitual mezclar el vino con agua para prevenir una posible intoxicación. A veces, se endulzaba con miel. Hipócrates recomendaba el vino como desinfectante de heridas e incluso lo prescribía como tranquilizante, analgésico y diurético[5]. Los antiguos griegos utilizaban el vino como alimento y como medicina. Lavaban las heridas con vino y lo utilizaban como medio para la toma de medicinas[6].

Griegos y romanos pensaban que el consumo de pequeñas dosis de vino era beneficioso para muchos aspectos de la salud. En el siglo I d. C., el médico griego Rufo de Éfeso escribió: «El vino es más digno de alabanza para la salud que cualquier otra cosa; no obstante, todo el que beba ha de ser sabio, si no quiere sufrir algún mal irreparable»[7]. Esta afirmación expresa la naturaleza esencialmente dual del alcohol. En pequeñas dosis, puede ser muy beneficioso, pero en dosis altas es tóxico.

En la antigua Roma, Julio César ordenó a sus soldados que bebieran vino con la comida como protección frente a posibles infecciones gastrointestinales.

Paracelso, médico germano del siglo XVI, escribió: «Que el vino sea alimento, medicina o veneno es una cuestión de dosis». Paracelso es el padre de la toxicología y se le reconoce la creación de la regla fundamental «la dosis hace el veneno». El uso de sustancias «tóxicas» en dosis menores para favorecer la salud se denomina hormesis. Algunos ejemplos de sustancias tóxicas que se utilizan para potenciar la salud son la toxina botulínica (botox) y un raticida (warfarina, que se emplea para licuar la sangre). Pues bien, este principio es aplicable también al vino tinto.

Thomas Jefferson escribió también: «El vino, de largo hábito, se ha convertido en indispensable para mi salud». El famoso biólogo francés Louis Pasteur escribió que encontraba que «el vino es la más saludable e higiénica de las bebidas». Y en los escritos en los que William Heberden describía la angina de pecho, anotó: «Los vinos y licores espirituosos proporcionan considerable alivio»; pensaba que el vino era un potente vasodilatador coronario[8].

Sin embargo, esta actitud que defendía que el vino era un factor favorecedor de la longevidad e importante para mantener una buena salud cardiovascular cambió drásticamente a principios del siglo XX, cuando la opinión pública abrazó la idea de que el alcohol era tóxico a cualquier dosis. Esta tendencia culminó en la prohibición de producción, importación y consumo de alcohol en muchos países del mundo, entre ellos Estados Unidos, donde la llamada «ley seca» se aplicó desde 1920 hasta 1933.

Durante la vigencia de la ley seca en Estados Unidos, se prohibieron la venta, el transporte y el consumo de alcohol. A los líderes del movimiento prohibicionista les preocupaban los numerosos problemas asociados al alcoholismo, entre ellos problemas de salud, como cirrosis hepática, y numerosos problemas sociales, como violencia doméstica y absentismo. El movimiento de abstinencia tenía sus orígenes a principios del siglo XIX, pero había ganado fuerza con The Anti-Saloon League, que se formó en 1893. La prohibición se basaba en la idea de que el veto absoluto al alcohol y a los negocios relacionados sería de gran ayuda para la salud pública.

El consumo de alcohol cayó drásticamente en 1920, estimándose una disminución del consumo *per capita* de alrededor de un 30 %. Pero esta caída no fue más allá, debido a las importaciones ilegales, las destilerías clandestinas y el crimen organizado. Finalmente la ley seca fue derogada, si bien dejó entre la población la impresión de que todo el alcohol era malo para la salud. La abstinencia fue considerada una virtud y este punto de vista se mantuvo durante todo el siglo XX.

A medida que avanza el siglo XXI los estudios van poniendo de manifiesto de manera constante que el consumo módico de alcohol reduce las enfermedades cardíacas. El vino tinto es el que ofrece mayor protección[9]. Sin embargo, el consumo de grandes cantidades de alcohol es un terreno resbaladizo, porque cantidades más altas se asocian a mayor mortalidad y riesgo más elevado de insuficiencia cardíaca y arritmias. La dosis hace el veneno.

LA PARADOJA FRANCESA: ¿ES EL VINO TINTO EL INGREDIENTE SECRETO?

En la década de 1960 los estadounidenses consideraron que comer demasiadas grasas causaba cardiopatías. En un intento desesperado por eliminar las grasas de su dieta, el estadounidense de a pie cortaba la grasa visible de la carne, comía pechuga de pollo sin grasa y sin piel y bebía leche desnatada. Mientras tanto, los franceses seguían disfrutando de sus tradicionales quesos y cortes grasos de carne. Comían casi el triple de las tan vilipendiadas grasas animales, pero sufrían casi la mitad de cardiopatías que los estadounidenses[10]. Este fenómeno se conoce como «la paradoja francesa»[11], si bien es fácilmente aplicable a los habitantes de Grecia o de España, que también tienen una alimentación relativamente rica en grasas saturadas, pero registran una tasa baja de muertes por enfermedades cardíacas. Gran parte de esta «paradoja» halla explicación en el hecho de que las grasas animales naturales no son causa de cardiopatías, una constatación que se encuentra aún en desarrollo. En el capítulo 11 abordamos con más detalle los distintos tipos de grasas.

Los estudios científicos sobre esta paradoja guiaron a los expertos hacia una nueva y sorprendente vía de investigación sobre los beneficiosos efectos del vino tinto. La paradoja francesa es un fenómeno único, debido a la tasa mucho más alta de consumo de alcohol de los franceses en comparación con los habitantes de otros países[12]. Francia es el país que más vino produce en el mundo y ocupa el segundo lugar en cuanto a número de viñedos (detrás de España). Aunque hubo un tiempo en que se consideraba que el vino era un factor de riesgo de enfermedad cardíaca, hoy en día se contempla cada vez más como un factor protector.

Los primeros indicios de la sorprendente idea de que una ingesta entre baja y moderada de vino podía ser beneficiosa para la salud se dieron en 1979. Los investigadores estudiaron dieciocho países desarrollados, entre ellos Canadá y Estados Unidos, para buscar factores relacionados con las muertes por cardiopatías[9]. A los investigadores no les interesaba en absoluto el vino. Su principal interés era la relación entre el número de médicos y enfermeras, por un lado, y una mejor atención sanitaria, por otro. Sorprendentemente, los países con más médicos también mostraban la mayor incidencia de cardiopatías. Dado que el estudio también incluía información sobre salud y consumo de alcohol, los investigadores pudieron examinar resultados relacionados con este último elemento. Y observaron, por ejemplo, que una mayor ingesta de alcohol se asociaba a un mayor número de

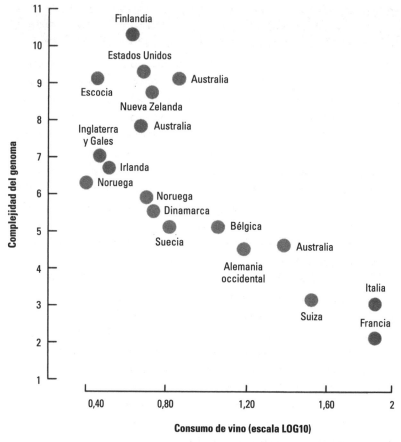

Figura 9.1. Consumo de vino y mortalidad por causas cardíacas en países desarrollados[13].

muertes por accidente de tráfico, lo cual subraya la importancia de no beber si se va a conducir.

Los investigadores descubrieron que el factor protector más poderoso frente a las cardiopatías era el consumo módico de alcohol, un resultado absolutamente inesperado. Al analizar el fenómeno más detenidamente, separando el vino de la cerveza y de los licores, los investigadores encontraron que el efecto protector tenía lugar solo en los bebedores de vino.

A partir de aquel estudio, muchos otros trabajos de investigación han confirmado este hallazgo imprevisto, no siendo pues los resultados fruto de la casualidad.

INVESTIGACIÓN SOBRE EL VINO

En un estudio sobre enfermedades cardíacas llevado a cabo en la ciudad de Copenhague, se realizó un seguimiento de casi 20 000 individuos durante doce años[14]. Una vez más, la ingesta diaria moderada de alcohol se asoció a menor riesgo de muerte (ver figura 9.2). Como en el estudio de 1979, el efecto positivo se limitó al vino y no se observó ni con cerveza ni con licores.

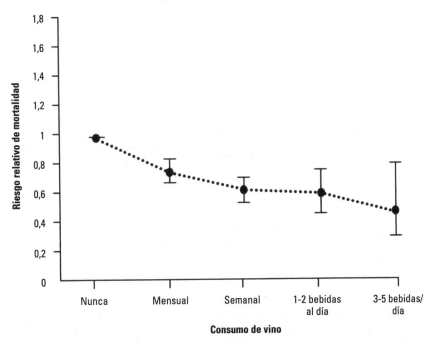

Figura 9.2. Relación entre el riesgo relativo de mortalidad y el consumo de vino.

Los efectos beneficiosos del consumo de vino no eran despreciables, en absoluto. Las personas que bebían entre tres y cinco vasos al día presentaron una tasa de mortalidad cercana a la mitad de la correspondiente a las personas que no habían bebido nunca vino (riesgo relativo 0,51). Es un efecto beneficioso impresionante.

Un estudio francés mostró que la ingesta moderada de alcohol se asociaba a una disminución del 33 % del riesgo de muerte por cualquier causa, pero no determinó beneficio alguno en relación con la cerveza[15]. En China, donde la ingesta de alcohol consiste esencialmente en vino de arroz, un estudio determinó una pequeña, pero aun así importante, reducción del 19 % en el riesgo de muerte[16]. Datos del Cancer Prevention Study II, en el que participaron casi 1,2 millones de estadounidenses, revelaron un riesgo entre un 30 % y un 40 % más bajo de muerte en personas que consumían alcohol (ver el gráfico bajo estas líneas). Los mayores efectos beneficiosos se producían con una ración diaria. No obstante, se encontró que el consumo excesivo de alcohol era peligroso, especialmente en los más jóvenes, en quienes se determinó un riesgo más alto de muertes violentas y accidentes. El consumo excesivo de alcohol en personas mayores se relacionó con un aumento del riesgo de cirrosis hepática[17].

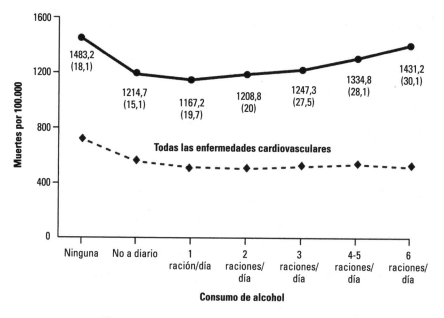

Figura 9.3. Consumo de alcohol y mortalidad.

Otros estudios confirmaron los hallazgos del Cancer Prevention Study II, al poner de manifiesto un riesgo más bajo de mortalidad por cualquier causa y de cardiopatía coronaria en las personas con un consumo moderado de alcohol (figura 9.4).

Riesgo relativo

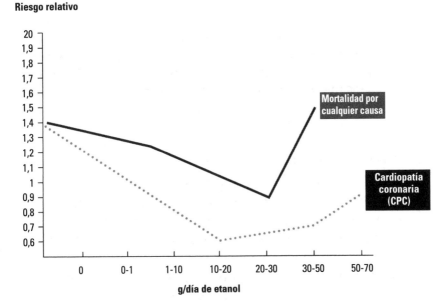

Figura 9.4. El alcohol, y en particular el vino tinto, reduce el riesgo de cardiopatía coronaria y muerte[18].

Los datos relativos a Estados Unidos muestran lo que cabía esperar. El consumo módico de alcohol reduce las enfermedades cardiovasculares, pero beber más no aumenta los efectos beneficiosos. Beber más alcohol incrementó el riesgo de enfermedades potenciadas por el alcohol, como enfermedad hepática y ciertos cánceres, lo que anula algunos de los efectos beneficiosos. Por otro lado, el mayor consumo de alcohol entre reclutas en entornos militares incrementaba el riesgo de muerte, sobre todo por accidentes, suicidio y violencia[19].

Más recientemente, el Women's Health Study ha demostrado una vez más que, frente a la ausencia total de consumo de alcohol, el consumo módico se asocia a una reducción del 35 % del riesgo de muerte general y de un 51 % de muerte cardiovascular[20]. Uno de los estudios más extensos en este campo, el estudio Zutphen, realizó el seguimiento de 1373 hombres durante 40 años y encontró que, en comparación con la abstinencia, el consumo módico de alcohol (en torno a medio vaso al día) podía prolongar la vida cinco años[21].

Es importante destacar que muchos de estos estudios tienen en cuenta la ingesta diaria de alcohol, no el consumo excesivo. Beber uno o dos vasos de vino al día con la cena es muy distinto a beberse cuatro botellas en una semana. El contexto es de vital importancia. El alcohol es una poderosa arma en la lucha por una mayor la longevidad pero, como muchas armas, tiene doble filo. Empleada mal y sin conocimiento, puede acabar hiriendo a quien la usa.

CONSUMO DE VINO CON LAS COMIDAS . . . .

Una de las razones por las que en Estados Unidos los estudios no muestran resultados tan impresionantes como en Europa es porque los europeos casi siempre consumen el vino con las comidas, y no siempre sucede así en Estados Unidos. Los estadounidenses son fundamentalmente bebedores sociales mientras que, para los europeos, el vino es un elemento más de la comida. Beber vino tinto en la comida potencia al máximo uno de sus principales beneficios para la salud, que es la propiedad de reducir los picos de lípidos y glucosa después de las comidas. Beber vino tinto con la comida reduce el tiempo de contacto con los vasos sanguíneos y los valores de VLDL, partículas remanentes de colesterol, y glucosa. Estas partículas pueden dañar el endotelio vascular y alterar en consecuencia su función, lo cual conduce a hipertensión y aterosclerosis de las arterias.

MECANISMOS DE LOS EFECTOS BENEFICIOSOS

El vino contiene entre un 12 % y un 15 % de alcohol en volumen. El alcohol en sí mismo puede tener ciertos efectos saludables, pero es más probable que sean otros compuestos bioactivos del vino tinto los responsables de sus efectos positivos. Los polifenoles del vino tinto podrían reducir la tendencia de la sangre a la coagulación y la oxidación de LDL (ver figura 9.5) [22].

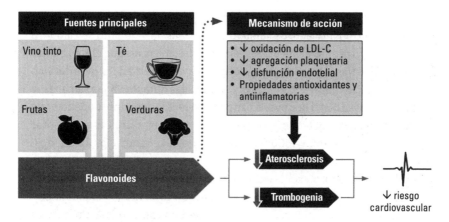

Figura 9.5. Efectos beneficiosos de los flavonoides vegetales.

El vino tinto, y el alcohol en general, influyen positivamente sobre el colesterol, concretamente aumentando las lipoproteínas de alta densidad, conocidas como HDL o colesterol «bueno» (ver figura 9.6) [23].

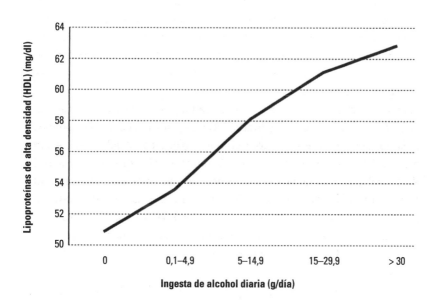

Figura 9.6. Ingesta de alcohol y niveles de HDL.

El vino, así como otras bebidas alcohólicas y el té, tiene unos componentes biológicamente activos llamados *polifenoles*. El vino tinto se elabora a partir de la uva entera, incluidas piel y semillas, mientras que el vino blanco se produce tras la retirada de la piel de las uvas. Además, las uvas del vino tinto se dejan macerar con la piel y las semillas durante varias semanas lo que multiplica hasta por diez la cantidad de fenoles del vino, dependiendo del tipo de uva y del proceso específico de fermentación. Los vinos tintos contienen entre 750 y 1060 mg/l de flavonoides, frente a los 25-30 mg/l de los vinos blancos[24].

Existe un polifenol presente exclusivamente en el vino tinto: el *resveratrol*. Procede de la piel de las uvas, de modo que la única fuente alimentaria importante de este polifenol es el vino tinto. [20] Desde su descubrimiento, muchas compañías fabricantes de suplementos dietéticos se apresuraron a producir comprimidos de resveratrol. Desgraciadamente, los suplementos no mostraron efectos positivos sobre la salud, ya que el resveratrol es absorbido por el organismo solo si se ingiere en su forma natural. A las concentraciones que se registran tras el consumo de vino tinto, el resveratrol incrementa la óxido nítrico sintasa endotelial y favorece el aumento del óxido nítrico (NO), un potente gas que dilata las arterias, previene la aterosclerosis y protege frente a los coágulos sanguíneos, debido a su efecto antiplaquetario. Los polifenoles actúan como poderosos antioxidantes y reducen la agregación plaquetaria, de modo que licúan la sangre y relajan los vasos sanguíneos, a través de la liberación de NO endotelial. El resveratrol prolonga la vida de las levaduras por activación del gen de la longevidad Sirt1, el mismo gen que interviene en el efecto de la restricción calórica. Por este motivo, las enzimas sirtuinas se conocen como las «enzimas de la juventud»[25].

El consumo módico de alcohol también reduce la inflamación, la coagulación sanguínea[26] y la presión arterial[27]. Un metaanálisis de quince estudios realizados en personas estimó que el consumo de alcohol reducía la presión arterial sistólica (el valor más alto) en 3,31 mmHg y la presión diastólica en 2,04 mmHg[28]. Aunque puedan parecer descensos más bien modestos, el beneficio es mayor que la disminución observada por los investigadores con la reducción de sal en la dieta, medida que, recordemos, fue el inicio de una despiadada ofensiva contra la sal, que dura ya cincuenta años. Y, al igual que la sal, una ingesta razonable de alcohol se asocia a menos enfermedades del corazón.

Los altos niveles de insulina y la resistencia a la insulina son las principales causas del síndrome metabólico, que incrementa sustancialmente el riesgo de cardiopatías y accidentes cerebrovasculares. El Normative Aging Study de la Universidad de Harvard[29], con un seguimiento de 30 años de los participantes en el mismo, descubrió que la ingesta módica de alcohol se asociaba a niveles significativamente más bajos de insulina y de resistencia a la insulina que los observados en el grupo de ingesta de alcohol elevada o nula. En 2005 la American Diabetes Association encontró una importante reducción del 30 % en la incidencia de diabetes de tipo 2 en los casos de ingesta módica de alcohol[30]. Los investigadores estimaron que la disminución de muertes por enfermedades cardíacas, coincidente con un consumo moderada de alcohol, era en gran parte atribuible a los siguientes motivos:

- Mejora de los perfiles de colesterol
- Mejora de los valores de glucosa en sangre/diabetes[31]
- Mejora de la inflamación/coagulación sanguínea
- Disminución de la presión arterial

El resto de efectos beneficiosos del alcohol se deben a mecanismos que aún desconocemos.

¿CUÁNTO VINO TINTO DEBES BEBER? · · · · · · · · · · · · · · · · · ·

Las pautas dietéticas contenidas en *Dietary Guidelines for Americans de 2015-2020*, la guía oficial estadounidense de recomendaciones alimentarias, hablan de un consumo módico de alcohol: dos raciones al día para los hombres y una ración al día para las mujeres. Una ración estándar se define como 14 gramos de etanol puro. Un metaanálisis de cincuenta y un estudios indica que el consumo de alrededor de 12,5 gramos de alcohol al día se asocia a un menor riesgo de cardiopatía coronaria para las mujeres, mientras que, para los hombres, la cantidad equivalente es de 25 gramos[32]. La mayoría de los vinos tintos tienen alrededor de un 12,5 % de etanol, de modo que en torno a 88 ml de vino tinto al día sería la cantidad óptima para las mujeres y 175 ml para los hombres. Esta recomendación no es aplicable a personas en determinadas situaciones de riesgo, como niños, mujeres embarazadas o que están dando el pecho a su bebé, alcohólicos y pacientes que toman medicamentos que tienen interacciones con el alcohol. Todas estas personas deben evitar su consumo.

. . . .

SEIS CONSEJOS SOBRE EL VINO TINTO . . . .

1. Bebe el vino tinto con las comidas. De esta manera bajan los niveles de glucosa en sangre[34] y se evitan los aumentos de presión arterial que pueden producirse cuando se bebe el alcohol con el estómago vacío.

2. Prepara las carnes marinadas en vino tinto antes de cocinarlas. Esta técnica culinaria reduce la formación de sustancias químicas carcinógenas (aminas heterocíclicas) que pueden formarse durante la cocción a altas temperaturas.

3. Toma los vinos tintos franceses y brasileños; el Pinot Noir y el Lambrusco son opciones excelentes. Tienen las concentraciones más altas de resveratrol y polifenoles, que protegen el corazón y el cerebro.

4. Si no puedes beber alcohol, prueba el vino tinto sin alcohol, que tiene efectos beneficiosos similares.

5. Bebe cantidades razonables a diario y evita las borracheras[33].

6. Consume vinos con bajo contenido en azúcar, porque muchos se comercializan con azúcares añadidos. En Estados Unidos, los vinos Dry Farm Wines (www.dryfarmwines.com), además de no contener azúcar ni mohos, no tienen gluten, son bajos en sulfitos, no tienen aditivos y su contenido de alcohol es bajo (menos del 12,5 %).

. . . .

Café

La historia del café tiene su origen en los antiguos cafetales de Etiopía[35]. Cuenta la leyenda que un pastor de cabras, de nombre Kaldi, descubrió el café cuando se dio cuenta de que algunas de sus cabras estaban pletóricas y no dormían por la noche cuando, durante el día, habían comido las bayas de cierto árbol. Con las bayas se elaboró una bebida y la gente observó que proporcionaba energía y potenciaba el estado de alerta. Y de este modo nació el cultivo del café. El comercio de este nuevo producto del campo se hizo popular, en primer lugar, en la península arábiga y, en torno al siglo XVI, el café se había extendido ya por Persia, Egipto, Siria y Turquía. En torno al siglo XVII se abrió camino hacia Europa y, poco después, se extendió por el resto del mundo[36].

EFECTOS BENEFICIOSOS DEL CAFÉ

En Estados Unidos, el café es la segunda bebida más consumida, después del agua, y la principal fuente de cafeína ingerida por los adultos. Se trata de una bebida compleja, que tiene más de 1000 componentes, muchos con actividad biológica conocida, como cafeína, alcoholes diterpénicosos, ácido clorogénico, lignanos y trigonelina. Es la mayor fuente de antioxidantes de la dieta estadounidense. La típica taza de 240 ml contiene entre 95 y 200 miligramos de cafeína, mientras que una taza de café descafeinado contiene apenas 5-15 mg de cafeína[37]. El contenido de cafeína tiene un papel importante en cuanto a los efectos beneficiosos del café para la salud.

El consumo de café se asocia a un menor riesgo de diabetes mellitus de tipo 2[38]. Reduce una media de un 13,1 % los niveles de azúcar en sangre dos horas después de la exposición a la glucosa[39] y reduce un 7,5 % la hemoglobina A1C (un parámetro que permite medir la exposición general a la glucosa). En diversos estudios realizados, la circunferencia de cintura, un indicador clave de síndrome metabólico, disminuyó considerablemente, pero solo en el grupo que tomaba café con cafeína. Cuando una persona consume 300 mg de cafeína al día, su gasto energético aumenta en 80 kilocalorías diarias[40], lo cual podría bastar para explicar la diferencia en cuanto a valores de circunferencia de cintura. Si bien la cafeína puede reducir de manera aguda la sensibilidad a la insulina en el ser humano[41], los efectos a largo plazo parecen ser beneficiosos.

Dos extensos metaanálisis confirman la relación inversa entre la ingesta de café y el riesgo de diabetes de tipo 2 y demuestran la clara relación dosis-respuesta. Beber más café reduce el riesgo de diabetes de tipo 2[42]. Beber entre cuatro y seis tazas de café al día se asocia a una reducción del 28 % del riesgo de desarrollar diabetes de tipo 2, y beber más de seis tazas muestra una reducción del 35 %. Un amplio estudio japonés, que supuso un seguimiento durante trece años, encontró una disminución del 42 % del riesgo de diabetes de tipo 2 en personas que bebían café con frecuencia[43].

No obstante, aunque el café puede tener efectos beneficiosos, lo que la gente añade al café (leche y azúcar) no es tan bueno. Como dicen el doctor DiNicolantonio y otros dos expertos colaboradores, «si lo que buscas es la longevidad, di sí al café y no al azúcar»[44].

Pero beber café tiene otros efectos beneficiosos. El consumo de cinco tazas de café instantáneo, con cafeína o descafeinado, mejoró la función de adipocitos e hígado, a través de cambios en las concentraciones de adiponectina y fetuina-A, respectivamente[45]. Beber entre dos y cinco tazas (480 y 1160 ml) de café al día se asocia a tasas más bajas de mortalidad, muerte por enfermedad cardiovascular, diabetes de tipo 2, enfermedad hepática, Parkinson, depresión o suicidio[46].

Un amplio estudio holandés llamado European Prospective Investigation into Cancer and Nutrition (EPIC-NL)[47] realizó un seguimiento de 37 514 participantes a lo largo de trece años con cuestionarios de frecuencia alimentaria (ver figura 9.7). Los que bebían cantidades módicas de café mostraron una modesta protección en relación con las cardiopatías. Sin embargo, beber más de seis tazas de café al día atenuaba, al parecer, algunos de esos efectos beneficiosos. Este dato se encuentra más o menos en la línea de los resultados de otros estudios, que indican que el consumo módico de café (tres o cuatro tazas) podría tener algunos efectos beneficiosos.

En una de las revisiones más completas sobre el tema, Poole y sus colaboradores llegaron a la conclusión de que beber tres o cuatro tazas de café al día se asociaba al máximo efecto beneficioso sobre las enfermedades cardiovasculares y la reducción de la mortalidad por estas y por cualquier causa[48]. Esto incluía también la reducción de hasta un 18 % del riesgo de padecer cáncer, sin evidencia de asociaciones nocivas. Estudios europeos han encon-

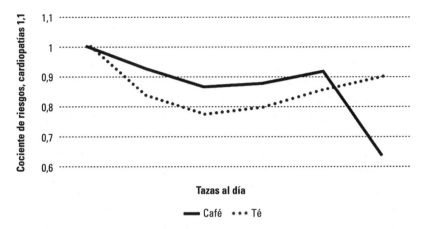

Figura 9.7. Protección cardíaca con té y café (EPIC-NL).

trado también que los bebedores importantes de café prsentan un riesgo un 22 % más bajo de mortalidad por cualquier causa[49]. Un análisis prospectivo de tres grandes grupos de muestreo encontró que beber entre una y cinco tazas de café al día se asociaba a un considerable descenso del riesgo de fallecimiento, con evidencia de relación dosis-respuesta[50].

AÑADIR MIEL AL CAFÉ

Para dar al café un toque dulce natural, puedes añadir un poco de miel pura. La miel de alta calidad Rainforest Wild Tualang Honey es una miel natural que se recoge de un árbol llamado tualang y que está certificada por la FDA de Estados Unidos (rainforest1st.com). Se trata de un producto muy oscuro, que suele contener más antioxidantes y nutrientes que otras mieles más claras. Cuanto más oscura sea la miel, mejor será para tu salud.

MECANISMOS DE LOS EFECTOS BENEFICIOSOS

El café es una rica fuente de ácido clorogénico, que se metaboliza a ácido cafeico y después a ácido ferúlico en nuestro organismo. Los niveles sanguíneos de ácido ferúlico son incluso más altos que los de ácido cafeico en las horas siguientes al consumo de café[51] y a ello pueden deberse muchos de los efectos saludables de este producto. En roedores, el ácido ferúlico protege frente a la enfermedad de Parkinson[52] y también incrementa la síntesis del antioxidante glutatión[53]. El ácido ferúlico actúa captando, estabilizando y rompiendo cadenas de radicales libres, debido a su núcleo fenólico y a su estructura altamente conjugada, que protege frente a las radiaciones UV y la peroxidación de lípidos[54]. También se ha observado que el ácido ferúlico protege frente a lesiones cerebrales por isquemia-reperfusión[55] y reduce el daño causado por la citosina inflamatoria TNF-alfa[56].

POTENCIALES EFECTOS SECUNDARIOS DEL CAFÉ

Los potenciales efectos adversos del café, con toda su cafeína, son: insomnio, aumento de la micción, sed, deshidratación, palpitaciones y temblores. A edades avanzadas, la pérdida de tejido óseo puede ser otro efecto adverso[57]. La cafeína es un diurético y puede causar aumento de pérdida de sodio, cloruro y calcio con la orina[58]. Cada taza de café provoca una pérdida adicional de sodio por la orina de 437 mg, de modo que beber cuatro tazas de café requiere la ingesta de una cucharadita extra de sal para reponer pérdidas[59]. El consumo de café y cafeína durante el embarazo aumenta el riesgo de parto prematuro y de bajo peso al nacer. Además, beber café de forma regular puede dar lugar a dependencia física y psicológica. Sin embargo, la dependencia podría ser un efecto secundario ventajoso, ya que ayuda a reforzar el consumo diario de café, que se asocia a una amplia serie de efectos beneficiosos para la salud.

COMER MÁS SAL
Y MAGNESIO

Pensamos en la sal más como un veneno que como un compuesto mineral esencial. Las recomendaciones oficiales sobre alimentación, las organizaciones de salud y los médicos nos dicen que, cuanto menor sea nuestra ingesta de sal, mejor. ¿Pero existe alguna evidencia real que avale esta recomendación? ¿De dónde viene la idea de que la sal es mala para nuestra salud? En este capítulo revisamos los elementos clave de esta historia del dogma de comer con poca sal y explicamos el motivo por el que comer más sal, en realidad, puede mejorar nuestra salud.

El magnesio es también un mineral importante. Sin embargo, a diferencia de los nubarrones que se ciernen sobre el blanco cristal que es la sal, el magnesio está rodeado de un halo de salud, por una buena razón. El magnesio es esencial para más de 600 reacciones que tienen lugar en el organismo y muchos de nosotros sufrimos falta de magnesio debido a nuestro estilo de vida, a enfermedades crónicas o a medicamentos. La sal y el magnesio están íntimamente ligados, aunque sea esta una relación que a menudo se pasa por alto. En las páginas que siguen explicamos cuáles son los efectos beneficiosos del magnesio, qué factores provocan su deficiencia y qué formas de magnesio son las mejores como suplemento para consumir.

Consejo de dieta con bajo contenido en sal: claro, sencillo y erróneo

Parece haber una recomendación sobre la cual prácticamente todas las autoridades del campo de la nutrición están de acuerdo: comer menos sal reduce la presión arterial y, en consecuencia, reduce el riesgo de cardiopatías. Y la gente hace caso: más del 50 % de la población estadounidense intenta reducir su consumo de sal, el 25 % de ellos por consejo de un profesional de atención sanitaria. Los estadounidenses comen en torno a 1½ cucharaditas de sal al día, aunque la cantidad recomendada es inferior a la mitad de esta cantidad. Tal recomendación es clara, sencilla y simplemente errónea.

No siempre hemos condenado la sal como el villano de nuestra dieta. En su libro *The Salt Fix*, DiNicolantonio nos recuerda que ciudades enteras crecieron y cayeron por el comercio de la sal. Los pueblos se declaraban la guerra por la sal. A lo largo de la mayor parte de la historia de la humanidad, la sal ha sido un nutriente esencial. El término *salario* deriva de la palabra latina *sal*. En varios pasajes de la Biblia se habla de la «sal de la tierra». Y un antiguo refrán dice que alguien puede «no ser digno de su sal». Esta fuerte presencia en el lenguaje evidencia que la sal es un bien importante y apreciado, y no algo que deba limitarse o rechazarse. ¿Cuándo empezamos a temer nuestro deseo natural de comer sal?[1]

En la década de 1950, Lewis K. Dahl, investigador de Upton, Nueva York, se dio cuenta de que las personas que comían menos sal tenían menos hipertensión (presión arterial alta), un factor de riesgo clave de cardiopatías[2]. Sobre la base de los datos limitados que había recogido, Dahl defendió la idea de que una cantidad excesiva de sal era la causa principal de la hipertensión y de las enfermedades cardiovasculares.

Lewis K. Dahl comenzó a buscar la evidencia que avalara su idea en ratas de laboratorio modificadas genéticamente y sensibles a la sal. La alimentación de estas ratas con cantidades masivas de sal habría de causar previsiblemente hipertensión. Los resultados de este estudio no fueron concluyentes. Dado que se trataba de ratas modificadas genéticamente para desarrollar hipertensión, los resultados del estudio no sirvieron para probar nada. La cantidad equivalente que tendría que consumir un ser humano sería de 4 ½ tazas de sal al día, ¡que es una cantidad escandalosa! Pero Dahl extrapoló de manera inadecuada los resultados a niños normales y sugirió que una ingesta elevada de sal podía contribuir a la mortalidad infantil[3]. Su afirmación fue tan influyente que los productores de alimentos comenzaron a reducir el contenido de sal de las fórmulas para bebés.

Dahl apuntó que la sal era ligeramente adictiva y que los antojos se presentaban desencadenados por ella[4]. En 1976, Meneely y Battarbee sugirieron que los estadounidenses consumieran la cantidad mínima de sal compatible con la vida: apenas 3 gramos de sal al día.[1] Esta idea no probada quedó plasmada, en 1977, en la primera publicación de los objetivos dietéticos para los estadounidenses y, con el tiempo, se convertiría en un concepto consagrado por la tradición. Sin embargo, tal recomendación se basaba casi exclusivamente en los cuestionables datos obtenidos de estudios realizados en ratas modificadas genéticamente, no existiendo en aquel momento evidencia alguna en humanos.

Pero ya no había vuelta atrás. A pesar de la ausencia de respaldo científico, el gobierno, las recomendaciones oficiales y los medios de comunicación ya habían convencido al público estadounidense de que la sal era mala para su salud. Una y otra vez los «expertos» repetían el lema «evita comer demasiado sodio». La repetición consiguió lo que el sentido común no podía y la restricción de sal se convirtió en un evangelio dietético. La primera revisión sistemática de ensayos clínicos que probaban los efectos de dietas con bajo contenido en sal (hiposódicas) sobre la presión arterial no se publicarían hasta casi quince años después de que el dogma de las comidas bajas en sal hubiera sido casi universalmente aceptado. Más tarde la evidencia indicaría que nuestros problemas de salud tenían su causa en otro cristal blanco: el azúcar[5].

En 1982, la sal apareció en la portada de la revista *Time* como «un nuevo villano». La publicación en 1988 del estudio INTERSALT pareció zanjar la cuestión. Este importante estudio midió concienzudamente la ingesta de sal y la presión arterial en cincuenta y dos centros de treinta y dos países. Efectivamente, cuanto mayor era el consumo de sal, más alta era la presión arterial. La idea de que la reducción de sal en la dieta ayudaba a bajar la presión arterial parecía lógica, aunque el efecto era bastante pequeño. Una disminución de un 59 % en la ingesta de sodio reducía la presión arterial apenas 2 mmHg. Por ejemplo, si la presión arterial inicial era de 140 mmHg, una restricción de sal importante podía bajarla hasta 138 mmHg. ¡Tampoco era como para tirar cohetes! Por otro lado, no existían datos que demostraran que esta bajada de la presión arterial se tradujera en menos infartos de miocardio y accidentes cerebrovasculares. Pero, sobre la base de este estudio tan influyente, en 1994 la etiqueta con información nutricional obligatoria en los envases de alimentos en Estados Unidos decía que debían consumirse solo 2400 miligramos al día (en torno a una cucharadita de sal) [6]. Con todo, el hecho es que prácticamente cualquier persona sana en el mundo come sal en niveles muy por encima de esas recomendaciones. Así pues, la llamativa mejora de la salud y el aumento de la esperanza de vida en los últimos 50 años ha tenido lugar, en realidad, durante un período de 150 el que se consideraba que casi todo el mundo comía demasiada sal.

Nuestra creencia en los beneficios de un consumo bajo de sal se basan, en gran medida, en información errónea y mitificada. Damos por sentado que comer demasiada sal es un fenómeno reciente, ligado al consumo creciente de alimentos procesados.

Dahl, por ejemplo, afirmaba en sus publicaciones que el uso extendido de la sal como condimento no fue habitual hasta tiempos modernos, aunque solo hace falta estudiar un poco de historia para comprobar que esta afirmación es falsa.

Datos tomados de archivos militares de la guerra de 1812 entre el Reino Unido y los Estados Unidos muestran que los soldados (y cabe suponer que el resto de la sociedad occidental) comían entre 16 y 20 gramos de sal al día[7]. A los soldados se les daba una ración diaria de sal de 18 gramos, a pesar de su elevado coste para el ejército. Los prisioneros de guerra se quejaban amargamente de que sus 9 gramos diarios de sal eran «escasos e insuficientes». Después de la II Guerra Mundial la refrigeración ocupó el lugar de la salazón como método principal de conservación de los alimentos y fue entonces cuando los estadounidenses redujeron su ingesta media de sal a 9 gramos al día, y así se ha mantenido desde entonces. Durante todo el siglo anterior a la II Guerra Mundial, no existió preocupación por un exceso de muertes debidas a cardiopatías, accidentes cerebrovasculares o nefropatías, los principales peligros con los que se nos amenaza habitualmente para que nos asustemos y reduzcamos nuestra ingesta de sal.

LAS MAREAS CAMBIAN

Desde un principio, debería haber sido evidente que una reducción de la ingesta de sal podía ser ineficaz a la hora de salvar vidas. Siempre han existido muchas culturas con una dieta rica en sal y sin consecuencias adversas para la salud. Los guerreros de Samburu[8], en Kenia, consumen cerca de 2 cucharaditas de sal al día, llegando al extremo de comer directamente de los bloques de sal que se colocan para que el ganado los lama. A pesar de consumir toda esta sal, su presión arterial media es de 106/72 mmHg y no aumenta con la edad. En cambio, en torno a un tercio de la población adulta de Estados Unidos es hipertensa, con una presión arterial de al menos 140/90 mmHg o más alta, a pesar de los esfuerzos por tratar de cumplir con las recomendaciones dietéticas de reducción del consumo de sal.

Como referencia, digamos que una presión arterial normal está por debajo de 120/80 mmHg y, en general, aumenta con la edad en países como Estados Unidos. Los habitantes de la aldea de Kotyang, en Nepal, comen 2 cucharaditas de sal al día, y los indios kuna, en Panamá, comen 1½ cucharaditas de sal al día, y ni los unos ni los otros sufren hipertensión[9]. El gráfico de la figura 10-1[10] muestra muchos otros ejemplos que contradicen la hipótesis de Dahl de que una dieta con alto contenido de sal causa hipertensión.

La encuesta más reciente sobre ingesta de sal en el mundo data del año 2013 y muestra que ninguna región del mundo responde a las recomendaciones de restricción de sal, ni de la American Heart Association (AHA) ni de la Organización Mundial de la Salud. La región central de Asia mostró la ingesta más alta, seguida muy de cerca por la región de Asia-Pacífico, incluidos Japón y Singapur. Es de sobras conocido que la dieta de Japón es rica en sodio, debido a la salsa de soja, el miso y las verduras encurtidas.

Sin embargo, no parece que los japoneses sufran ninguno de sus efectos patológicos y presentan la mayor esperanza de vida del mundo, situada en 83,7 años. Singapur es el tercer país en cuanto a longevidad de sus habitantes, con una media de 83,1 años. Si comer sal es tan malo para la salud, ¿cómo puede ser que el pueblo más longevo del planeta sea también el que tiene una de las dietas con más alto contenido de sal?

La preocupación de los científicos en relación con la validez de la recomendación de ingesta baja de sal comenzó en 1973, cuando un análisis[11] encontró que tres poblaciones en las que la presión arterial media era baja llevaban una dieta extremadamente rica en sal. Por ejemplo, los habitantes de Okayama, en Japón, consumían más sal que la mayoría de los países hoy en día

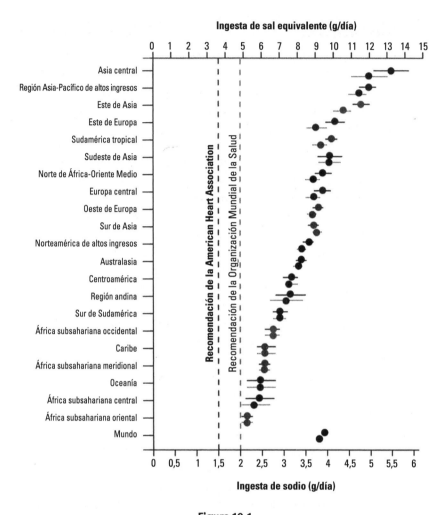

Figura 10.1

(hasta 3⅓ cucharaditas al día) y, aun así, presentaban uno de los valores más bajos de presión arterial media de todo el mundo.

En algunos casos, la presión arterial disminuía al aumentar la ingesta de sal. Por ejemplo, la población del norte de la India consumía una media de sal de 2½ cucharaditas (14 gramos) al día, pero mantenía una presión arterial normal de 133/81 mmHg. En el sur de la India, la ingesta media de sal era en torno a la mitad que en el norte, si bien la presión arterial media era significa-

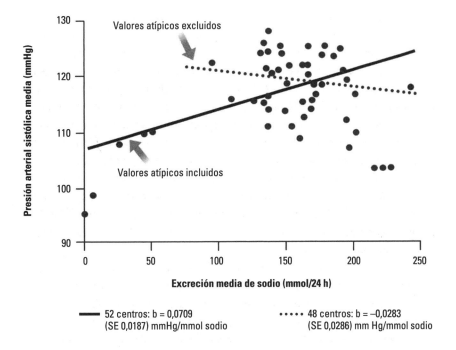

Figura 10.2. INTERSALT: a mayor ingesta de sal, menor presión arterial[13].

tivamente más alta, con valores de 141/88 mmHg[12]. Si la sal fuera realmente uno de los principales determinantes de los valores de presión arterial, entonces esta anomalía no debería existir.

Pero todavía quedaba por esclarecer la cuestión del extensísimo estudio INTERSALT, que la gente cita a menudo como la prueba definitiva del daño que hace comer demasiada sal (ver figura 10.2). Nuevos análisis de los datos comenzaron a pintar un cuadro muy distinto. Los investigadores incluyeron cuatro poblaciones indígenas (los yanomamis en Brasil, los xingu, también en Brasil, los nativos de Papúa Nueva Guinea y los keniatas) en el análisis inicial y esas poblaciones tenían una ingesta de sodio mucho menor que el resto del mundo (¡una de ellas presentaba una ingesta de sodio un 99 % más baja!). No obstante, tenían un primitivo estilo de vida, muy diferente de los demás. Estos valores atípicos no podían extrapolarse de forma generalizada al resto del mundo y, dado que era valores atípicos, tenían un efecto desmesurado sobre la media.

Estos cuatro pueblos indígenas se diferenciaban de las sociedades con un estilo de vida moderno en algo más que su dieta. Por ejemplo, los indígenas yanomamis de Brasil siguen viviendo a la manera tradicional, dedicándose a la caza y la recolección, como hace siglos. Practican un endocanibalismo (es decir, se comen las cenizas de sus seres queridos fallecidos) porque creen que ello los mantiene vivos. No comen alimentos procesados (porque no disponen de ellos). No utilizan pesticidas ni conservantes. No utilizan la medicina moderna. Resulta muy difícil comparar a los indígenas yanomamis que viven en la selva del Amazonas con una persona que vive en la jungla que es Nueva York. Aislar un solo elemento de su dieta (el sodio) y declarar que es el único responsable de una presión arterial alta es el mejor ejemplo de un pésimo estudio de investigación. De la misma manera se podría concluir diciendo que llevar taparrabos y comerse las cenizas de los parientes muertos reduce la presión arterial.

Pero había otros puntos preocupantes en el estudio INTERSALT. Dos poblaciones (indígenas yanomanis y xingu), estudiadas más en profundidad, presentaban prácticamente la ausencia de un gen específico D/D de la enzima convertidora de la angiotensina (ECA), motivo por el cual el riesgo que corrían estas poblaciones de padecer cardiopatías e hipertensión era extremadamente bajo, independientemente de cuánta sal comieran. Así pues, la baja ingesta de sodio puede no ser el principal factor de disminución de la presión arterial en estos grupos, ni tan siquiera un factor menor que contribuye a reducirla. Estas dos poblaciones tienen valores bajos de presión arterial por razones genéticas, no alimentarias.

En los casos en los que se dan valores atípicos significativos, un adecuado análisis científico debería analizar la información retirando esos valores para ver si la hipótesis original de la sal todavía se mantiene. Cuando estos cuatro pueblos de estilo de vida primitivo fueron retirados del estudio y se analizaron los otros 48 grupos de población de estilo de vida occidental, los resultados fueron opuestos a los hallazgos originales. *La presión arterial disminuía al aumentar la ingesta de sal.* Comer menos sal no era una práctica saludable; era perjudicial. No deberíamos comer menos sal, sino más. Este estudio no es el único que confirma tan sorprendentes resultados.

Estudios realizados en Estados Unidos aportan una sólida evidencia de que comer menos sal se asocia a peor salud. El National Health and Nutrition Examination Survey (NHANES) es una encuesta a gran escala sobre los hábitos alimentarios de los estadounidenses que se realiza periódicamente en aquel país. La primera de estas encuestas[15] encontró que las personas que comían

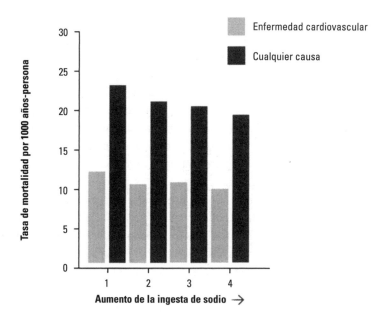

Figura 10.3. NHANES I: mayor ingesta de sal, menor riesgo de muerte[14].

menos sal arrojaban una tasa de mortalidad un 18 % más alta que las que comían más sal (ver figura 10.3). Este hallazgo era muy significativo y suponía un resultado muy perturbador. Las dietas con bajo contenido en sal no eran saludables, sino nocivas. También confirmaba el problema de la restricción de sal observado en el estudio INTERSALT.

La segunda encuesta NHANES confirmó la horrible noticia de que una dieta con bajo contenido en sal se asociaba a un sorprendente incremento del riesgo de muerte de un 15,4 %. Otros ensayos encontraron un incremento del riesgo de sufrir un infarto de miocardio asociado a dietas hiposódicas en pacientes hipertensos tratados. ¡Esos eran precisamente los pacientes a los que los médicos habían recomendado una dieta baja en sal! No estábamos curando; estábamos matando.

En 2003, los Centers for Disease Control, que forman parte del Department of Health and Human Services de Estados Unidos, empezaron a preocuparse y pidieron al Institute of Medicine (IOM) que observaran la evidencia disponible y se centraran en la mortalidad y las enfermedades cardíacas, en lugar de hacerlo en el supuesto resultado de la presión arterial[16]. En otras palabras, el IOM asumió la tarea de averiguar si la restricción de sal podía reducir los infartos de miocardio y la mortalidad, algo mucho más importante que conseguir que unos valores de presión arterial parezcan momentáneamente mejores.

Tras un exhaustivo análisis de la literatura médica, el IOM de Estados Unidos llegó a varias conclusiones importantes. Aunque las dietas con bajo contenido en sal podían reducir la presión arterial, «La evidencia disponible... no avala un efecto ni positivo ni negativo de una reducción de la ingesta de sodio por debajo de 2300 miligramos al día en términos de riesgo cardiovascular o mortalidad en la población general»[17]. Es decir, comer menos sal no reducía el riesgo de infarto de miocardio o muerte. Sin embargo, en pacientes con insuficiencia cardíaca, «El comité llegó a la conclusión de que existe evidencia suficiente indicativa del efecto negativo de ingestas bajas de sodio». ¡Será posible! En otras palabras, se había observado que, en pacientes con insuficiencia cardíaca, comer menos sal era malo, muy malo. Una de las primeras cosas que millones de médicos aprendían en la universidad era que se debía aconsejar a los pacientes con insuficiencia cardíaca que tomaran menos sal. Pues bien, era un consejo equivocado y decididamente mortal.

Pero es muy difícil cambiar un dogma. Enterrar la cabeza en la arena es más fácil que admitir que estábamos equivocados. Ignorando el consejo del IOM, Dietary Guidelines, la guía alimentaria publicada en 2015 en Estados Unidos, seguía recomendando una reducción de la ingesta de sodio hasta menos de 2300 miligramos (en torno a una cucharadita de sal) al día, mientras que la American Hearth Association (AHA, Asociación estadounidense del corazón) recomienda tomar menos de 1500 miligramos de sodio al día.

¿POR QUÉ ES PELIGROSA LA RESTRICCIÓN DE SAL?

La sal es esencial para mantener una presión arterial y un volumen sanguíneo adecuados y para asegurar la perfusión de los tejidos con sangre cargada de oxígeno y nutrientes.

La sal está compuesta por partes equivalentes de sodio y cloruro. Cuando se miden los electrolitos en sangre, el sodio y el cloruro son, con mucha diferencia, los iones más frecuentes. Por ejemplo, la sangre normal contiene sodio en una concentración de aproximadamente 140 mol/l y cloruro en una concentración de 100 mmol/l. La concentración de potasio en sangre es de apenas 4 mmol/l y la de calcio es de 2,2 mmol/l. Hay más de 50 veces más sodio que calcio en sangre. No es de extrañar que necesitemos sal tan desesperadamente.

Se especula sobre las razones evolutivas por las que nuestra sangre evolucionó para ser más salada. Algunos creen que evolucionamos a partir de organismos unicelulares en antiguos mares de la Tierra. Al desarrollarse la multicelularidad y producirse el movimiento hacia tierra firme, esos organismos se llevaron consigo parte del océano, en forma de «agua salada» en las venas; y la sal incluye los electrolitos presentes en mayor medida en la sangre. La sal no es un villano, es esencial.

Las consecuencias no deseadas de la recomendación de respetar una ingesta baja en sal han sido convenientemente ocultadas. Por ejemplo, comer menos de ½ cucharadita de sal al día puede reducir el volumen sanguíneo un 10-15 %[18]. Esto puede suponer una bajada de la presión arterial al ponernos de pie (hipotensión ortostática), puede causar mareos y dar lugar a caídas con fracturas de huesos. Una ingesta baja de sal aumenta la disfunción eréctil, los trastornos del sueño y la fatiga[19].

Durante el ejercicio[20], una persona elimina de media con el sudor más de dos tercios de una cucharadita de sal por hora[21]. Esta es la cantidad que la AHA sugiere que se debe tomar ¡en todo el día! Con reservas limitadas de sal en el cuerpo, es fácil desarrollar bajo volumen sanguíneo y deshidratación.

Además, la sal da mejor sabor a los alimentos, de modo que menos sal en la comida puede hacer que termines comiendo más azúcar para compensar. De hecho, se ha culpado a la sal de muchos males causados en realidad por el azúcar, como la hipertensión, las nefropatías crónicas y las enfermedades cardiovasculares[22]. Hemos culpado al cristal blanco equivocado.

Los expertos recomendaban la restricción de sal porque creían que menos sal en la dieta podía reducir la presión arterial sin efectos secundarios perjudiciales. Sin embargo, hace ya tiempo que se sabe que esta suposición es incorrecta. Ya en 1973, un artículo del prestigioso *New England Journal of Medicine* mostraba preocupación por el hecho de que, cuando se restringe la sal, aumentan las hormonas aldosterona y angiotensina II, así como el tono simpático. Se sabe que niveles altos de estas hormonas son perjudiciales para las enfermedades cardíacas, que es la razón por la que se intenta su inhibición mediante fármacos como espironolactonas, inhibidores de ECA y betabloqueantes, que salvan vidas. Así pues, hacer algo que puede elevar estas hormonas, como restringir el consumo de sal, es potencialmente peligroso, si no letal.

Este aumento de riesgo se confirmó en un estudio de 2011[23]. Los pacientes que comían con menos sal arrojaban una tasa de mortalidad cardiovascular más de tres veces superior a la tasa registrada en las personas que consumían más sal. La dieta con bajo contenido en sal era mala, muy mala (ver figura 10.4).

Y lo que es más, se ha observado que una ingesta baja de sal empeora la resistencia a la insulina[24] e incrementa los niveles de insulina en ayunas[25], lo que fomenta la acumulación de grasa (la insulina es una hormona que favorece el almacenamiento de grasa). Así pues, el consejo de bajo consumo de sal puede elevar el riesgo de desarrollo de diabetes y obesidad. Además de conducir a un aumento de las hormonas que endurecen las paredes arteriales[26], una dieta hiposódica causa enfermedades que supuestamente debería prevenir: hipertensión, enfermedad renal, insuficiencia cardíaca y enfermedad cardiovascular. ¡Qué absurda ironía!

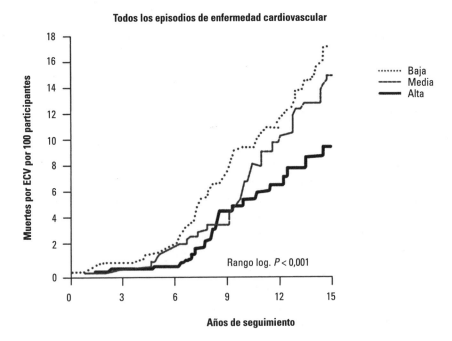

Figura 10.4. Menor ingesta de sal, mayor riesgo de muerte por enfermedad cardiovascular.

Estos hallazgos explican por qué países con una alimentación rica en sal, como Japón, Corea del Sur y Francia, tienen también algunas de las tasas más bajas de mortalidad por cardiopatías coronarias del mundo y unos índices más altos de longevidad[27]. El estudio poblacional más reciente, amplio y riguroso jamás realizado —*Prospective Urban Rural Epidemiology (PURE)*— confirmó lo que ya deberíamos saber. El estudio realizó el seguimiento de más de 100 000 personas en diecisiete países y los datos indicaron de manera concluyente que el riesgo más bajo de muerte por episodios cardiovasculares se daba en aquellas personas que consumían entre 3000 y 6000 miligramos de sodio al día[28]. La ingesta media diaria de sodio de 3400 miligramos de los estadounidenses se encuentra convenientemente en el punto justo. Otro metaanálisis realizado entre casi 275 000 pacientes llegó prácticamente a la misma conclusión. El consumo de entre 2645 y 4945 miligramos de sodio al día se asociaba con un riesgo más bajo de muerte y episodios cardiovasculares[29]. De modo que la mejor evidencia actual sugiere que la ingesta óptima de sodio está comprendida entre los 3000 y 6000 miligramos al día, cantidad que contrasta directamente con las recomendaciones de restringir el consumo de sodio a 2300 miligramos al día o menos.

LA CONVICCIÓN PREMATURA DE QUE LA SAL ERA UN VILLANO DE LA DIETA

Necesitamos sal para vivir, de modo que nuestro cuerpo regula su nivel de sal en sangre. Si no pudiéramos hacerlo, estaríamos todos muertos. Cuando se nos agota la sal, la buscamos desesperadamente[30]. Esto puede manifestarse en nuestros días como un deseo irrefrenable de comer palomitas o patatas chips, pero nuestra hambre de sal ha evolucionado a lo largo de 100 millones de años[31] y ha ayudado a sobrevivir a todos los animales terrestres, incluido el ser humano. Cuando escasea en nuestro cuerpo, los riñones retienen la valiosa sal del mismo modo que Ebenezer Scrooge, el viejo avaro protagonista de *Cuento de Navidad*, se aferraba a sus monedas. Cuando comemos demasiada sal, los riñones simplemente la eliminan con la orina.

De forma automática e inconsciente, el cerebro controla nuestro deseo de comer sal[32], del mismo modo que controla la sed. Tu organismo mantiene un nivel constante de sal, independientemente de si comes mucha o poca. Tú no tienes que controlar tus niveles de sal adaptando la dieta. La cantidad de sal presente en tu cuerpo y que es esencial para tu bienestar general no depende de lo que comes, que cambia de hora en hora, de un día a otro y de una estación del año a otra.

Las prematuras consideraciones sobre la sal deberían haber experimentado un vuelco al publicarse, en 2014, el metaanálisis Cochrane[33] en el que se descubrió que una dieta con restricción de sal reducía mínimamente la presión arterial, pero no de manera significativa las tasas de mortalidad y enfermedades cardiovasculares. Por otro lado, un análisis sistémico de 2016 llegó a la conclusión, una vez más, de que las dietas con bajo contenido en sal no reducían la presión arterial en pacientes sin hipertensión[34]. Millones de personas con presión arterial normal que intentan comer menos sal no obtienen beneficio alguno de su esfuerzo. Entonces ¿por qué recomendar restricción de sal a toda la población mundial? ¿Cuántas pruebas más necesitamos para dar un giro al consejo de consumir menos sal?

Si te sigue dando miedo el salero, has de saber que tu miedo no se basa en hechos probados. No te sientas culpable por añadir sal a la comida y considera que se trata de un micronutriente esencial. A día de hoy, no existe aún una prueba definitiva de que la restricción de sal vaya a mejorar la salud, pero sí existe fuerte evidencia de que una ingesta normal de sal prolonga la vida y reduce los accidentes cerebrovasculares y los infartos de miocardio. Durante años, hemos estado equivocados en relación con la sal y nuestra salud ha sufrido por ello. Tenemos que devolver a la sal su sitio preferente en nuestras mesas.

UTILIZA UNA SAL DE CALIDAD

Debido a la contaminación ambiental, las sales marinas pueden estar contaminadas con plásticos y metales pesados, de modo que escoge una sal de un antiguo océano subterráneo, como la sal de la marca Redmond Real Salt (www. realsalt.com) o similares en tu zona, que tiene la ventaja adicional de su elevada concentración de yodo. La mayor parte de las sales marinas contienen poco yodo o nada en absoluto, pero a menudo incluyen *yoduro* potásico artificial añadido por el fabricante. Redmond Real Salt contiene *yodo* de forma natural y, por consiguiente, no requiere yoduro. Tomar yodo suficiente es importante ya que, si hace calor, puedes perder desde 50 hasta 100 microgramos de yodo a través del sudor en una hora de ejercicio. Si haces mucho ejercicio y sudas, estarás perdiendo yodo sin reponerlo y el resultado podría ser hipotiroidismo, aumento de peso y trastornos metabólicos. Un buen consejo sería, por tanto, que tiraras toda esa sal de mesa procesada y adquirieras una sal de calidad, sin refinar, como la sal Redmond Real Salt, mucho más saludable.

Tenemos que devolver a la sal el lugar preferente en nuestras mesas.

Magnesio: la otra sal

El magnesio es uno de los iones con mayor presencia en el cuerpo humano. Nuestro organismo contiene en torno a 25 gramos de magnesio, de los cuales el 99 % se encuentran dentro de la célula y solo un 1 % en la sangre. El magnesio es necesario para el adecuado funcionamiento de al menos 600 enzimas[35] (entre ellas la importante Na-K- ATPasa), así como del ADN y del ARN, y para la síntesis de proteínas[36]. La eliminación de magnesio del organismo se encuentra principalmente bajo el control de los riñones.

La ingesta diaria recomendada (IDR) de magnesio es de 420 miligramos al día para los hombres y de 310-320 miligramos al día para las mujeres. El exceso de metales pesados, el uso de fertilizantes y pesticidas y la erosión del suelo han reducido de manera llamativa la cantidad de magnesio en nuestra alimentación[37]. Además, los carbohidratos refinados no tienen prácticamente magnesio, porque el proceso de fabricación de los alimentos los ha eliminado[38]. Por consiguiente, un porcentaje estimado del 50 % de estadounidenses consumen bastante menos de la IDR y algunos grupos de edad consumen muy por debajo del 50 %[39]. La ingesta media de magnesio en Estados Unidos se ha estimado en apenas 228 miligramos al día en mujeres y en 266 miligramos al día en hombres[40]. La cantidad de magnesio necesaria para mantener un equilibrio positivo se encuentra entre los 180 y 320 miligramos de magnesio en la mayoría de las personas[41]. Así pues, muchos estadounidenses pueden estar agotando lentamente, día a día, su reserva de magnesio en músculos, huesos y órganos. Hasta un 30 % de la población estadounidense tiene una deficiencia subclínica de magnesio[42]. Existen más de sesenta factores que causan deficiencia de magnesio[43]. Algunos de los más corrientes son el consumo de alcohol, el azúcar, los antiácidos (y otros tratamientos inhibidores de los ácidos estomacales), suplementos de calcio y diuréticos, los trastornos gastrointestinales (enfermedad celíaca, enfermedad de Crohn y colitis ulcerosa), el exceso o la deficiencia de vitamina D y la deficiencia de sodio. La deficiencia de magnesio es muy difícil de diagnosticar, porque los síntomas son inespecíficos y los niveles sanguíneos de magnesio pueden ser normales incluso cuando existe una deficiencia general. Signos menos graves de deficiencia de magnesio son ansiedad, calambres musculares, desorientación, contracciones musculares involuntarias, debilidad muscular, fotosensibilidad, espasticidad, acúfenos y temblores. Los signos más graves de deficiencia de magnesio son arritmias, calcificaciones en tejidos blandos, cataratas, convulsiones, arteriopatía coronaria, depresión, pérdida de audición, insuficiencia cardíaca, hipertensión, migrañas, dolores de cabeza, prolapso de válvula mitral, osteoporosis, convulsiones y muerte súbita por infarto de miocardio.

La deficiencia de magnesio causa una acumulación de calcio en el interior de la célula, que provoca la calcificación de las arterias, o *endurecimiento de las arterias*. El magnesio es como un bloqueante natural del calcio, porque impide que se acumule donde no debe hacerlo. La deficiencia de magnesio también incrementa el estrés oxidativo y la peroxidación de lípidos en el cuerpo y conduce a espasmos de las arterias coronarias que pueden ser mortales[44]. Una ingesta adecuada de magnesio con la dieta se ha asociado a un riesgo más bajo de hipertensión, arritmias, calcificaciones, insuficiencia cardíaca, infarto de miocardio, ictus y muerte súbita[45].

Es posible que muchas personas que siguen una dieta baja en carbohidratos y rica en grasas no ingieran suficiente magnesio. La grasa de la dieta reduce la absorción de magnesio[46] y muchas buenas fuentes dietéticas de magnesio, como el chocolate negro, las alubias, semillas y frutos secos, plátanos y cereales integrales no refinados, son relativamente escasas en las dietas con contenido bajo en carbohidratos y alto en grasas. Una dieta rica en proteínas también incrementa la necesidad de magnesio. Así pues, comer más proteína o más grasa incrementa la necesidad de magnesio, aparte de que los alimentos más ricos en proteínas o grasas tienden a tener un contenido relativamente bajo de magnesio. Si sigues una de estas dietas, tienes que pensar en satisfacer tus necesidades orgánicas de magnesio.

SAL Y MAGNESIO: UNA CONEXIÓN SIEMPRE OLVIDADA

La deficiencia de sal realmente incrementa el riesgo de deficiencia de calcio y magnesio[47] y de todas las consecuencias nocivas que ello conlleva, como hipertensión, enfermedades cardiovasculares, insuficiencia cardíaca y enfermedad renal. No es casualidad que sean estas las mismas enfermedades que relacionamos con el consumo excesivo de sal.

Con una dieta pobre en sal, el organismo toma sodio de los huesos para mantener niveles sanguíneos normales[48]. Por desgracia, los huesos son despojados a la vez de calcio y magnesio, con la consiguiente deficiencia. Las dietas bajas en sal suponen, además, una mayor pérdida de magnesio con el sudor. En efecto, cuando se restringe la ingesta de sal, el organismo incrementa la excreción de magnesio a través del sudor como forma de conservar el sodio[49]. Por otro lado, la aldosterona, hormona que produce retención de sodio, se dispara en la sangre, lo cual aumenta la excreción de magnesio a través de la orina[50]. La posibilidad de que el organismo despoje de magnesio a los huesos, lo excrete con el sudor y lo elimine con la orina representa una triple amenaza de deficiencia de magnesio.

¿ES FRECUENTE LA DEFICIENCIA DE MAGNESIO?

La deficiencia de magnesio afecta al menos a un 20-30 % de la población general[51] y puede causar arritmias cardíacas, espasmos musculares y calambres[52]. La deficiencia de magnesio es frecuente, representa un grave problema de salud pública y puede conducir a una deficiencia de potasio y calcio. La pérdida de calcio se produce porque el magnesio es necesario para activar la vitamina D; cuando falta magnesio, no se produce esa activación, lo que da lugar a una deficiencia de calcio. Por otro lado, la deficiencia de magnesio aumenta las calcificaciones en las arterias y vasos sanguíneos de todo el cuerpo.

La pérdida de sodio vacía el organismo de otros minerales saludables, como el magnesio, calcio y potasio. En otras palabras, deberías considerar que el sodio es como el «controlador jefe» en lo que se refiere a los minerales de tu organismo, porque controla los niveles de magnesio, que a su vez controla el potasio y el calcio.

Una deficiencia de magnesio también conduce a incrementos de sodio y calcio dentro de las células, lo que da lugar a presión arterial elevada[53]. En efecto, las dietas bajas en sal pueden causar hipertensión arterial por inducción de deficiencia de magnesio (pero también de calcio y potasio).

SUPLEMENTOS DE MAGNESIO

La mayoría de las personas necesitan 300 miligramos adicionales de magnesio al día (aparte de la cantidad que estén ya tomando con la alimentación) para reducir el riesgo de desarrollo de diversas enfermedades crónicas. De modo que, aunque la ingesta media de magnesio se encuentra en torno a los 250-300 miligramos al día, para mucha gente una ingesta óptima estaría en torno a los 500-600 miligramos de magnesio al día, o incluso más (hasta 1800 miligramos) si se trata de personas con ciertos trastornos de la salud, como hipertensión o diabetes[54].

La mayor parte de los suplementos de magnesio son las formas más económicas de óxido de magnesio, aunque no se trata del mejor tipo. Para la población general, el glicinato de magnesio (o diglicinato) es la forma que muestra mejor absorción[55]. Añadir vitamina B_6 a los suplementos de magnesio incrementa su absorción y penetración en las células[56]. El L-aspartato de magnesio y el cloruro de magnesio son también excelentes opciones, con veinte sales distintas de magnesio de alta biodisponibilidad, cuya acción ha quedado ya probada[57].

Para las personas que tienen cálculos renales, el citrato de magnesio puede ser la mejor forma de administración, porque ayuda a reducir la formación de cálculos renales que contienen calcio[58]. Para las personas con insuficiencia cardíaca, el orotato de magnesio reduce considerablemente la mortalidad, en dosis de 6000 miligramos una vez al día durante un mes y más adelante 3000 miligramos una vez al día como dosis de mantenimiento[59]. Sin embargo, la mejor manera de obtener magnesio es a partir del consumo de alimentos naturales. Son opciones excelentes para obtener tu dosis diaria de magnesio el consumo de semillas, polvo y pasta de cacao de marcas comerciales como Organic Traditions (http://organictraditions.com).

No sigas el dogma; sigue la evidencia

Durante décadas te han dicho que comas menos sal. Esta recomendación es un consejo caducado. Estos dogmas nutricionales de larga data caen por su propio peso a la luz de la medicina basada en la evidencia. La conexión entre sal y presión arterial es demasiado simplista, y tú estás sufriendo las consecuencias.

Para garantizar tus niveles de magnesio, piénsatelo dos veces antes de restringir tu ingesta de sal. Comer más sal puede ayudar a prevenir la deficiencia de magnesio y reducir el riesgo de hipertensión y enfermedades cardiovasculares. Ha llegado el momento de dejar de tener miedo al salero y de empezar a comprender tu hambre de sal; tus niveles de magnesio podrían depender de ello.

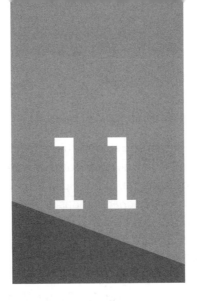

GRASAS SALUDABLES Y NO SALUDABLES

Si miramos atrás y nos fijamos en lo que ha ocurrido en los últimos cuarenta años, resulta difícil entender cómo hemos podido ser tan crédulos. Creíamos que las grasas —más concretamente las grasas saturadas, que son las grasas presentes sobre todo en los alimentos de origen animal— aumentaban el colesterol y causaban enfermedades del corazón. Para empeorar aún más las cosas, se nos hizo creer que teníamos que cambiar nuestra alimentación y pasar a una dieta con aceites vegetales «cardiosaludables», como el aceite de algodón, maíz, cártamo o soja. Recientemente se ha encontrado evidencia de que, con este cambio, lo único que hicimos fue un pacto con el diablo. Los aceites de semillas procesados eran mucho peores que las grasas de origen animal. Fue todo un terrible error, que en Estados Unidos comenzó con la popular manteca vegetal Crisco[1].

El auge de los aceites de semillas

En 1736 se establecieron en Estados Unidos las primeras plantaciones de algodón para la producción de telas. Antes de esto, el algodón era básicamente una planta ornamental. Al principio, la mayor parte del algodón se hilaba en casa para confeccionar prendas de vestir, pero el éxito del cultivo supuso que parte de la producción pudiera exportarse a Inglaterra. En 1784 se produjeron poco más de 270 kilos de algodón; en 1790, la cantidad aumentó a más de 90 toneladas. Cuando Eli Whitney inventó la máquina desmotadora de algodón en 1793, la producción de algodón aumentó hasta superar la asombrosa cantidad de 18 000 toneladas.

Pero del algodón se obtienen dos productos: fibra y semilla. Por cada 45 kilos de fibra producidos a partir del algodón se obtenían, como subproducto, 70 kilos de semillas de algodón, que en gran parte no se utilizaban para nada. Los agricultores necesitaban solo el 5 % de estas semillas, para volver a plantarlas. También utilizaban una pequeña fracción para alimentar al ganado, pero el resto seguía siendo una montaña de basura. ¿Qué podían hacer los agricultores con esta basura? En la mayoría de los casos, dejaban que se pudriera o la arrojaban ilegalmente a los ríos. Eran residuos tóxicos.

En las décadas de 1820 y 1830, el aumento de población en Estados Unidos dio lugar a una demanda creciente de aceite para cocinar y alumbrar. Un menor suministro de aceite de ballena para las lámparas hizo que los precios aumentaran bruscamente.

Los empresarios más activos y creativos intentaron machacar las semillas sin valor del algodón para extraer aceite, pero no fue hasta la década de 1850 cuando la tecnología avanzó hasta el punto de permitir la producción comercial. Entonces, en 1859, sucedió algo que transformaría el mundo moderno. Edwin Drake, más conocido como el Coronel Drake, encontró petróleo en Pensilvania e introdujo en el mercado un volumen masivo de combustible. En poco tiempo, la demanda de semillas de algodón para el alumbrado se desvaneció y las semillas volvieron a ser, una vez más, un residuo tóxico.

Los productores de semillas de algodón se encontraron así con que tenían en sus almacenes un gran volumen de aceite obtenido a partir de este subproducto, pero no había demanda. Una solución fue añadirlo a grasas y mantecas de origen animal, de manera ilegal. No había evidencia de que esto fuera en modo alguno seguro para el consumo humano. Después de todo, no nos comemos nuestras camisetas de algodón. El aceite de semillas de algodón, que tiene un sabor suave y es de color amarillo claro, se mezclaba también con aceite de oliva para reducir costes. En 1833, Italia, escandalizada ante semejante afrenta a sus tradiciones culinarias, prohibió el aceite de oliva adulterado procedente de Estados Unidos. La compañía Procter & Gamble utilizaba aceite de semillas de algodón para fabricar velas y jabón, pero pronto descubrió que podía utilizar un proceso químico para hidrogenar parcialmente el aceite de semillas de algodón y obtener así una grasa sólida semejante a la manteca de cerdo. Mediante este proceso se obtenían lo que conocemos como grasas trans. La hidrogenación daba lugar a un producto enormemente versátil para la cocina y de larga durabilidad, aunque nadie sabía que estaban llevándose a la boca algo que hasta entonces se había considerado un residuo tóxico.

Esta nueva grasa vegetal sólida se utilizó para preparar pasteles, como base de tartas más hojaldrosas. Dado que la hidrogenación otorgaba a la grasa una mayor duración, podía permanecer en los estantes de los supermercados durante meses sin enranciarse. Era suave y cremosa y tan útil como las grasas animales para cocinar, pero más barata. ¿Era sana? Nadie lo sabía, y a nadie le preocupaba. Esta novedosa grasa semisólida parecía un alimento, de modo que el fabricante la comercializó como tal. La compañía estadounidense puso a este nuevo y revolucionario producto el nombre de Crisco, del inglés *crystallized cottonseed oil*, aceite cristalizado de semilla de algodón.

Crisco fue hábilmente comercializado como un producto sustituto de la manteca de cerdo, solo que más barato. En 1911, Procter & Gamble lanzó una brillante campaña para hacer que Crisco llegara a todos los hogares de Estados Unidos. La compañía editó un libro de recetas (en todas ellas se utilizaba Crisco, claro está) y lo distribuyó. En aquella época este tipo de campaña publicitaria era desconocida. Los anuncios de entonces afirmaban, además, que Crisco era un producto de fácil digestión, barato y más sano que la manteca de cerdo porque era de origen vegetal. La publicidad no hacía mención alguna a que las semillas de algodón eran fundamentalmente residuos. A lo largo de las tres décadas siguientes, Crisco y otros aceites de semilla de algodón fueron los reyes de las cocinas estadounidenses, desplazando a la manteca de cerdo.

En la década de 1950, el aceite de algodón empezó a encarecerse, de modo que Procter & Gamble viró hacia una alternativa más barata: el aceite de soja. La soja había emprendido un rumbo inesperado hacia las cocinas estadounidenses. De origen asiático, empezó a cultivarse en China en torno al año 7000 a. C. y fue introducida en Estados Unidos en 1765. La soja tiene un contenido aproximado de aceite de un 18 % y un 38 % de proteína, lo que la convierte en un producto ideal como alimento del ganado o con fines industriales (para pinturas y lubricantes de maquinaria).

Antes de la II Guerra Mundial los estadounidenses prácticamente no habían probado ni el tofu, de modo que la soja caló poco en su dieta. Las cosas empezaron a cambiar durante la Gran Depresión, cuando extensas áreas de Estados Unidos resultaron afectadas por una intensa sequía. Los agricultores se dieron cuenta de que la soja podía ayudar a regenerar el terreno, dada su capacidad para fijar el nitrógeno del suelo.

Resultó que las extensas llanuras norteamericanas eran ideales para el cultivo de la soja, de modo que rápidamente se convirtió en el segundo cultivo más lucrativo del país, solo por detrás del maíz.

En 1924 se había fundado la American Heart Association (AHA). En sus inicios, la asociación estadounidense de cardiología no fue la poderosa institución que es actualmente; se trataba de un grupo de especialistas del corazón que se reunían de vez en cuando para hablar de temas profesionales. En 1948, este pequeño grupo de cardiólogos vivió toda una transformación, gracias a la donación de 1,7 millones de dólares de Procter & Gamble (fabricante de la manteca Crisco, cargada de grasas trans hidrogenadas). Y se desató la guerra por sustituir las grasas de origen animal por aceites vegetales.

Desde 1960 hasta finales de la década de 1970 los expertos proclamaron, con el investigador Ancel Keys a la cabeza, que el nuevo villano de la alimentación eran las grasas saturadas, el tipo de grasa presente con mayor frecuencia en alimentos de origen animal, como la carne y los productos lácteos. En 1961, la AHA redactó las primeras recomendaciones dietéticas oficiales del mundo, instando a la población a «reducir la ingesta de grasas totales, grasas saturadas y colesterol y a incrementar la ingesta de las poliinsaturadas». En otras palabras, se animó a la gente a evitar las grasas de origen animal y a comer aceites vegetales «cardiosaludables», que eran ricos en grasas poliinsaturadas, como la manteca Crisco. Esta recomendación se mantuvo en el tiempo y quedó integrada en la guía alimentaria publicada en Estados Unidos en 1977, de gran peso entre la población estadounidense.

La AHA ejerció su ya notable influencia para asegurarse de que los estadounidenses comieran menos grasas animales y menos grasas saturadas. Así por ejemplo, otro organismo, el Center for Science in The Public Interest (CSPI), declaró que la sustitución del sebo de vacuno y otras grasas saturadas por aceites parcialmente hidrogenados cargados de grasas trans era «una bendición para las arterias de los estadounidenses»[2]. «No comas mantequilla», decían. En lugar de ello, había que sustituirla por aceite vegetal parcialmente hidrogenado (léase, grasas trans), más conocido como margarina. Según el CSPI, ese tarro de plástico con grasa comestible era más saludable que la mantequilla que el ser humano llevaba consumiendo durante al menos 3000 años. Incluso en 1990, cuando ya existía evidencia acumulada de que las grasas trans eran enormemente peligrosas, el CSPI se negó a reconocer los peligros que entrañaban. La conclusión final del grupo era que se comieran menos grasas («*Trans, shmans. You should eat less fat*»)[3]. Las grasas hidrogenadas tiene muchas ventajas para los fabricantes del sector alimentario, como su bajo coste y su prolongada fecha de caducidad, pero los beneficios para la salud humana no son una de esas ventajas. Parece una ironía, pero las margarinas cargadas de grasas trans que el CSPI promocionaba en lugar de las grasas de origen animal[4] son más perjudiciales que las grasas que intentaba reemplazar[5].

En 1994, el CSPI sembró el miedo entre el público cinéfilo con una efectista a la vez que alarmista campaña. En aquellos días, las palomitas de maíz se freían en aceite de coco, que es en gran parte una grasa saturada. Pues bien, el CSPI declaró que una bolsa mediana de palomitas tenía más «grasas que un desayuno de huevos con beicon, un Big Mac con patatas fritas y un filete juntos»[6]. Las ventas de palomitas en los cines se desplomaron y las salas se apresuraron a sustituir su aceite de coco por aceites vegetales parcialmente hidrogenados. Sí, grasas trans. Además, la batalla por librar al público estadounidense de las grasas animales se cebó con el sebo de vacuno, que era el ingrediente secreto de las patatas fritas de McDonald's. El miedo a las grasas saturadas que «obstruían las arterias» dio lugar a su sustitución por —adivina— aceites vegetales parcialmente hidrogenados.

Pero la historia no acaba ahí. En la década de 1990, las grasas trans que la AHA y el CSPI de Estados Unidos nos decían que eran saludables se convertían en un importante factor de riesgo a la hora de sufrir una cardiopatía.

Nuevos estudios indicaban que las grasas trans casi duplicaban el riesgo de enfermedad cardíaca por cada incremento del 2 % de calorías que aportaban[7]. Según algunas estimaciones, las grasas trans de aceites de origen vegetal parcialmente hidrogenados habían sido responsables de 100 000 muertes en Estados Unidos[8]. Sí, *100 000 muertes*. Los alimentos tan «cardiosaludables» que la AHA recomendaba estaban provocando infartos de miocardio. ¡Qué ironía! En 2015 la Food and Drug Administration (FDA) de Estados Unidos eliminó los aceites parcialmente hidrogenados de la lista de alimentos para el consumo humano reconocidos en general como seguros. Sí, la AHA había estado diciendo *durante décadas* a la gente que comiera «veneno».

Los alimentos tan «cardiosaludables» que la AHA recomendaba estaban provocando infartos de miocardio.

Los aceites de semillas industriales, como el de algodón, son ricos en el ácido graso linoleico omega-6. Se dice que el ácido linoleico es el ácido graso omega-6 primario, porque otros ácidos grasos, como el ácido gamma linolénico (AGL) y el ácido araquidónico, se forman a partir de él. En el Paleolítico (hace entre 2,6 millones de años y 10 000 años), el ácido linoleico procedía de alimentos naturales, como huevos, semillas y frutos secos; el ser humano no obtenía los ácidos grasos omega-6 de aceites de semillas industriales. Sin embargo, Crisco introdujo un tipo aislado y adulterado de ácido linoleico en nuestra dieta, que era barato, práctico y muy dañino para nuestras arterias. Desde 1911, el consumo de ácido linoleico ha aumentado de manera llamativa y procede de una fuente que el ser humano no había consumido nunca antes. Estos aceites omega-6 de semillas están ahora presentes prácticamente en todos los alimentos elaborados: estanterías de botellas de plástico de aceites de semillas revisten los pasillos de los supermercados. Por desgracia, estos aceites químicamente inestables son altamente susceptibles de oxidación por el calor, la luz y el aire y se encuentran expuestos a todo ello durante su procesado. Así pues, aunque el ácido linoleico que proviene de alimentos naturales podría ser beneficioso, el tipo adulterado presente en aceites de semillas industriales no lo es. Para un análisis más profundo de esta cuestión, consulta el libro de DiNicolantonio *Superfuel: Ketogenic Keys to Unlock the Secrets of Good Fats, Bad Fats and Great Health. (Súper Keto: Las claves cetogénicas para descubrir el poder de las grasas en tu dieta y el secreto de una salud extraordinaria*, Grijalbo).

De modo que ¿cómo saber qué grasas son saludables y qué grasas no lo son? Como era de esperar, las grasas naturales, tanto de origen animal (carne, lácteos) como de origen vegetal (aceitunas, aguacate, semillas y frutos secos) son, en general, saludables. Los aceites industriales muy procesados de semillas y las grasas trans hidrogenadas artificialmente no son saludables. Admitámoslo: consumimos aceites vegetales porque son baratos, no porque sean sanos. Profundicemos algo más en los detalles de esta cuestión.

Datos básicos sobre las grasas

Las grasas de la dieta se dividen, en general, en dos tipos: saturadas e insaturadas (que incluyen monoinsaturadas y poliinsaturadas). Una grasa saturada se llama así porque su «columna vertebral» de carbono está saturada, es decir, está llena de átomos de hidrógeno, y no puede aceptar más. Una grasa monoinsaturada, como el ácido oleico del aceite de oliva, tiene sitio para aceptar un hidrógeno extra (*mono* = uno), mientras que las grasas poliinsaturadas pueden aceptar muchos átomos de hidrógeno (*poli* = muchos).

Las fuentes naturales de grasa contienen una mezcla de todos los tipos de grasas: saturadas, monoinsaturadas y poliinsaturadas. Sin embargo, las proporciones varían. Las fuentes animales, como los lácteos o la carne, contienen principalmente grasas saturadas, mientras que los aceites de semillas contienen en gran medida grasas poliinsaturadas de la variedad omega-6. Las grasas poliinsaturadas naturales, como las presentes en las semilla de lino y en el pescado azul, contienen ácidos grasos omega-3, como ácido alfa-linolénico (AAL, presente en concentración elevada en la

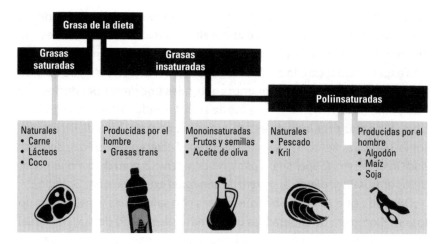

Figura 11.1. Los distintos tipos de grasas.

linaza), ácido docosahexaenoico y ácido icosapentaenoico (AIP, con una elevada concentración en el marisco).

Aunque tenemos tendencia a pensar que las grasas animales son todas grasas saturadas, la grasa del tocino contiene más ácido oleico (o grasa monoinsaturada presente en el aceite de oliva) que otras grasas saturadas. La grasa del pollo es monoinsaturada en un 50 % aproximadamente y saturada en un 30 %. El aceite de oliva, tan saludable, contiene casi un 14 % de grasas saturadas. Las concentraciones más altas de grasas saturadas no se dan en productos animales, sino en productos vegetales. El aceite de coco es una grasa saturada en más de un 90 %.

Grasas a evitar: grasas trans y aceites industriales de semillas

Lo que más llama la atención es que grasas de las que, durante décadas, se dijo que eran cardiosaludables (como las grasas trans y los aceites de semillas de la margarina Crisco) sean las grasas que ahora deben evitarse. En este apartado te explicamos los efectos perjudiciales de estas grasas, los estudios y los antecedentes de cómo puede ser que llevemos más de un siglo comiéndonos una enorme mentira de grasa.

GRASAS TRANS INDUSTRIALES

La recomendación de evitar las grasas trans ya no se discute. El nombre de estas grasas deriva de la alineación del doble enlace presente en muchos aceites vegetales. La configuración natural de estas grasas es alta por hidrogenación artificial (se añade hidrógeno a grasas insaturadas), que da lugar a una configuración no natural conocida como 'trans'. Resulta interesante destacar que las grasas trans encontradas en rumiantes, como ovejas y cabras, no parecen aumentar el riesgo de cardiopatías[9].

La mayoría de los países del mundo han prohibido el consumo de grasas trans o están en proceso de eliminarlas de la dieta. En 2003, Dinamarca aprobó una ley para que cualquier producto alimentario no contuviera más de un 2 % de grasas trans[10]. El 18 de junio de 2018, la Food and Drug Administration de EE UU prohibió todas las grasas trans en los productos alimentarios de restaurantes y supermercados. En Canadá fue el 15 de septiembre de 2018 cuando los alimentos dejaron de contener estas grasas, denominadas «grasas Franken». En 2018, la Organización Mundial de la salud trazó un plan para que, en 2023, todo el mundo estuviera libre de grasas trans. Tom Frieden, ex director de los Centers for Disease Control de EE UU, dijo: «Las grasas trans son una sustancia química tóxica innecesaria que mata y no hay ninguna razón para que gente de cualquier parte del mundo deba seguir expuesta»[11].

ACEITES VEGETALES

Los aceites vegetales, ricos en omega-6, reducen el colesterol, de modo que se supuso que este efecto debía traducirse automáticamente en una menor incidencia de cardiopatías. El cuerpo humano puede sintetizar la mayoría de los distintos tipos de grasas necesarias para una buena salud, con dos excepciones importantes: el ácido linoleico (un ácido graso omega-6) y el ácido alfa-linolénico (un ácido graso omega-3), ácidos grasos esenciales que debemos obtener de la dieta. La deficiencia de un ácido graso esencial puede generar una enfermedad. Sin embargo, la relación omega-6/omega-3 (ver tabla) es muy importante, porque estos dos ácidos grasos compiten entre sí por incorporarse a tejidos humanos y por las mismas enzimas.

Relación omega 6-omega 3* en aceites corrientes

Fuente alimentaria	Relación omega 6-omega 3
Semilla de uva	696
Sésamo	138
Cártamo	78
Girasol	68
Semilla de algodón	54
Maíz	46
Cacahuete	32
Oliva	13
Aguacate	13
Soja	7
Semilla de cáñamo	3
Semilla de chía	0,33
Linaza	0,27
Colza o nabina	0,2

Tabla tomada de Superfuel, de James DiNicolantonio y Joseph Mercola. Copyright © 2018 de James DiNicolantonio y Joseph Mercola. Reeditado con permiso de Hay House, Inc., Carlsbad, CA. La relación omega6–omega 3 se refiere a AL/AAL.

Se estima que la dieta de nuestros antepasados proporcionaba cantidades más o menos equivalentes de ácidos grasos omega-3 y omega-6. Podemos encontrar ácidos grasos omega-3 (AAL) de origen vegetal en alimentos como alubias, frutas y semillas y ácidos grasos omega-3 de origen marino (AIP/ADH) en mariscos. Los aceites vegetales son casi exclusivamente omega-6. El dominio de los aceites de semillas industriales en la dieta estadounidense ha llevado a estimar que en Estados Unidos se consumen entre diez y veinticinco veces más omega-6 que omega-3[12].

La Asociación estadounidense de cardiología, AHA, siempre había recomendado reemplazar las grasas saturadas por ácidos grasos poliinsaturados (AGPI), como el aceite vegetal, para reducir el riesgo de cardiopatías y de mortalidad. Sin embargo, ensayos recientes han llegado a la conclusión de que este concepto es erróneo. Cuando surgió tal recomendación, en la década de 1960, no se hacía distinción entre ácidos grasos omega- 3 y omega-6. Aunque ambos son AGPI (ácidos grasos poliinsaturados), sus efectos sobre la salud son bien distintos. Existen evidencias sólidas de que los ácidos grasos omega-3, como el ADH y el AIP del aceite de pescado, mejoran la salud cardiovascular. Por el contrario, el consumo excesivo de ácidos grasos omega-6 de elevado efecto inflamatorio, presentes en los aceites de semillas, empeoran de manera importante la salud cardiovascular.

El Sydney Diet Heart Study (SDHS) fue un ensayo controlado aleatorizado en el que los investigadores reemplazaron las grasas saturadas por aceite de cártamo, una fuente de omega-6 concentrado[13]. Esta sustitución era exactamente el tipo de medida que la AHA llevaba años defendiendo: sustituir la mantequilla por margarina a base de aceite vegetal. Los desafortunados que siguieron este consejo en el estudio SDHS se sometieron a un riesgo en el incremento de la mortalidad un 62 % más alto. Los estudios mostraron que los aceites de semillas «cardiosaludables» eran en realidad letales.

Los peligros ligados al consumo excesivo de omega-6 quedaron ocultos, durante mucho tiempo, tras algunos de los efectos beneficiosos de los omega-3. Cuando se analizaron por separado los dos ácidos grasos, los peligros salieron a la luz. En ensayos que incluían omega-3 y omega-6 se produjo una reducción aproximada de la mortalidad del 20 %, en comparación con grasas saturadas más grasas trans. Sin embargo, los ensayos que hacían hincapié solo en omega-6, con el consiguiente peligroso aumento de la relación omega 6/omega 3, encontraron un incremento del 33 % en la mortalidad, hallazgo que muy pronto sería corroborado por otros análisis (ver figura 11.2)[14].

El daño que produce el consumo de aceites industriales omega-6 elaborados con semillas podría deberse a un aumento de los metabolitos del ácido linoleico oxidado (MALOX, por sus siglas en inglés), que incrementan la propensión de las LDL a la oxidación, favorecen el cáncer y bajan las HDL (lipoproteínas de alta densidad)[15]. Recomendamos que evites absolutamente el consumo de aceites de semillas industriales. No obstante, la ingesta módica de ácido linoleico de fuentes naturales como frutos y semillas, huevos o pollo es segura, porque el ácido linoleico de los alimentos naturales está protegido frente a la oxidación.

Pero, por desgracia, las noticias iban a ser aún peores, mucho peores. El más riguroso de todos los estudios sobre el cambio en nuestra dieta de las grasas naturales a los aceites de semillas industriales se realizó en las décadas de 1960 y 1970. Sin embargo, se ocultaron los resultados, que no estuvieron plenamente disponibles hasta 2016, cuando el investigador del estudio original había ya muerto y otros investigadores recuperaron los datos del sótano de su hijo para completar el análisis. En el estudio, los investigadores sustituye-

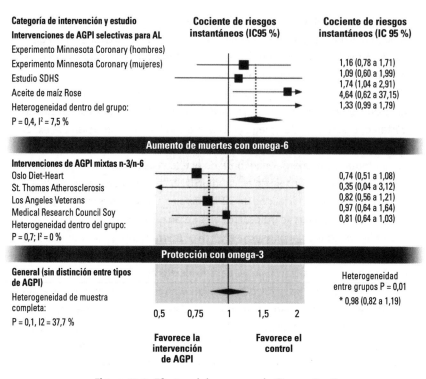

Figura 11.2. Efectos del consumo de Omega 3 y 6.

ron las grasas saturadas naturales de la alimentación por aceites vegetales. Compararon los hallazgos en el grupo del ensayo con un grupo separado que seguía su dieta habitual.

Es evidente que este cambio se encuentra totalmente en línea la recomendación dietética que la Asociación americana de cardiología viene realizando en los últimos cuarenta años, sin aportar prueba alguna de que tal sustitución sea beneficiosa. Este estudio, que se conoce como Minnesota Coronary Experiment, comenzó como una gran promesa, ya que el grupo de personas que consumían aceites vegetales presentaron niveles de colesterol en sangre más bajos de los esperados. También había una importante diferencia en cuanto a mortalidad, aunque, en este caso, las noticias no eran buenas. El cambio a los aceites vegetales incrementaba el riesgo de muerte en un preocupante 22 % y las cosas eran aún peores en pacientes mayores de 65 años. No es que el cambio fuera malo, ¡es que era catastrófico!

El consejo concreto que gobiernos de todo el mundo habían lanzado en el sentido de reemplazar las grasas saturadas naturales por aceites de semillas industriales ricos en omega-6 era absolutamente contrario a la recomendación que debería haberse hecho. No lo habríamos hecho peor ni queriendo. La sustitución de alimentos naturales como la mantequilla, la nata y la carne que el ser humano llevaba comiendo durante milenios por aceites procesados obtenidos a partir de basura (semillas de algodón) es perjudicial. Los aceites vegetales empezaron a elaborarse en la industria porque eran baratos, no porque fueran sanos.

Grasas saturadas: estudio PURE

Va un poco en contra de toda lógica que las grasas saturadas llegaran a ser consideradas en algún momento más dañinas que otras grasas. Las grasas insaturadas tienen múltiples dobles enlaces que les permiten aceptar otras moléculas, como el hidrógeno. El resultado es que son químicamente más reactivas que las saturadas, que no tienen esos dobles enlaces. Cuando los AGPI, como el aceite vegetal, se almacenan durante mucho tiempo, se oxidan y enrancian[16].

Las grasas saturadas, como la mantequilla, son químicamente más estables, de modo que es menos probable que planteen este problema. La hidrogenación puede convertir de manera artificial un AGPI en una grasa saturada, dando lugar a la pesadilla de las grasas trans. Seguro que no queremos que nuestras células se enrancien por las grasas que se oxidan en nuestro organismo, de modo que, si las grasas saturadas son más estables, ¿no sería mejor fomentar su consumo? La respuesta es sí.

En 2014, el doctor Dariush Mozzafarian, decano de la Friedman School of Nutritional Science and Policy de la Tufts University, en Somerville, Estados Unidos, realizó una exhaustiva revisión de toda la literatura disponible. Encontró que comer más grasas saturadas no incrementaba el riesgo de sufrir cardiopatías[17]. Este hallazgo se hacía eco de los resultados alcanzados en un análisis de 2010 realizado por el doctor Ronald Krauss, director de investigación sobre aterosclerosis del Children's Hospital Oakland Research Institute, y del doctor Frank Hu, de Harvard. Su estudio mostró que el consumo de más grasas saturadas con la alimentación *no* se asociaba a una mayor incidencia de enfermedades cardíacas y que, paradójicamente, podía contribuir a la prevención de los accidentes cerebrovasculares[18].

En 2017, el doctor Salim Yusuf llevó a cabo la encuesta nutricional más completa realizada hasta entonces: el estudio epidemiológico prospectivo rural y urbano PURE (siglas en inglés de Prospective Urban Rural Epidemiological). Participaron en ella dieciocho países y cinco continentes, y supuso el seguimiento de más de 135 000 personas durante una media de 7,4 años. Dada la enorme importancia de la alimentación y de las cardiopatías era esencial contar con una evidencia rigurosa en la que basar las recomendaciones oficiales.

El estudio PURE puso de manifiesto que comer más grasas totales o saturadas *reducía* el riesgo de cardiopatías y muerte (ver figura 11.3)[19]. Las personas que comían una mayor cantidad de grasas arrojaban una reducción del 13 % del riesgo de muerte, en comparación con las perso-

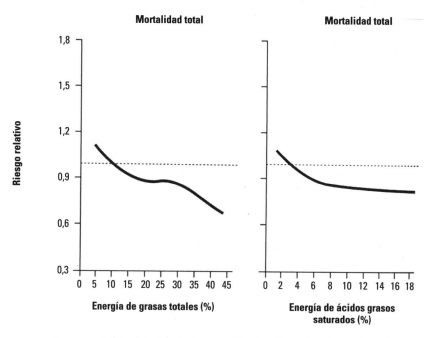

Figura 11.3. Disminución de la mortalidad en función del aumento de la ingesta de grasas saturadas.

nas que comían menos grasas, con resultados similares para las grasas saturadas. El riesgo de cardiopatías era también un 30 % más bajo. Las grasas saturadas que todos temíamos fueron causa de infarto de miocardio eran en realidad protectoras. Las directrices aprobadas por los gobiernos, ampliamente refrendadas, que recomendaban reducir las grasas totales y saturadas en nuestra dieta se alejaban totalmente de la realidad. No había —y sigue sin haberla— ninguna razón para evitar ni las grasas naturales ni las grasas saturadas.

Llevar una dieta con alto contenido en carbohidratos, como recomendaban en origen los objetivos dietéticos de 1977 para Estados Unidos, era también muy perjudicial. En el estudio PURE, las dietas ricas en carbohidratos se asociaron a un aumento del 28 % del riesgo de enfermedades cardíacas y de muerte. Es una ironía que ese consumo recomendado de un 55-60 % de calorías procedentes de carbohidratos fuera precisamente la cantidad más letal según este estudio. La pirámide inicial de los alimentos considerada por el Departamento de Agricultura de Estados Unidos (USDA) no hacía distinción entre carbohidratos procesados y no procesados, de modo que la dieta de los estadounidenses siguió basándose en gran medida en carbohidratos muy refinados, como pan blanco y pasta, que era lo más problemático.

Grasas buenas monoinsaturadas

La sustitución de grasas saturadas por poliinsaturadas no fue una buena idea. Pero ¿y el uso de ácidos grasos monoinsaturados (AGMI)? La mayoría de los estudios sobre AGMI entrañan problemas, debido a la interferencia de la ingesta de carbohidratos[20]. El estudio Kanwu mostró que los AGMI[21] aumentaban la sensibilidad a la insulina en las personas que llevaban una dieta rica en carbohidratos.

La sustitución en la dieta de los pacientes de las grasas saturadas (leche, mantequilla, queso y carnes grasas) por AGMI (aceite de oliva, frutos secos y aguacates) dio lugar a una pérdida de peso ligeramente mayor, a un aumento del gasto energético y a menor presión arterial, con una ingesta equivalente de calorías[22]. Lo más importante es que la dieta rica en AGMI mejoraba la grasa más peligrosa, la que se acumula en el abdomen: la grasa visceral. En otros estudios, el aceite de palma, que es una grasa saturada, aumentaba la insulina y reducía el gasto de energía cuando se añadía a una dieta rica en azúcar[23]. Por otro lado, el ácido oleico, que es un AGMI, mostró un ligero *incremento* del gasto de energía diario[24].

La ingesta de más grasas monoinsaturadas podría dar más margen de maniobra para comer más carbohidratos, sin provocar resistencia a la insulina o aumento de peso. Tal vez sea esta la razón por la cual muchas personas que viven en el Mediterráneo se mantienen delgadas y sanas disfrutando de panes y pasta. En primer lugar, consumen estos alimentos sin llenar boles gigantescos ni rellenarlos múltiples veces. En segundo lugar, los alimentos con alto contenido de carbohidratos se acompañan a menudo de un generoso chorro de aceite de oliva. Un amplio análisis de cincuenta estudios epidemiológicos controlados y aleatorizados, en el que participaron más de 500 000 personas, evidenció que el seguimiento de una dieta mediterránea mejoraba los valores de circunferencia de cintura, HDL, triglicéridos, presión arterial y glucosa en sangre[25].

El ácido oleico (la grasa predominante en el aceite de oliva) tiene una mayor tasa de oxidación que el ácido esteárico (una grasa saturada presente en la carne y en el chocolate) [26]. El resultado es que libera más energía, que aumenta la saciedad y reduce la subsiguiente ingesta de alimento. También da lugar a que se queme más grasa en un nivel celular[27] y requiere más energía para su digestión[28]. Todo ello es aplicable incluso a mujeres posmenopáusicas obesas, un grupo poblacional con dificultades especiales para perder peso[29]. El paso de las grasas de origen animal al aceite de oliva permitía a estas mujeres utilizar más grasa para obtener energía celular, en lugar de usar carbohidratos. Si lo que quieres es perder grasa corporal, tienes que usar tu grasa corporal, no carbohidratos.

Las grasas estratégicas para una dieta de alto contenido en carbohidratos incluyen más frutos y semillas, aceite de oliva y aguacates y menos carne grasa y lácteos enteros (queso, leche, mantequilla). Si sigues una dieta baja en carbohidratos y te la saltas solo algún día de vez en cuando, puede que sea mejor que intentes obtener grasas de fuentes monoinsaturadas que de fuentes saturadas: sáltate las pizzas con carne y opta por sushi, con mucho aguacate y arroz.

Las grasas saturadas naturales están bien pero, para perder peso, contempla la posibilidad de reemplazarlas por grasas monoinsaturadas, especialmente si te decantas por una ingesta moderada de carbohidratos, en lugar de seguir una dieta baja en carbohidratos.

EFECTOS BENEFICIOSOS DEL CONSUMO DE MENOS GRASAS SATURADAS Y MÁS GRASAS MONOINSATURADAS ············

Estos son algunos de los efectos del consumo de menos grasas saturadas y más grasas monoinsaturadas para aquellas personas que siguen una dieta con un contenido de carbohidratos entre moderado y alto[30].

- Mayor pérdida de peso y grasa
- Menor pérdida de tejido muscular y magro
- Menor presión arterial
- Mayor oxidación de grasas después de las comidas (se quema grasa en lugar de carbohidratos)
- Menos triglicéridos después de las comidas
- Niveles más altos de HDL después de las comidas

···

Triglicéridos de cadena media y aceite de coco

El aceite de coco tiene un alto contenido de ácidos grasos saturados de cadena media, concretamente de ácido láurico y ácido mirístico. La mayoría de las grasas de la dieta están integradas por cadenas que tienen entre doce y veintidós átomos de carbono. Los triglicéridos de cadena media (TGCM) tienen solo entre seis y doce átomos de carbono y esta menor longitud podría suponer ciertos beneficios para la salud. El aceite de coco tiene TGCM; otras fuentes son el aceite de palma, la mantequilla y la leche entera.

La menor longitud de la cadena de átomos de carbono hace posible que el cuerpo absorba los TGCM más rápidamente, de manera que se convierten enseguida en cetonas y son metabolizados como combustible. En términos técnicos, los TGCM son absorbidos directamente y pasan a la circulación portal, que va del intestino al hígado. El sistema linfático absorbe los ácidos grasos de cadena más larga, que pasan así a la sangre; de aquí, pasan a los adipocitos para su almacenamiento, de modo que gran parte nunca llega al hígado. En el hígado los TGCM atraviesan rápidamente la membrana mitocondrial (las mitocondrias son los elementos celulares productores de energía); para que esto suceda, no es necesario que haya carnitina. En pocas palabras, los TGCM van directamente al hígado, donde son metabolizados mucho más rápidamente para la obtención de energía. Esta acelerada conversión metabólica en combustible supone el almacenamiento de una menor cantidad como grasa corporal.

El aceite de coco eleva el colesterol total, pero aumenta sobre todo las HDL, el colesterol «bueno», lo cual explica algunos de sus beneficiosos efectos sobre el corazón[31]. Y el aceite de coco virgen, comparable al aceite de oliva virgen, es incluso más saludable, porque se extrae exclusivamente por medios mecánicos, sin calor ni agentes químicos, y mantiene todos los polifenoles bioactivos que se pierden en el proceso de refinado[32]. La marca Organic Traditions fabrica un excelente aceite de coco ecológico.

Estudios llevados a cabo en humanos utilizando TGCM arrojan resultados prometedores, incluida una mayor pérdida de peso en comparación con el aceite de oliva[33] y las grasas saturadas de cadena más larga[34]. La mayor pérdida de peso sería atribuible a la supresión de apetito o a un mayor gasto energético. La rápida conversión de TGCM en energía activa los mecanismos de saciedad, que hacen que pares de comer, lo que tiene una importancia enorme cuando se desea perder peso. Una ingesta elevada de TGCM conduce a un consumo global de calorías significativamente menor: una media de 256 calorías menos al día en un estudio[35] y de 41 a 169 calorías al día en otro[36].

Los aceites con TGCM podrían incrementar el gasto de energía cuando se utilizan en lugar de otros aceites[37]. Marie-Pierre St-Onge, profesora adjunta de nutrición en la Cornell University Medical School, ha estudiado los TGCM durante al menos dos décadas y afirma que «el aceite de coco tiene una proporción mucho más alta de triglicéridos de cadena media que la mayoría de otras grasas o aceites, y mi investigación ha mostrado que la ingesta de triglicéridos de cadena media incrementa el índice metabólico en mayor medida que la ingesta de triglicéridos de cadena larga»[38].

Una dieta con 30 gramos de TCM aumentó en 114 calorías el gasto de energía en veinticuatro horas[39]. Aunque estos efectos globales son relativamente modestos, la combinación de aumento del gasto energético con un menor apetito durante largos períodos podría suponer importantes efectos beneficiosos.

Los TGCM no contiene los polifenoles presentes en muchos otros alimentos ricos en AGMI (como aguacates, aceitunas, frutos y semillas). Sin embargo, el aceite de coco eleva considerablemente las HDL. Poblaciones indígenas del Pacífico Sur que subsistían a base de grandes cantidades de coco mantuvieron una excelente salud durante generaciones. Los alimentos tradicionales de la isla de Kitava, las Islas Trobriand y Papúa Nueva Guinea eran raíces, pescado y coco. Estudios sobre esta dieta encontraron «ausencia aparente de accidentes cerebrovasculares y cardiopatías isquémicas»[40].

La ingesta elevada de las grasas saturadas presentes en el aceite de coco no «obstruía» las arterias. Todo lo contrario, no se observaban en absoluto enfermedades cardíacas.

El estudio realizado entre migrantes procedentes de Tokelau demuestra una vez más los potenciales beneficios del aceite de coco[41]. La pequeña isla de Tokelau, en el Pacífico Sur, se encuentra al nordeste de Nueva Zelanda y durante generaciones los locales subsistieron a base de pescado, del fruto del árbol del pan y de coco. Se estimó que obtenían del coco el 70 % de las calorías, de modo que su dieta era extremadamente rica en grasas saturadas (casi el 50 %). Las primeras descripciones de su salud registraron niveles bajos de hipertensión arterial, cardiopatías, obesidad y diabetes. En 1966, un ciclón tropical obligó a la evacuación de una parte importante de la población a Nueva Zelanda. La emigración forzada por el ciclón ofreció una oportunidad única para estudiar los efectos del cambio a una dieta occidental típica, que era más rica en azúcares y carbohidratos refinados y más pobre en grasas saturadas. Los datos recabados no fueron buenos.

En una comparación entre personas que habían emigrado de Tokelau y los residentes en la isla, el peso medio de los hombres emigrados había aumentado entre 10 y 13 kilos en una década. La diabetes se había duplicado en la población. La presión arterial sistólica aumentó una media de 7,2 mmHg y la diastólica 8,1 mmHg, y también aumentó la incidencia de gota. La sustitución de la dieta tradicional rica en coco y aceite de coco por una dieta occidental resultó muy nociva para la salud de los tokelauanos.

Lácteos con toda su grasa

Durante años se nos ha dicho que compremos lácteos *light* o que tomemos leche desnatada, supuestamente porque la grasa de la leche, que es muy saturada, es perjudicial para la salud de nuestro corazón. Esta afirmación entra en contradicción directa con el saber de milenios anteriores, durante los cuales los productos lácteos eran apreciados de manera específica por su alto contenido de grasa. Cuando algo es inmejorable, en todos los idiomas hay una frase del tipo «esto es la flor y nata», como por ejemplo, en francés, «*la crème de la créme*», o en inglés «*this is the cream of the crop*».

Todos estos dichos tienen la misma connotación: la nata, la fracción más grasa de la leche, es también la más apreciada.

Tanto énfasis en la ingesta de productos lácteos con bajo contenido graso podría llevarte a pensar que deben existir estudios científicos que demuestran que la grasa de los lácteos no es saludable y que reducir la grasa de la leche es una opción sana. Pero te equivocarías. No existe evidencia que pruebe que comer productos lácteos con alto contenido graso cause enfermedades cardíacas.

Las investigaciones modernas exculpan a la grasa de los lácteos, considerada antes un villano de la alimentación[42]. Un minucioso seguimiento durante veintidós años de un grupo de pacientes, con medición de marcadores sanguíneos de la grasa de los productos lácteos, encontró que tomar grasa de lácteos no guardaba relación en modo alguno con el riesgo de cardiopatías o muerte. El análisis se basaba en un estudio anterior, de 2014, que había llegado a la conclusión de que no existía riesgo incrementado de accidente cerebrovascular[43]. La reconocida autora, Marcia Otto, destacaba que «los resultados sugieren que un ácido graso presente en los lácteos reduce el riesgo de muerte por enfermedad cardiovascular, en especial por accidente cerebrovascular»[44]. Así es, comer lácteos con toda su grasa era saludable, no perjudicial. Un análisis de 2013 sugiere que la grasa de los lácteos podría incluso tener efecto protector frente al desarrollo de diabetes de tipo 2, que es una epidemia creciente en todo el mundo[45].

De modo que no hay razón ya para tener miedo al consumo de productos lácteos enteros. De hecho, Arne Astrup, director del departamento de nutrición de la Universidad de Copenhague, escribió en 2014 sobre la nueva consideración de las grasas saturadas y de los lácteos y sobre su paso de ser enemigos a ser amigos, en un artículo titulado «A Changing View on Satured Fatty Acids and Dairy: From Enemy to Friend»[46]. Esta reciente evidencia explica por qué la revista *Time* proclamó en 2016 el regreso de la mantequilla a nuestras mesas: «*butter is back*».

Frutos secos

A finales de la década de 1990, expertos en alimentación nos alertaron sobre el consumo de frutos secos porque, en general, tienen un alto contenido graso. Dado que todas las grasas eran consideradas nocivas, los alimentos ricos en grasa, como los frutos secos y el aguacate, eran considerados también muy poco saludables. Pero varios estudios de gran alcance fueron revelando gradualmente que comer semillas y frutos secos se asociaba a una importante protección cardíaca. Este hallazgo ha sido replicado varias veces[47] y el consejo de comer más frutos secos es ahora ampliamente compartido.

En este contexto se consideran frutos secos los frutos de árboles como almendras, nueces, avellanas, etc. y también los cacahuetes, que en realidad son un tipo de legumbre. Los frutos secos contienen fundamentalmente ácido oleico, la misma grasa insaturada presente en el aceite de oliva, pero también contienen gran cantidad de fibra, proteínas, minerales y polifenoles. Comer más frutos secos se ha relacionado con una reducción del 13 % del riesgo de diabetes de tipo 2, un menor riesgo de hipertensión arterial y valores más bajos de colesterol LDL. Estos hallazgos llevaron a la AHA de Estados Unidos a recomendar el consumo de más semillas y frutos secos para reducir el riesgo de enfermedades cardíacas[48]. Por cada ración diaria de frutos secos, los estudios estiman que se produce una reducción del riesgo de enfermedad cardiovascular del 28 %. Comer frutos secos de producción ecológica, ya sean almendras, anacardos o nueces, es la mejor opción. (La marca Organic Traditions, que puedes encontrar en http://organictraditions.com, ofrece frutos secos ecológicos de calidad).

Comer frutos secos se asoció a un importante efecto protector del corazón.

Aceite de oliva virgen extra: merece la pena

El aceite de oliva refinado y el aceite de oliva virgen extra (AOVE) se obtienen ambos de la aceituna, pero los procesos de producción son completamente distintos. El AOVE es un aceite sin refinar que no se trata con ningún agente químico ni se somete a calor. Se obtiene mediante molturado de las aceitunas hasta la obtención de una pasta, con posterior extracción en frío del aceite. El AOVE es, en general, el aceite de mejor calidad que se puede comprar, lo que tiene un precio. La pasta remanente en el proceso de obtención sigue conteniendo aceite, que pude tratarse mediante disolventes químicos y calor para extraer aceite. Este producto es el aceite de oliva refinado, que en general es más barato que el AOVE, pero también de menor calidad.

El aceite de oliva virgen extra es más saludable que el aceite de oliva virgen debido a su contenido más alto de polifenoles. Un ensayo controlado aleatorizado y cruzado encontró que el mayor contenido de polifenoles daba lugar a un incremento lineal de las HDL y a una reducción de las LDL oxidadas (el colesterol «malo»). Los autores del estudio llegaron a la conclusión de que «el aceite de oliva es más que una grasa monoinsaturada. Su contenido fenólico también es beneficioso para los niveles de lípidos plasmáticos y para evitar el daño oxidativo»[49]. Los compuestos fenólicos presentes en el AOVE inhiben la oxidación de las LDL, el proceso por el que el colesterol LDL es tan peligroso en lo referente al desarrollo de enfermedades cardíacas[50]. Un estudio ha puesto de manifiesto que 50 gramos de aceite de oliva al día durante apenas dos semanas reducen la oxidación de LDL en un 73 % y la captación de LDL por parte de los macrófagos en un 61 %[51]. Estas cifras son indicativas de que el aceite de oliva, especialmente el AOVE, reduce la incidencia de aterosclerosis.

Por otro lado, estudios realizados en humanos muestran que el AOVE reduce la inflamación[52], la «adhesividad» de la sangre[53], el daño del ADN[54], la oxidación de LDL y la presión arterial, y mejora la función endotelial[55]. Por esta razón, el AOVE, y de manera especial un aceite de oliva procedente de cultivo ecológico y obtenido por prensado en frío (como el aceite de oliva de Organic Traditions), es un gasto extra que merece la pena si te preocupas por tu salud.

Los beneficiosos efectos de los omega-3 de origen marino

El consumo de grandes cantidades de ácidos grasos omega-3 AIP y ADH de origen marino tiene muchos efectos beneficiosos para la salud, como la reducción de los episodios cardiovasculares y una menor mortalidad[56]. Tomar 1 gramo de AIP/ADH después de un infarto de miocardio reduce la mortalidad total y la muerte cardíaca súbita. Dosis más altas de AIP y ADH (3 a 4 gramos al día) bajan la presión arterial, reducen los triglicéridos y estabilizan las placas ateroscleróticas[57]. Los ácidos grasos omega 3 de cadena larga reducen el riesgo de obesidad e incrementan el metabolismo basal y la síntesis de proteínas musculares, al mismo tiempo que reducen la degradación de las células musculares[58]. El pescado azul, como el salmón y las sardinas, es una excelente fuente de ácidos grasos omega-3 de origen marino. No obstante, existe una fuente incluso mejor: el aceite de kril.

RECOMENDACIONES SOBRE SUPLEMENTOS DE AIP/ADH ......

Para el mantenimiento de la salud y para personas con enfermedades:

Recomendamos tomar de 3 a 4 gramos de AIP/ADH al día procedentes de una fuente de calidad, como marisco salvaje o aceite de pescado, o en forma de suplemento de aceite de algas, más 3 o 4 gramos de aceite de kril.

....

Aceite de kril

El kril es un tipo de crustáceo diminuto (similar a una gamba) que vive en los océanos Ártico, Antártico y Pacífico. Al ser tan pequeño, se halla sujeto en menor medida a la contaminación por metales pesados que los peces. Los ácidos grasos omega-3 del kril mejoran la absorción y la penetración en el cerebro. Una dosis de 1 gramo del aceite de kril Neptune Krill Oil proporciona AIP/ADH (240 miligramos), vitamina A (100 UI), vitamina E

(0,5 UI), fosfolípidos (400 miligramos) y astaxantina (1,5 miligramos) y colina (74 miligramos) [59].

El aceite de kril mejora la artritis[60], el síndrome premenstrual, el dolor de mama a la palpación y el dolor de las articulaciones[61]. En cantidades de 1 a 3 gramos al día, se ha mostrado más eficaz para reducir la glucosa en sangre, el colesterol total y los triglicéridos, y para aumentar las HDL, comparado con aceite de pescado y con placebo[62]. Piensa en el aceite de kril como en un «súper omega-3», ya que también contiene astaxantina. Este potente antioxidante es único, porque se difunde a través de la bicapa lipídica de la membrana celular y es hidro y liposoluble, de modo que previene el daño oxidativo sobre el exterior de la membrana celular y en su interior.

Los humanos prehistóricos de la sabana africana ingerían ácidos grasos omega-3 de tipo «marino» porque se comían también el cerebro de sus presas[63]. El tejido cerebral es más rico en ADH que el salmón[64]. Esta fuente era más fácilmente absorbible[65] y proporcionaba a los primeros humanos el beneficio único del ADH cerebral. Hoy en día ya no es tan corriente comer sesos, de modo que los suplementos de aceite de kril son una excelente alternativa. La astaxantina ayuda a prevenir la oxidación del ADH en el cerebro, pues actúa como un potente antioxidante hidro y liposoluble.

LOS BENEFICIOS PARA LA SALUD DEL ACEITE DE KRIL[66] ......

- El aceite de kril se absorbe mejor y se oxida con menor facilidad que el aceite de pescado.

- Los ácidos grasos omega-3 del aceite de kril están unidos a fosfolípidos (que no existen en el aceite de pescado). Atraviesan con facilidad las barreras hematoencefálica y hematorretiniana y liberan ácidos grasos omega-3 en las bicapas lipídicas, para llegar a los sitios donde son necesarios.

- El aceite de kril proporciona fosfatidilcolina, que ayuda a prevenir la enfermedad llamada hígado graso y mejora las funciones mentales.

- La astaxatina penetra en las células de la piel y ayuda a prevenir el daño por radiación solar ultravioleta.

- El aceite de kril tiene mayor capacidad antioxidante que el aceite de pescado. Tiene un valor de capacidad de absorción de radicales de oxígeno (CARO) que es:
  - 378 veces mayor que en las vitaminas A y E, 47 veces mayor que en el aceite de pescado, 34 veces mayor que en la coenzima CoQ10 y 6,5 veces mayor que en el licopeno.
- El kril tiene una capacidad de desactivación de oxígeno singlete que es:
  - 6000 veces mayor que la vitamina C y 800 veces mayor que la CoQ10.
  - 550 veces mayor que la vitamina E y 40 veces mayor que el beta-caroteno.
- A diferencia del aceite de pescado, el aceite de kril no tiene sabor ni retrogusto a pescado.
- Mejora la rigidez de la artrosis. El aceite de kril reduce:
  - la proteína C reactiva (PCR) en un 30 %, los triglicéridos en un 28 % y el colesterol LDL hasta en un 40 %.
- El aceite de kril aumenta el colesterol HDL entre un 44 % y un 66 %.
- Reduce considerablemente los niveles sanguíneos de glucosa en ayunas, en un 6 %. El aceite de kril reduce la grasa pericárdica (grasa que rodea el corazón) en las ratas un 42 %, frente al 6 % del aceite de pescado.
- El aceite de kril reduce la grasa hepática en las ratas un 60 %, mientras que el aceite de pescado la reduce solo un 38 %.

. . . .

Elegir bien las grasas

La actual clasificación de las grasas en saturadas, monoinsaturadas (AGMI) o poliinsaturadas (AGPI) no sirve absolutamente para nada a la hora de comprender sus efectos sobre la salud humana. Esta clasificación corresponde a un libro de química, no a un libro sobre salud y longevidad.

Algunas grasas son saludables (las que contienen los alimentos naturales) y otras no lo son (grasas trans y aceites vegetales procesados). Las grasas saturadas pueden ser saludables, como las presentes de manera natural en los productos lácteos y en el aceite de coco. Las grasas poliinsaturadas pueden ser saludables (ácidos grasos omega-3 marinos) o no (aceites industriales de semillas, ricos en ácidos grasos omega-6). Cada día nuevos estudios avalan los efectos beneficiosos para la salud de las grasas monoinsaturadas presentes en el aceite de oliva, los frutos secos y la carne. Pero las grasas trans monoinsaturadas artificiales son muy poco saludables. Saber si una grasa es saturada o insaturada no nos ayuda a saber si debemos comerla.

En cambio, podemos saber en cierto modo si una grasa es saludable haciéndonos esta sencilla pregunta: ¿es una grasa natural? Esas grasas que encontramos en la naturaleza, las que hemos estado consumiendo como especie humana durante miles de años, no es probable que sean perjudiciales para nuestra salud. Existen grasas saturadas naturales (en los lácteos y en el coco), grasas monoinsaturadas naturales (en el aceite de oliva) y grasas poliinsaturadas naturales (omega-3 y omega-6). Actualmente los trabajos de investigación están confirmando la ida aparentemente obvia de que comer alimentos lo más cercanos que sea posible a su estado natural es saludable.

Por otro lado, existen grasas y aceites muy procesados. Las grasas trans son grasas insaturadas artificiales que debemos evitar a toda costa. Este es un concepto aceptado casi universalmente. Pero evitar los aceites vegetales no naturales, altamente procesados, también es importante. ¿Dónde se ha visto que nuestros antepasados cavernícolas abrieran una botella de aceite de girasol para cocinar? ¿O comían grasa animal? Es de una arrogancia máxima creer que los seres humanos pueden cocinar con una grasa artificial elaborada por el hombre y que sea más sana que las grasas que la madre naturaleza ha puesto a nuestra disposición para nuestra alimentación. El maíz, por ejemplo, no es especialmente oleoso. El maíz es un alimento natural, pero el aceite de maíz no lo es.

Es importante tener la seguridad de que las grasas que consumes son saludables.

Estas grasas, y los alimentos que las contienen, son el aceite de oliva virgen extra, los ácidos grasos omega-3 de cadena larga, como el AIP y el ADH presentes en el marisco y el pescado, las algas, los suplementos de aceite de kril y el ácido graso omega-6 AAL, contenido en las semillas de lino y chía (la marca Organic Traditions comercializa una gran variedad de estas semillas). Incluso las grasas animales, como las presentes en la mantequilla, el queso y la leche, se muestran inofensivas, especialmente cuando proceden de ganado de cría ecológica. Debes evitar a toda costa las grasas nocivas, como las grasas trans procesadas y los ácidos grasos omega-6 de semillas procesadas.

ZONAS AZULES:

LAS CULTURAS
MÁS LONGEVAS

En 2005, Dan Buettner, escritor de *National Geographic*, utilizó la denominación de «zonas azules» para referirse a ciertas áreas del mundo en las que las personas vivían más tiempo y en mejor estado de salud. La lista de zonas azules es la siguiente:

- Okinawa, Japón
- Cerdeña, Italia
- Loma Linda, California
- Península de Nicoya, Costa Rica
- Icaria, Grecia

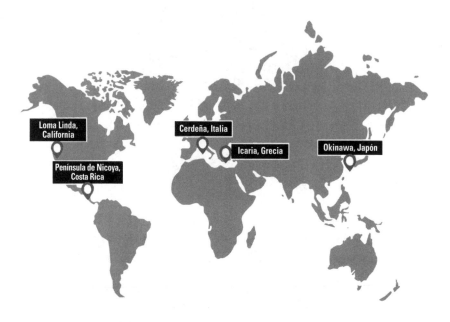

La gente que vive en estas zonas azules alcanza edades que superan los noventa años, e incluso los cien, con relativamente pocas enfermedades asociadas a la edad. Aunque estas personas tan longevas viven en áreas distintas del mundo, con estilos de alimentación y de vida aparentemente muy diferentes, comparten toda ellas ciertas características que es posible que les hayan ayudado a vivir más años y con mejor salud. Estas personas suelen fumar menos y moverse más (y en grado moderado) y priorizan la familia y la socialización. A menudo, aunque no siempre, su alimentación se basa en las plantas, con una ingesta relativamente baja de proteínas, especialmente de proteína animal. Resulta aleccionador analizar un poco más detenidamente la alimentación de estas superestrellas de la longevidad para tratar de descubrir sus secretos.

Okinawa, Japón

En todo el mundo, la media de personas que viven más de 100 años es de apenas 6,2 por 100 000. Según el censo de población de 2017, Japón alcanzó la proporción más alta de centenarios del mundo, con 34,85 por 100 000 habitantes. No obstante, en 1990, la pequeña prefectura japonesa de Okinawa batió incluso este récord con una proporción increíblemente alta, de 39,5 por 100 000 habitantes[1]. La población de varones de Okinawa vive de media hasta los 84 años, mientras que las mujeres viven una media de 90 años, a pesar de tratarse de la prefectura más pobre de Japón y con el menor número de médicos per cápita. Los habitantes de Okinawa sufren solo un pequeño porcentaje de las tasas de enfermedades que cuestan la vida a los occidentales: un 20 % de la tasa de enfermedades cardíacas, cáncer de mama y cáncer de próstata, y menos de un 50 % de la tasa de enfermedad de Alzheimer[2]. No obstante, en el año 2000, la ventaja de la longevidad de la población de Okinawa, en gran parte, se había desvanecido. A este respecto, resulta revelador que la dieta en Okinawa haya cambiado de manera significativa en las últimas décadas hacia cierta occidentalización. Con todo, los datos sobre la tradicional dieta de esta población nos ofrecen pistas sobre su pasada longevidad.

La dieta tradicional okinawense contenía algo de carne, en particular cerdo, y gran número de alimentos de origen vegetal. El registro más antiguo existente sobre tipos de dietas en Japón, que data de 1880, muestra que los naturales de Okinawa obtenían un 93 % de sus calorías del boniato[3]. Comían menos de 40 gramos de proteína al día, un hábito que persistió hasta, al menos, el año 1949. Sus comidas consistían en boniato, sopa de miso y muchas verduras, para el desayuno, la comida y la cena.

La tradicional dieta de los okinawenses estaba integrada aproximadamente en un 80 % por carbohidratos, procedentes de boniatos, verduras y legumbres y algunos cereales. Justo después de la II Guerra Mundial, la población de Okinawa obtenía casi el 70 % de las calorías del boniato, pobre en proteínas y rico en fibra y nutrientes[4]. Esta dieta es prácticamente opuesta a la dieta estándar estadounidense, que es pobre en nutrientes (particularmente en potasio, magnesio, vitamina C y carotenoides) y fibra[5].

Junto con el ubicuo boniato, otras verduras y legumbres integraban en torno al 10 % de la dieta de los okinawenses y el arroz y otros cereales representaban alrededor del 20 %. En 1988, la ingesta diaria de legumbres (alubias) era un 30 % superior a la media de Japón y la ingesta de verduras de colores amarillo y verde era un 50 % más alta.

El boniato de Okinawa varía en color del rojo al amarillo intenso debido a los altos niveles de antocianina. Ambos tipos de boniato son muy ricos en polifenoles y antioxidantes. Okinawa, que es una franja relativamente aislada de islas subtropicales, tiene dos estaciones de crecimiento de los cultivos, que favorecen la producción de boniatos y verduras de temporada. El arroz crece peor, razón por la cual en el siglo XVII fue sustituido como cultivo básico por el boniato.

Tradicionalmente, los okinawenses celebraban una vez al mes festivales en los que comían carne, en particular pescado y cerdo. La combinación de carne y pescado representaba el 1 % de las calorías que ingería la población de las islas, siendo inusuales los productos lácteos y los huevos. La dieta okinawense era casi vegana y proporcionaba solo en torno a 1800 calorías al día[6] (frente a las 2500 calorías que consume el estadounidense medio).

Con el tiempo, el consumo de carne aumentó. Los residentes en las áreas costeras solían comer pescado; el cerdo era la otra carne consumida de manera más habitual. Los cerdos se criaban en libertad, de modo que se alimentaban de plantas silvestres, aunque la gente también les daba de comer restos de verduras, en lugar de los cereales con que los ganaderos de occidente alimentaban a sus cerdos criados en cautividad. En consecuencia, la carne de los cerdos criados en libertad era más rica en ácidos grasos omega-3 y tenía un contenido más bajo de ácidos grasos poliinsaturados omega-6.

La presencia de sodio en la dieta de la población de Okinawa es elevada, una característica, por otra parte, de toda la cocina japonesa. Los altos niveles de sodio se deben al uso extendido de la salsa de soja, del miso, de pescado en salmuera y de verduras y frutas encurtidas.

Un aspecto único de la cocina de Okinawa es el elevado consumo del alga marina *kombu*. Se utiliza en toda la cocina japonesa para dar sabor a las sopas, pero los habitantes de Okinawa comen directamente grandes cantidades de esta alga. El kombu, que crece en los mares, tiene un alto contenido de fibra, minerales, ácidos grasos omega-3 de origen marino AIP y ADH y sal; además, 20 gramos contienen la exorbitante cantidad de 600 miligramos de sodio.

El bajo contenido de proteína no fue nunca perjudicial para la longevidad ni la salud de los okinawenses. Su baja estatura y su menor masa muscular general no permiten extrapolar estos datos a un musculoso levantador de pesas de Estados Unidos, pero sugieren que es posible que no necesitemos tanta proteína como pensábamos, sobre todo si no estamos realizando ejercicio intenso de resistencia.

La ingesta de carne en Okinawa aumentó de manera constante en los años posteriores a la II Guerra Mundial y, en 1988, había superado la media de Japón. La ingesta media de carne se hallaba en torno a los 90 gramos por persona y día, con una cantidad equivalente de legumbres. Así pues, los habitantes de Okinawa llevaban bien tanto una dieta muy baja en proteínas como una dieta con un contenido proteico relativamente alto. La mayor parte de las culturas occidentales muestran una ingesta diaria de carne superior a los 200 gramos al día. (Nota: un gramo de carne no es lo mismo que un gramo de proteína, porque la carne puede contener una cantidad importante de grasa, dependiendo del tipo específico de carne y del corte).

La moderna dieta de Okinawa ha introducido otros cambios. El consumo de legumbres y verduras de color amarillo y verde ha disminuido hasta la media nacional de Japón. El porcentaje de calorías procedentes de las grasas ha aumentado por encima del 30 %. El grupo de residentes que han occidentalizado en mayor medida su dieta han sido los más jóvenes, sobre todo hombres. Ahora tienden a evitar el tradicional plato de *champuru*, que contiene carne (el cerdo es lo típico) o tofu, salteado con verduras.

Además, comen menos pescado que generaciones anteriores.

Los residentes en Okinawa, como los de casi todo Japón y este de Asia, beben grandes cantidades de té. Las bebidas más populares son el té verde y el *kohencha*, un té semifermentado. En Okinawa, el té verde se aromatiza a menudo con flores de jazmín y cúrcuma en una infusión que ellos llaman *san-pien*, que podría traducirse como *té con una pizca de aroma*. El okinawense medio bebe al menos 2 tazas de té al día.

Los okinawenses siguen una antigua tradición del confucianismo llamada *hara hachi bu*. Dejan de comer antes de notar que están llenos, es decir, solo comen hasta que ya no tienen hambre. Existe una gran diferencia entre esos dos estados. Ellos dejan deliberadamente de comer cuando están llenos en un 80 %, una práctica que tiene el mismo efecto que una reducción metódica de calorías del 20 %. Para ser capaces de dejar de comer antes de estar llenos, los okinawenses practican lo que ahora se conoce como «comer con *mindfulness*», es decir, comer siendo consciente del momento. Si tienes intención de practicar el *hara hachi bu* como hacen los habitantes de Okinawa, debes hacerlo pensando y reconociendo el momento en el que ya no tienes sensación de hambre.

Para que esta pauta de restricción calórica te resulte más fácil, puedes seguir estos consejos:

- Recuerda: cuando estés comiendo, come bien.
- Cuando estés comiendo, *come*. Nunca comas sin ser consciente de ello. No comas delante de la televisión. No comas mientras lees. No

comas frente al ordenador. Concéntrate en lo que estás comiendo y disfruta de tu comida.

- Cuando ya no sientas hambre, deja de comer.
- Come despacio. Las señales de saciedad que envía nuestro estómago tardan un tiempo en recibirse. Si comes hasta estar lleno, es fácil que acabes comiendo demasiado. Piensa en la última vez que comiste en un buffet. Cuando estabas comiendo, todo era estupendo. Pero 10 o 15 minutos más tarde, cuando empezaste a recibir todas las señales de saciedad, te sentiste como si fueras a explotar. Puede que incluso sintieras náuseas.
- Usa platos pequeños para forzarte a ti mismo a comer menos. Tendemos a comernos todo lo que tenemos en el plato, pues se nos ha inculcado este hábito en la infancia. Dejamos limpio el plato, ya tengamos mucha comida o poca. Si llenamos en exceso nuestro plato, tendemos a comer hasta acabarlo todo, independientemente de cuánta comida haya en él. Si, en cambio, nos servimos menos comida en el plato, podremos vaciarlo sin habernos atiborrado y, antes de servirnos más, tendremos la oportunidad de preguntarnos si seguimos teniendo hambre.

Lista para la longevidad: Okinawa

- **Restricción calórica/ayuno:** los habitantes de Okinawa aplican una restricción calórica deliberada, que consiste en la práctica del *hari hachi bu*.
- **mTOR:** las dietas son bajas en proteína animal.
- **Té/café/vino:** los okinawenses, como otros japoneses, beben mucho té.
- **Sal:** las comidas suelen ser ricas en sal, por la presencia de miso, kombu y salsa de soja.
- **Grasas:** el pescado es básico en su dieta y no tiene un elevado contenido de grasas, pero la escasa inclusión de cereales en la alimentación supone una adecuada proporción entre omega-6 y omega-3. No se consumen aceites vegetales.

Desgraciadamente, esa longevidad que durante tanto tiempo caracterizó a la población de Okinawa está desapareciendo rápidamente. Después de la II Guerra Mundial, el pan blanco y el arroz empezaron a reemplazar al apreciado boniato. La población más joven consume ahora más que nunca comida rápida, al estilo estadounidense, y muchos sufren sobrepeso. La ingesta de carne ha aumentado y la ingesta de verduras verde y amarillas ha disminuido. De hecho, la tasa de obesidad en la prefectura es ahora la más alta de Japón.

Es probable que la tradicional dieta haya tenido un papel más importante en la longevidad de los habitantes de Okinawa que ningún otro elemento de su estilo de vida o del entorno.

Cerdeña, Italia

En el extremo terrestre opuesto a Okinawa se encuentra la joya italiana de Cerdeña, que fue la primera zona azul identificada. La isla de Cerdeña se encuentra en la cuenca del Mediterráneo occidental, a unos 200 km de la costa de la península itálica. Debido a su geografía montañosa, los residentes en la isla vivieron durante mucho tiempo en extremo aislamiento y relativa pobreza. Muchos de sus centenarios habitantes viven en pequeños pueblecitos del interior de la isla. Hubo un momento en que uno de cada 200 habitantes superaba la frontera de los cien años[7]. Este porcentaje era alrededor de cincuenta veces la tasa correspondiente a la población de Estados Unidos que alcanzaba los 100 años. Y lo que es más interesante, la tasa de centenarios mostraba una relación inusualmente baja de mujeres/hombres de 2:1, en lugar de la habitual relación 5:1 de otras zonas azules[8]. En Cerdeña, los hombres vivían más de 100 años en una proporción mucho mayor que en ningún otro lugar del mundo.

Los primeros relatos fiables sobre la dieta de los habitantes de Cerdeña se deben al geógrafo francés Maurice Le Lannou, que describió su dieta como «notablemente frugal»[9], probablemente debido a la pobreza de la región. La comida básica era la sopa de verduras (*minestrone*), que incluía abundantes verduras locales. Los cocineros añadían a menudo legumbres a estas sopas, que la gente solía comer con pan de masa madre. Las nueces y castañas representaban una importante fuente de calorías y grasas monoinsaturadas. Los habitantes de la isla comían muy poca carne, como cabe esperar de una región empobrecida. Registros correspondientes a mediados del siglo XIX sugieren que los sardos comían carne solo entre dos y cuatro veces al mes, si bien esta cantidad fue aumentando de manera constante con los años. Con todo, se estima que entre un 70 % y un 83 % de la proteína de la dieta procedía de las verduras, incluso bien entrado ya el siglo XX. Sin embargo, el consumo de lácteos era mucho más alto que el de carne, especialmente entre los pastores de la isla. Bebían sobre todo leche de oveja y de cabra, y comían queso *ricotta*. Solo la gente de la costa comía pescado.

Los habitantes de Cerdeña, como sus parientes peninsulares, bebían una cantidad razonable de vino, sobre todo tinto: una media de 0,5 litros por persona a la semana (más o menos un vasito al día). Las uvas de la variedad Cannonau, autóctonas de la región, producen más pigmento rojo, que protege frente a los rayos UV. Durante la producción del vino, se dejan macerar las uvas más tiempo que en la elaboración de otros caldos. El pigmento y el tiempo de maceración dan lugar a niveles de flavonoides dos o tres veces mayores que los de otros vinos.

La dieta típica sarda, que incluye una buena cantidad de queso y algo de carne, no se parece nada a la dieta tradicional de Okinawa, cuya base es el boniato. Aun así, los sardos elaboran el queso con leche de ovejas alimentadas con pastos y tradicionalmente han reservado la carne para ocasiones especiales; por consiguiente, la dieta, en general, incluye poca

---

Lista para la longevidad: Cerdeña

- **Restricción calórica/ayuno:** los sardos tienen una dieta bastante «frugal».

- **mTOR:** la dieta sarda tradicional tiene un bajo contenido de proteína animal y, en cambio, pone énfasis en las verduras y legumbres.

- **Té/café/vino:** como la mayoría de los italianos, beben vino tinto.

- **Sal:** su ingesta de sodio es alta, por el consumo de leche y queso.

- **Grasas:** comen muchas nueces y castañas, que son ricas en grasas monoinsaturadas. La dieta es rica, además, en grasas lácteas.

carne. Además, las comidas suelen consistir en una buena cantidad de pan integral, verduras, legumbres y, casi siempre, un vasito de vino tinto. Estas son, claro está, las características distintivas de las tantas veces preconizada dieta mediterránea.

Loma Linda, California

Loma Linda, en California, EE UU, se encuentra a menos de 100 km al este de la extensa metrópoli de Los Ángeles, es un lugar en el que no cabría esperar una de las mayores tasas de longevidad del mundo. Los residentes en esta localidad, que viven una década más que el estadounidense medio, pertenecen en gran parte a la Iglesia adventista del séptimo día, una organización religiosa de base cristiana que recomienda la dieta vegetariana y la abstinencia del consumo de tabaco y alcohol.

En 1960, la Loma Linda University, fundada por la Iglesia adventista del séptimo día, emprendió un estudio sobre los hábitos dietéticos y el estilo de vida de cerca de 25 000 residentes en la localidad. El estudio original, el Adventist Mortality Study (de 1960 a 1965), mostró una tasa significativamente más baja de cáncer y cardiopatías que la registrada en la población no adventista de Estados Unidos, lo cual se traducía en un aumento de la longevidad de 6,2 años para los hombres y de 3,7 años para las mujeres. El siguiente estudio que se realizó, el Adventist Health Study I (de 1974 a 1988), confirmó este hallazgo: los hombres vivían 7,3 años más que la media de la población californiana y las mujeres vivían 4,4 años más. Los cinco principales comportamientos a los que los investigadores atribuyeron efectos beneficiosos sobre la longevidad fueron el no fumar, la práctica regular de ejercicio, el mantenimiento de un peso corporal saludable, el consumo de más frutos secos y una dieta de base vegetal.

Aunque nadie discute el carácter saludable de los tres primeros comportamientos, la importancia de comer frutos secos, ricos en grasas naturales, era objeto de amplia controversia en los tiempos en los que se publicaron los resultados. Desde entonces, muchos otros estudios han confirmado esos resultados. Aunque muchos de los efectos beneficiosos encontrados en el estudio sobre esta población adventista, y publicados en la prensa, se atribuyeron a una dieta básicamente vegetariana, es probable que el factor más importante fuera que no eran fumadores.

El último estudio importante, el Adventist Health Study AHS-2, que comenzó en 2002 y sigue en curso, analiza la alimentación de 96 000 miembros de la Iglesia adventista en toda Norteamérica. Los investigadores han llegado a la conclusión de que los miembros de la Iglesia adventista que siguen una dieta vegetariana (poco más de la mitad de la población) son menos propensos a desarrollar colesterol alto, hipertensión arterial, diabetes, síndrome metabólico e incluso varios tipos de cáncer[10]. En particular, los adventistas que comen más fruta, legumbres y tomates muestran tasas más bajas de ciertos cánceres[11].

Lista para la longevidad: Loma Linda

◆ **Restricción calórica/ayuno:** los residentes en Loma Linda siguen una dieta vegetariana, que suele ser más baja en calorías que una dieta que incluye carne.

◆ **mTOR:** los residentes en Loma Linda llevan una dieta rica en proteína vegetal y baja en proteína animal.

◆ **Té/café/vino:** el té y el café no están desaconsejados ni prohibidos de manera específica (eso sí, los adventistas no beben alcohol).

◆ **Sal:** su dieta incluye un nivel normal de sal.

◆ **Grasas:** su alimentación incluye frutos secos, lo que significa que la gente consume un alto nivel de grasas naturales.

Península de Nicoya, Costa Rica

Más al sur, en el soleado litoral del Pacífico Norte de Costa Rica, se extiende la región de Nicoya. Su población, en especial los hombres, alcanzan la edad de 90 años, con una tasa 2,5 veces mayor que la correspondiente a la población de Estados Unidos[12]. La probabilidad de que un hombre de Nicoya de 60 años celebre su centenario es siete veces mayor que la probabilidad de que lo haga un japonés o un sardo, y presenta también menor riesgo de padecer enfermedades cardiovasculares.

La tradicional dieta de Nicoya es rica en fibra; se basa ampliamente en alimentos de origen vegetal, siendo alimentos básicos las tortillas recién preparadas con harina de maíz, los frijoles, la papaya, las bananas y el ñame. Los habitantes de Nicoya comen pollo, cerdo y ternera, pero en la mayoría de sus platos abundan las féculas, como el arroz y los frijoles[13]. Consumen ligeramente más calorías, carbohidratos, proteínas y fibra que la media de costarricenses, que también ocupan un lugar bastante alto en la clasificación por longevidad. La ingesta de proteína de los habitantes de Nicoya es de 73 gramos al día, es decir, muy inferior a los 100 gramos de la media de Estados Unidos. En general, los residentes en la península de Nicoya tienden a ser fieles a su alimentación tradicional, en lugar de decantarse por alimentos refinados y procesados.

Lista para la longevidad: Península de Nicoya

- **Restricción calórica/ayuno:** los residentes en Nicoya tienen una dieta de base vegetariana y muy baja en calorías totales. Suelen comer muy poco por la noche.

- **mTOR:** la dieta de los residentes en Nicoya se basa en productos vegetales e incluye poca carne.

- **Té/café/vino:** los habitantes de Nicoya son importantes consumidores de café. Suelen beberlo a diario.

- **Sal:** en Nicoya, la alimentación tradicional tiene un contenido normal de sal.

- **Grasas:** debido a la dieta basada en vegetales, los residentes en Nicoya ingieren en general pocas grasas, pero alguna de ellas son de origen animal. No utilizan aceites vegetales.

Icaria, Grecia

La pequeña y montañosa isla de Icaria, así llamada por el mito de Ícaro, se encuentra en el mar Egeo, entre el continente griego y Turquía. Su población, de casi 8500 habitantes, sigue en su mayor parte las tradiciones cristianas de la Iglesia ortodoxa griega. Su tasa de nonagenarios es alrededor de tres veces mayor que la de Estados Unidos y una elevada proporción de ellos no se encuentran afectados por demencia ni enfermedades crónicas relacionadas con la edad[14]. La fama de Icaria de ser un destino saludable

tiene 2500 años de antigüedad; los antiguos griegos viajaban a esta pequeña isla para tomar baños de aguas termales.

Cualquiera que quiera seguir una dieta mediterránea debería fijarse en
los platos de los habitantes de esta isla, que comen en abundancia fruta y
verduras frescas, cereales enteros, alubias, patatas y mucho aceite de oliva.
También toman infusiones de romero, salvia y orégano silvestres, con un
contenido elevado de antioxidantes. El desayuno tradicional de la isla consiste en pan y miel con vino, café o una infusión de hierbas de las montañas
locales. La comida solía consistir en legumbres (lentejas, garbanzos) y verduras locales de temporada. Y las cenas consistían típicamente en pan y
leche de cabra. Los habitantes de Icaria comían carne solo en ocasiones
especiales[15]. La dieta tradicional de Icaria ha incluido siempre abundante
aceite de oliva, vino y verduras, como otras dietas mediterráneas, siendo en
cambio más pobre en proteínas de la carne que otras dietas occidentales.
Los habitantes de Icaria comen pescado una media de dos veces por semana y carne solo cinco veces al mes. Beben con frecuencia café (una media
de 2 o 3 tazas al día) y vino (de 2 a 3,5 vasos al día). Consumen apenas una
cuarta parte de la cantidad de azúcar refinado que se consume en Estados
Unidos. El pan suele ser de masa madre, aunque también comen pan de
trigo molido a la piedra. Y lo que probablemente sea más importante, como

---

Lista para la longevidad: Icaria

◆ **Restricción calórica/ayuno:** los habitantes de Icaria siguen la
tradición de ayuno de la Iglesia griega ortodoxa.

◆ **mTOR:** los residentes en la isla tienen una alimentación con bajo
contenido en proteína animal.

◆ **Té/café/vino:** los habitantes de Icaria beben café y vino tinto
en abundancia.

◆ **Sal:** en Therma hay manantiales de aguas saladas. La dieta incluye altas proporciones de sal, procedente de la leche, el queso y
las aceitunas.

◆ **Grasas:** las fuentes de grasa son el aceite de oliva, que se consume en abundancia, y el pescado.

apuntaba un habitante de la isla: «La comida se disfruta siempre acompañada de una buena conversación»[16].

Como devotos cristianos ortodoxos, muchos habitantes de Icaria siguen también un calendario religioso, que incluye varios períodos de ayuno. Un estudio que analizó de manera particular el ayuno encontró que quienes ayunaban de manera regular registraban valores más bajos de colesterol en sangre y un menor índice de masa corporal (IMC)[17]. Por supuesto, ya conocemos otros impresionantes efectos beneficiosos que derivan de la restricción calórica y del ayuno, como la disminución de la presión arterial, del colesterol y del riesgo de enfermedades crónicas graves, así como la tendencia a una vida más larga y saludable.

La zona no azul: el sur de Estados Unidos

A diferencia de las zonas azules, que gozan de buena salud, la alimentación en ciertas partes del mundo se asocia a un riesgo más alto de cardiopatías y a una menor longevidad. Tan útil es analizar estas dietas para aprender lo que no se debe hacer como lo es fijarse en las zonas azules para saber lo que sí se debe hacer. El ejemplo mejor estudiado proviene del área del sudeste de Estados Unidos. En el estudio *REGARDS*[18], iniciales en inglés de «razones de las diferencias geográficas y raciales del accidente cerebrovascular», se realizó el seguimiento de más de 17 000 participantes adultos durante cinco años para observar varios patrones dietéticos, entre ellos la llamada «dieta sureña». En el patrón sureño de alimentación abundaban los fritos y las grasas añadidas (en su mayor parte aceites vegetales), huevos, vísceras, carnes procesadas y bebidas azucaradas. Mientras la mayor parte de los patrones de alimentación estudiados eran neutros en lo referente a la salud cardiovascular, la dieta sureña resultó ser especialmente perjudicial para la salud humana, con un incremento del riesgo de enfermedad cardiovascular del 56 %, un aumento del riesgo de enfermedad renal del 50 % y un incremento del riesgo de accidente cerebrovascular del 30 %. Este grupo poblacional presentaba asimismo una incidencia mayor de obesidad, presión arterial alta y diabetes de tipo 2 que el resto de estadounidenses.

La dieta sureña no tenía un contenido calórico especialmente alto: la media era de alrededor de 1 500 calorías al día. La composición de macronutrientes tampoco era muy diferente de la del resto de Estados Unidos

—en torno a un 50 % de carbohidratos y un 35 % de grasas. Este hallazgo hace hincapié en que debemos hacer algo más que considerar las categorías generales de macronutrientes; tenemos que fijarnos también en alimentos específicos, por su efecto.

La cantidad total de carne roja presente en la dieta sureña no era especialmente alta, pero las cantidades de carnes procesadas se salían de los gráficos. Existe una enorme diferencia entre un chuletón de ternera y una salchicha de perrito caliente. El procesado de la carne introduce numerosos agentes químicos y otros aditivos (como azúcar, edulcorantes, nitratos y fosfatos) que afectan de manera negativa a la salud.

Además, el patrón dietético sureño incluía grandes cantidades de pan.

La dieta sureña es un ejemplo de patrón de alimentación que no favorece la longevidad. No contempla la restricción calórica ni el ayuno y la elevada ingesta de azúcar supone que los niveles de insulina sean altos, lo que contribuye a las tasas excesivas de obesidad que son habituales en el sudeste de Estados Unidos. De hecho, los tres estados con más personas obesas de Estados Unidos en 2014 fueron Misisipi, Virginia Occidental y Luisiana.

El consumo relativamente alto de carne de los estadounidenses hace que la mTOR se mantenga elevada. En lugar de consumir grasas naturales,

---

Lista para la longevidad: sur de Estados Unidos

- **Restricción calórica/ayuno:** la dieta sureña no incluye restricción calórica ni ayuno. El consejo dietético estadounidense habitual es comer más de tres veces al día.
- **mTOR:** la dieta sureña es rica en carnes y alimentos cárnicos procesados.
- **Té/café/vino:** este tipo de dieta no hace especial énfasis en estas bebidas. La gente bebe té helado, pero muy cargado de azúcar.
- **Sal:** la dieta sureña es rica en sal, sobre todo por los procesados cárnicos.
- **Grasas:** los aceites vegetales son parte importante de este tipo de dieta.

la dieta sureña incluye grasas añadidas, casi todas las cuales son aceites vegetales. La gente suele freír los alimentos en aceites de semillas industriales, que son baratos y están siempre disponibles.

¿Y si no vives en una zona azul?

Las áreas de la zona azul comparten algo más que una dieta sana. En este libro nos hemos centrado intencionadamente en determinantes dietéticos de longevidad, pero hay mucho más que eso. Una exposición saludable al sol y al mar, algo de terreno montañoso y una dosis adecuada y natural de movimiento son aspectos inherentes a la longevidad de los habitantes de estas zonas de la Tierra. Las personas más sanas del mundo no van al gimnasio. No sudan la camiseta. No utilizan una cinta de correr. No hacen pesas. No corren maratones. Sencillamente, el movimiento forma parte de su estilo natural de vida.

En estas zonas azules, el movimiento es vida. La gente camina. Y sube montañas, pero no por afición, sino para atender a sus ovejas. Cuidan sus jardines. Bailan. Juegan al fútbol cuando son jóvenes y a los bolos cuando son mayores. No pasan horas sentados delante de un escritorio. La gente más sana no solo come alimentos naturales, sino que se mueve de manera natural. Los tiburones, cuando dejan de nadar, mueren. Cuando nosotros, los seres humanos, dejamos de movernos, poco a poco también morimos.

La socialización y el mantenimiento de comunidades estrechamente unidas son también aspectos importantes de la longevidad. Las personas con mejor salud del mundo no comen frente al televisor. Comen con su familia y amigos. Alargan las comidas que comparten, porque les resultan agradables. No se toman un bocado rápido simplemente por comer algo.

¿Qué lecciones puedes extraer de la gente de las zonas azules si no tienes la suerte de vivir en una de ellas? Un buen comienzo puede ser el mantenimiento de valores bajos de insulina, calorías y mTOR. Puedes hacerlo mediante una dieta basada en los vegetales, si bien ninguna de las zonas azules es totalmente vegetariana o vegana; todas ellas incluyen algún alimento de origen animal. Es importante destacar este hecho por el riesgo de deficiencia de vitamina A y de vitamina B_{12} que entraña una dieta vegana si no se toman los suplementos adecuados. Vegetarianos y veganos comen, de media, más fibra y menos proteína, y poca o ninguna proteína animal. Un estudio francés encontró que los vegetarianos y veganos comían, respectivamente, un 35 % y un 75 % más de fibra que los consumidores de carne, pero ambos grupos comían menos calorías en conjunto, menos proteína total y menos grasas[19].

Aunque muchas zonas azules comparten esta dieta basada en alimentos de origen vegetal, no se trata de una prueba de que el consumo de vegetales sea más saludable que el consumo de carne. Es posible que la presencia de carne en la dieta de estas áreas fuera limitada no por elección, sino simplemente porque la gente no pudiera permitirse el lujo de una dieta basada en el consumo de carne. En muchas otras áreas del mundo también se sigue una alimentación de base fundamentalmente vegetal, sin ventajas específicas de longevidad. Por ejemplo, en la India, mucha gente tiene una dieta vegetariana y, sin embargo, la esperanza de vida de los ciudadanos indios en 2018 ocupaba el puesto 165 de la clasificación mundial, con 69,1 años. Comer carne no es necesariamente malo para la salud; Hong Kong supera ahora al resto de Asia en longevidad, a pesar de que la dieta de sus residentes es comparativamente rica en carne.

Como todo en la vida, lo importante es el equilibrio. Comer suficiente carne es tan importante como evitar su excesiva ingesta.

Una dieta de base vegetal no garantiza una alimentación sana, del mismo modo que una dieta a base de carne no tiene que ser obligatoriamente mala para la salud. La clave está en comer las carnes y los vegetales correctos. En el estudio realizado sobre la salud de los adventistas, los vegetarianos mostraron un mayor consumo de frutas, verduras, aguacates, cereales integrales, legumbres, soja, semillas y frutos secos y una menor ingesta de cereales refinados, grasas añadidas, dulces, aperitivos salados y bebidas distintas del agua. Un donut de chocolate puede ser 100 % vegano. Los refrescos azucarados son 100 % veganos. Las patatas chips (fritas en aceite vegetal) son 100 % veganas. Pero pocos se atreverían a afirmar que comer y beber estas cosas es sano de forma inherente, simplemente porque son de origen vegetal. El mantenimiento a largo plazo de una dieta vegetariana o con poca carne reduce el riesgo de diabetes, cáncer, hipertensión y enfermedad cardiovascular, así como la mortalidad por todas las causas, siempre y cuando se haga de forma adecuada[20]. Si no es así, es decir, si se emplean cereales refinados, aceites vegetales refinados y azúcares, una dieta vegetariana puede ser una pesadilla para la salud.

En cuanto a la ingesta total de proteínas, si sigues la tradición de la dieta mediterránea de los habitantes de las islas de Cerdeña e Icaria, que incluye ciertos productos animales, consumirás solo en torno a un 15 % de proteína total y un 43 % de carbohidratos[21]. O si quieres seguir el ejemplo de los centenarios de Okinawa, deberías reservar solo el 9 % de tu dieta para la ingesta de proteínas, con un aplastante 85 % de carbohidratos.

¿Menos proteínas, vida más larga?

No podemos eliminar de la dieta las proteínas, por supuesto. Una cantidad demasiado escasa de proteínas a cualquier edad puede conducir a desnutrición. A medida que envejecemos, la proteína se convierte en algo tan esencial como cuando éramos niños, aunque por razones diferentes. La mayor parte de la gente de edad avanzada no obtiene proteína suficiente para mantener una masa muscular fuerte y sana. La carencia de ciertos aminoácidos, como la cisteína (un elemento esencial del sistema antioxidante del organismo), favorece además el envejecimiento y el estrés oxidativo.

La restricción calórica y el ayuno llevan tiempo considerándose herramientas útiles para prolongar la longevidad, si bien las raíces profundas del mecanismo que rige su efecto siguen siendo un misterio. Por supuesto, el equilibrio es esencial, y el ser consciente del tipo y de la cantidad de proteínas —y carbohidratos— que se consumen podría ser la clave de una vida más larga y sana. Las promesas de longevidad son complicadas; la IGF-1 y la mTOR, que favorecen el crecimiento, podrían ser factores importantes (consulta el capítulo 3). Por otro lado, se ha demostrado que un menor consumo de proteínas reduce tanto la IGF-1 como la mTOR; en apenas tres semanas, la IGF-1 puede disminuir considerablemente.

Por desgracia, no podemos proporcionarte números exactos referidos a las cantidades mágicas de macronutrientes que garantizan una larga vida libre de enfermedades. Partiendo de la evidencia con la que contamos en la actualidad, podemos proponer que una persona sana y normal debería consumir al día entre 1 y 1,8 gramos de proteínas por kilo de peso corporal. Tu situación dentro de este rango dependerá de multitud de factores: tu edad actual, tu estado de salud, tu nivel de actividad e incluso tu dieta en general.

Es importante destacar que la cantidad *no* es la única variable que importa. La calidad y la fuente de las proteínas —animal o vegetal— pueden ser tan importantes como la cantidad. Fijémonos en los habitantes centenarios de las zonas azules que gozan de buena salud, como Okinawa, Cerdeña, Loma Linda, Nicoya o Icaria, en busca de evidencias reales y de algo de inspiración. Sus dietas tradicionales y basadas en gran medida en alimentos vegetales y escasa proteína han dado lugar a que, durante siglos, sus habitantes hayan tenido una vida más larga y sana. Pero incluso en algunas de estas áreas, esos patrones de alimentación están desapareciendo a gran velocidad y, con ellos, sus envidiables estadísticas de salud y longevidad, todo ello de la mano de algunos desafortunados hábitos de inspiración occidental.

PLAN COMPLETO PARA ENVEJECER CON BUENA SALUD

No existe un secreto único para envejecer con salud y tener una larga vida. Como ya comentamos en el capítulo anterior, las personas que viven en alguna de las denominadas zonas azules han tomado caminos totalmente distintos para vivir más de cien años. Pero toda esa gente comparte una serie de prácticas dietéticas comunes. En este capítulo proponemos los cinco pasos que componen la lista de condiciones para nuestro *reto de la longevidad*. Si sigues la mayor parte o todos estos pasos, tu salud general mejorará.

Paso 1. Restricción calórica/ayuno

La restricción calórica tiene el potencial de prolongar la longevidad y mejorar la salud, pero es muy difícil llevarla a la práctica en la vida diaria. Sin duda, no han sido pocas las maneras propuestas para tratar de reducir la ingesta calórica, entre ellas la obligatoriedad del etiquetado que refleje el número de calorías de los productos alimentarios y los libros y aplicaciones de móvil para contar calorías. Los habitantes de Okinawa son la demostración viva de que es posible seguir un plan de restricción calórica, pero ellos hacen a diario el ejercicio de recordarse a sí mismos que deben parar de comer antes de estar llenos. Una solución más práctica puede ser el ayuno. El ayuno intermitente tiene casi tantas variaciones como practicantes y permite reducir la ingesta de proteínas, sin alterar prácticamente los alimentos que comes.

El ayuno prolongado consiste en ayunar durante más de veinticuatro horas, aunque no más de una vez cada dos semanas, salvo que formes parte de un grupo especial de población y que te encuentres bajo riguroso control médico. Este tipo de ayuno puede tener profundos efectos antienvejecimiento. Sin embargo, no debes practicarlo con mucha frecuencia, para conservar tu masa corporal magra y tus niveles de minerales.

Estos son algunos de los intervalos de ayuno sugeridos:

- **De doce a catorce horas de ayuno.** Consiste en restringir la ingesta de alimentos durante doce a catorce horas y en comer durante un período o «ventana» de diez a doce horas al día (generalmente solo dos comidas durante este período de alimentación). Cuando comes, tu cuerpo almacena energía alimentaria. Cuando ayunas, tu cuerpo la quema. Por consiguiente, el mantenimiento del equilibrio es esencial para la vida diaria. Este fue el patrón estándar de alimentación de los estadounidenses hasta la década de 1970. Para seguir esta pauta, puedes reducir o eliminar las comidas a última hora, por la noche.
- **Ayuno intermitente 16:8.** Se restringe la ingesta de alimentos durante dieciséis horas y se come dentro de un período de ocho horas al día (generalmente solo dos comidas durante el período de alimentación). Para muchas personas, la manera más fácil de seguir un plan de ayuno intermitente consiste en saltarse el desayuno y hacer un

almuerzo y una cena abundantes. Este modelo responde a la pauta de *comer en tiempo restringido*.

- **Ayuno en días alternos.** Un día realizas una sola comida, preferentemente entre 12.00 p.m. y las 2.00 p.m. Se trata de un ayuno de 24 horas o pauta de *una comida al día*. Suele realizarse dos a tres veces por semana.
- **Ayuno prolongado.** Se ayuna durante más de veinticuatro horas seguidas. El ayuno prolongado debe realizarse preferiblemente bajo supervisión médica. Al día siguiente, comes normalmente.

· ·

Para más detalles sobre los aspectos prácticos del ayuno, puedes consultar la *Guía completa del ayuno: cuida tu cuerpo mediante el ayuno intermitente, prolongado y en días alternos*, del que es coautor el doctor Jason Fung.

· ·

Paso 2. La mTOR/proteína

Existen varios determinantes de ingesta óptima de proteína. Debes decidir cuál es la cantidad de proteína apropiada para ti y qué es lo que necesitas para tu crecimiento (ver capítulo 9 para más detalles). Cuando hayas determinado la cantidad de proteína que debes consumir, deberás saber cuáles son las fuentes. La proteína no es un nutriente aislado; está presente en los alimentos y, salvo que se trate de suplementos proteínicos, siempre la acompañan otros nutrientes (carbohidratos y/o grasas). Cualquier persona que decida alterar su ingesta de proteínas, ya sea joven o anciano, tiene que saber qué alimentos tienen un contenido más alto y más bajo de este nutriente.

Los alimentos de origen animal —carne, pescado, lácteos y huevos— tienen el contenido de proteínas más alto. La modificación de la ingesta de proteínas suele suponer un cambio en la cantidad de alimentos de origen animal que consumimos. Los huevos y el pescado son los alimentos que contienen la mayor cantidad, en porcentaje de calorías; la mantequilla y la nata son los únicos dos alimentos de origen animal que contienen poca proteína o nada.

La carne roja, el cerdo, el pollo y el pescado contienen entre 6 y 9 gramos de proteína por cada 30 gramos de carne, de modo que una ración pequeña, de unos 90 gramos, contiene entre 18 y 27 gramos de proteína. Si eres un hombre adulto medio, esto es ya en torno a un tercio de la proteína que necesitas en todo un día. Un huevo grande contiene en torno a 8 gramos de proteína, de modo que tres huevos en una comida te proporcionan en torno a un tercio de la ingesta necesaria.

La dieta Atkins es la dieta prototípica baja en carbohidratos para perder peso.

Aunque no requiere el consumo de una cantidad elevada de proteína, la gente que sigue esta dieta suele acabar comiendo grandes cantidades de carne, queso, huevos y otros alimentos de origen animal. Para quienes desean restringir la ingesta de proteína, pero siguen una dieta baja en carbohidratos o quieren perder peso, hay otras maneras de comer que son igualmente eficaces. En diversos ensayos clínicos, se ha puesto de manifiesto que la llamada dieta eco-Atkins es eficaz para perder peso y reducir el colesterol LDL. Esta dieta es totalmente vegana (no incluye ningún alimento de origen animal) y las proteínas proceden del gluten, la soja, las verduras y los frutos secos. La dieta LCHF (iniciales de Low Carb High Fat, es decir, baja en carbohidratos y alta en grasas) reduce específicamente los carbohidratos, pero mantiene un nivel moderado de proteínas. Las dietas cetogénicas son también un ejemplo de dieta LCHF, ya que valores altos de proteínas previenen la cetosis.

Las dietas veganas son aquellas que prescinden de todo alimento de origen animal. Para alguien que desee reducir el consumo de proteína, constituye una buena idea, aunque no tomar suficiente proteína puede ser peligroso y debe evitarse en los períodos de crecimiento. Las personas con un estilo de vida vegano, pero que quieran ingerir más proteína, deben considerar detenidamente los alimentos que comen. Las legumbres aportan una media de 15 gramos de proteína por taza, mientras que 30 gramos de verduras suponen apenas 1 o 2 gramos de proteína.

Los suplementos de proteína pueden resultar de utilidad para deportistas, ancianos o enfermos. Además de proporcionar proteína concentrada, tienen diversos efectos beneficiosos sobre la salud. Otras opciones de suplementos de proteína son la caseína, la soja, los guisantes y el arroz.

Las cantidades que indicamos a continuación son las ingestas de proteína recomendadas para adultos que realizan entrenamiento de resistencia o que realizan ejercicio que no es de resistencia:

- **Entrenamiento de resistencia:** de 1,6 a 2,2 gramos de proteína por kilo de peso corporal al día.
- **Entrenamiento de no resistencia:** 1,2 gramos de proteína por kilo de peso corporal al día.

Utiliza las siguientes pautas para decidir tu ingesta de proteínas y su origen, animal o vegetal:

- Ponte como objetivo que el 50 % de las proteínas de tu ingesta procedan de fuentes animales y el 50 % de fuentes vegetales (aunque puedes modificar este porcentaje dentro de un rango de hasta un 25 % de fuentes vegetales y un 75 % de fuentes animales, o viceversa).
- Procura que la proteína sea de origen ecológico. En cuanto a las fuentes animales de proteína, busca alimentos cuyo origen sea lo más natural posible, como huevos, productos lácteos y carnes de animales de cría ecológica. El ganado de engorde, criado con piensos, tiene un perfil de grasa diferente al del vacuno alimentado con pasto.
- Ponte como objetivo que la mitad de la proteína de origen animal que ingieras proceda de fuentes marinas (ostras, pescado, marisco, etc.).

Utiliza fuentes variadas de proteína vegetal, como espinacas, cebollas, ajo y patatas cocidas y enfriadas (para cuadriplicar el almidón remanente) y legumbres.

En algunos casos resultan de utilidad ciertos suplementos específicos. En las sociedades tradicionales, que aprovechaban prácticamente el animal completo, en general se obtenían las cantidades adecuadas del aminoácido glicina a partir del colágeno de los tendones, las articulaciones y la piel de los animales destinados a la alimentación. Si tu dieta no incluye estas fuentes, puedes considerar la posibilidad de añadir colágeno hidrolizado, en dosis de 20-60 gramos al día, y/o un suplemento de glicina en forma de polvo o cápsulas, en dosis de 10 a 15 gramos de glicina al día.

Paso 3. Café, té y vino

A la mayor parte de los occidentales no nos hace falta que se nos pregunte dos veces si queremos tomar una taza de café. El éxito de cadenas de cafeterías como Starbucks es una prueba de la aceptación que tiene el café entre nosotros. Afortunadamente, podemos disfrutar de nuestro café sin tener que sentirnos culpables, porque sabemos que tan apreciada bebida tiene muchos compuestos saludables. Beber entre uno y cinco cafés al día parece lo más conveniente, si bien puedes modificar la cantidad en función de tus preferencias.

No obstante, es necesario que planteemos algunas cuestiones. Evita tomar café con azúcar u otro edulcorante. Si añades una o dos cucharaditas de azúcar a tu café y te tomas cinco cafés al día, todo ese azúcar se irá acumulando en tu organismo. Puedes añadir una pequeña cantidad de leche. Opta por un café ecológico. El café con toda su cafeína puede tener ciertas ventajas sobre el descafeinado, como reducción de la circunferencia de cintura y pérdida de grasa visceral, pero tiene el desafortunado inconveniente de inducir varios efectos secundarios, como aumento de la micción y nerviosismo. Puede que sea más conveniente tomar el café con las comidas, con objeto de reducir la absorción de hierro. Además, los polifenoles del café ayudan a reducir el estrés oxidativo que puede suponer una comida.

El té es también una excelente opción como bebida. El té verde, con su elevado contenido de catequinas, podría ser el secreto de la longevidad de gran parte del subcontinente asiático. El té negro y el té oolong contienen muchos otros flavonoides igualmente beneficiosos. Bebe té en abundancia a lo largo del día. Prueba el té PiqueTea (www.piquetea.com): se trata de una marca que utiliza un proceso de cristalización en frío, que proporciona hasta tres veces la cantidad de catequinas presentes en el té verde.

El estudio de diversas culturas ha llevado al descubrimiento de que el vino tinto se asocia de forma constante a una mayor longevidad. Los principales efectos beneficiosos de beber cantidades moderadas de vino tinto a diario no se deben probablemente al contenido de alcohol, sino a los polifenoles del vino tinto, como la quercitina y el resveratrol. El consumo de vinos ricos en resveratrol podría potenciar sus efectos beneficiosos sobre el sistema cardiovascular. Es importante destacar que debes consumir vino tinto solo en cantidades moderadas (dos raciones para los hombres y una para las mujeres) y tomarlo con la comida más abundante del día. El alcohol puede producir adicción, de modo que tengamos en cuenta que a algunas personas puede resultarles difícil contener su consumo y limitarlo a una o dos copas de vino al día.

Estas son algunas de las recomendaciones que debes tener en cuenta a la hora de elegir un vino:

- Preferiblemente un vino con alto contenido en resveratrol, como vino de Brasil, Pinot Noir o Lambrusco
- Preferiblemente un vino con bajo contenido en azúcar, como los vinos de Dry Farm
- Preferiblemente un vino ecológico, para evitar la contaminación con pesticidas

Sigue, además, los siguientes consejos cuando consumas vino:

- Toma el vino con la comida más abundante del día
- Toma vino a diario (unos 175 ml los hombres y 88 ml las mujeres), en lugar de emborracharte el fin de semana

Paso 4. Sodio y magnesio

De forma natural, tu organismo necesita en torno a 4 gramos de sodio procedente de la sal (2 cucharaditas) al día. La restricción intencionada de este mineral esencial tiene numerosas consecuencias para la salud, entre ellas la resistencia a la insulina, disfunción renal y suprarrenal, espasmos musculares, deshidratación y deficiencia de magnesio y calcio. Consume tu sal con la comida y asegúrate de que eliges una sal de calidad, como Redmond Real Salt (www.realsalt.com) o similares en tu zona, extraída de un antiguo océano subterráneo. Las sales de antiguos mares subterráneos desecados no tienen ni los microplásticos ni los metales pesados que contaminan prácticamente todas las sales marinas de los océanos actuales. Por otro lado, la Redmond Real Salt tiene buenas cantidades de yodo y calcio, que ayudan a reponer las pérdidas de estos dos minerales a través del sudor durante el ejercicio o las sesiones de sauna.

En lo referente al magnesio, debes ser exigente con los suplementos que elijas. Muchos de estos productos consisten en óxido de magnesio, que es la forma más barata en cuanto a producción. Sin embargo, el óxido de magnesio es absorbido en escasa medida en el sistema gastrointestinal, en comparación con el diglicinato de magnesio (también llamado glicinato) y el citrato de magnesio. El cloruro de magnesio también parece tener buena absorción; sin embargo, la ingesta de cloruro de magnesio en ausencia de sodio puede acarrear problemas adicionales, especialmente si no se equilibra con bicarbonato (porque el cloruro es ácido). La mayor parte de la población no obtiene magnesio suficiente a partir de los alimentos, para un dosis óptima. De hecho, de una forma o de otra, casi todos deberíamos tomar suplementos diarios de alrededor de 300 miligramos de magnesio (en forma de aguas minerales con alto contenido en magnesio o suplementos).

Estas son algunas recomendaciones sobre la ingesta de sal y magnesio:

- Elige una sal de calidad, como Redmond Real Salt.
- Toma sal antes y durante el ejercicio, especialmente si hace calor. Consulta el libro de James diNicolantonio *The Salt Fix*, para una descripción detallada de cuánta sal debes tomar antes y durante el ejercicio físico.
- Toma un suplemento de unos 300 miligramos de magnesio, en forma de aguas minerales ricas en magnesio o de suplementos de calidad de diglicinato de magnesio o citrato de magnesio.

Paso 5. Consumo de grasas más naturales y saludables

Las grasas saludables que debes consumir son las presentes en el pescado azul, como sardinas y salmón, y el marisco, como gambas, ostras, langostas, mejillones, almejas y cangrejos. Estas fuentes de proteína deben constituir en torno a la mitad de tu ingesta de proteína animal y garantizan una ingesta óptima de ácidos grasos omega-3 de cadena larga, además de proporcionarte el beneficioso antioxidante astaxantina. Si no puedes permitirte comprar marisco o simplemente no te gusta, considera tomar como suplemento aceite de kril, aceite de algas o aceite de pescado (o alguna combinación de estos). El aceite de kril tiene la ventaja de que contiene astaxantina, que contribuye a proteger las grasas poliinsaturadas de tu cerebro, muy propensas a la oxidación. Puede que quieras limitar tu ingesta de marisco a dos raciones por semana, debido a que retiene en mayor medida contaminantes orgánicos y metales pesados. Los otros cinco días de la semana puedes tomar como suplemento aceite de kril o de pescado para aumentar tus omega-3 sin riesgo de contaminación.

Evita las grasas trans industriales y los aceites de semillas industriales. En el mundo real, esto significa evitar la mayoría de los alimentos envasados que tienen una larga lista de ingredientes, especialmente todo tipo de bollería y fritos. Aunque todos los alimentos envasados contienen grandes cantidades de aceites de semillas omega-6 ocultos, lee bien las etiquetas y evita cualquier producto que incluya aceite de soja, de girasol, de maíz, de algodón o cártamo.

La otra mitad de tu ingesta de proteína animal debe estar integrada por huevos ecológicos, carne y lácteos procedentes de ganadería también ecológica. La carne y los lácteos corrientes son aceptables si no se dispone de la alternativa ecológica. No obstante, ten cuidado con los huevos de granjas industriales: no tienen nada que ver con los huevos ecológicos y debes reducir al mínimo su presencia en tu dieta. Para evitar al mínimo la oxidación de las grasas omega-6 y del colesterol de los huevos, debes cocinarlos a fuego bajo o medio; no los prepares fritos ni revueltos. El uso de mantequilla ecológica para cocinar es saludable, siempre y cuando lo hagas a fuego bajo para evitar o reducir la oxidación del colesterol. La leche de vaca pasteurizada y uperizada contiene probablemente colesterol oxidado; por consiguiente, deberías limitar la ingesta de leche de vaca a cantidades módicas. Una alternativa más sana puede ser la leche de coco de origen ecológico.

Te facilitamos algunas directrices que puedes seguir para asegurarte de que consumes los tipos adecuados de grasas saludables:

- Consume entre 2 y 4 gramos de AIP o ADH al día procedente de marisco salvaje, pero limita el pescado de origen salvaje a dos raciones por semana, salvo si procede de un área limpia, como Alaska o Canadá.
- Considera la posibilidad de tomar un suplemento de aceite de kril de calidad (hasta 4 gramos al día), más un suplemento de aceite de algas o de pescado de calidad (hasta 4 gramos de AIP/ADH al día).
- Consume grasas omega-3 vegetales de semillas de chía, cáñamo o lino. Ponte como objetivo la ingesta de 30 a 60 gramos al día.
- Consume libremente y cocina con grasas animales (mantequilla ecológica, ghee, manteca, etc.).
- Las grasas omega-6 deben proceder de alimentos enteros (semillas y frutos secos, huevos ecológicos y pollo). Mantén la relación de grasas omega-6/omega- 3 en una ratio 4 o menos.

- Consume al día 1 o 2 cucharadas de aceite de oliva virgen extra de origen ecológico o un puñado de aceitunas de cultivo ecológico.
- Consulta el libro *Súper Keto: las claves cetogénicas para descubrir el poder de las grasas en tu dieta y el secreto de una salud extraordinaria*, de James DiNicolantonio, para un conocimiento más profundo de las grasas buenas frente a las grasas malas. También puedes visitar la página web del autor en http://drjamesdinic.com.

• •

Para más detalles sobre las grasas saludables, consulta el libro *Súper Keto: las claves cetogénicas para descubrir el poder de las grasas en tu dieta y el secreto de una salud extraordinaria*, de James DiNicolantonio.

• •

PIRÁMIDE DIETÉTICA DE
EL RETO DE LA LONGEVIDAD

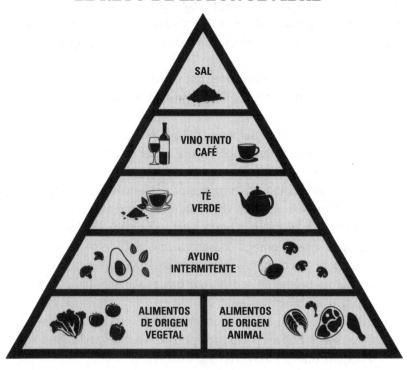

EPÍLOGO

El envejecimiento es un poderoso factor promotor de la enfermedad; las tasas de enfermedad aumentan de manera abrupta con cada década que se cumple pasada la madurez. Las proteínas de la dieta, que proporcionan el material de crecimiento necesario, están íntimamente ligadas al envejecimiento, una consecuencia del equilibrio o de la compensación entre crecimiento y longevidad.

Los alimentos de origen animal, que contienen grandes cantidades de proteínas, suelen tener un coste más alto que los alimentos de origen vegetal. Estamos hablando de coste en dinero, así como en la energía y el esfuerzo que nuestros antepasados debían dedicar a encontrar y cazar un animal, frente a la tarea más sencilla de sacar una patata de la tierra o recoger unas cuantas bayas de un arbusto. Si miramos hacia atrás en la historia, podemos afirmar que el ser humano consumía en el pasado mucha menos carne que cereales y otros alimentos vegetales. Sin embargo, los modernos métodos de producción de alimentos han hecho posible que casi todos podamos consumir una cantidad más que suficiente de carne y otros alimentos de origen animal. Una ingesta excesiva de proteína, especialmente si procede de productos animales, favorece el envejecimiento. La ingesta excesiva de proteína preocupa hoy en día más que en el pasado, cuando el problema era su escasa presencia en la dieta.

Durante años, los expertos nos aconsejaron que redujéramos el consumo de grasas saturadas, presentes fundamentalmente en alimentos de origen animal, pero ese consejo parece cada vez más equivocado. Sin embargo, hasta hace poco tiempo, se tenía escasamente en cuenta la cantidad de proteína consumida. Nuevos estudios han puesto de manifiesto que los mecanismos bioquímicos de crecimiento, ejemplificados por la mTOR y la IGF-1, favorecen también el envejecimiento. La restricción calórica, la actuación más poderosa que se conoce en cuanto a prolongación de la esperanza de vida, también restringe la ingesta de proteínas, un factor que explica en gran medida el efecto antienvejecimiento del ayuno. Aunque pocas son las personas que desean o que pueden restringir las calorías de su dieta durante largos períodos de tiempo, la atenta consideración de la cantidad de proteínas consumidas podría proporcionar en gran medida los beneficiosos efectos de la restricción calórica.

Al mismo tiempo, el uso dirigido de suplementos de proteínas y de tipos diferentes de proteínas puede ayudar a ancianos y enfermos a mantener su masa muscular y prevenir la fragilidad, evitando el estado de dependencia que a menudo requiere atención integral en una residencia. Las personas que realizan ejercicio físico de manera regular también necesitan más proteína. Y, lo que quizá sea más importante, el aumento de la ingesta de glicina podría reducir en gran medida la necesidad de restringir las proteínas de la dieta.

Vivir más tiempo requiere que el cuerpo invierta recursos en mantenimiento y reparación. A medida que nos vamos haciendo mayores, podemos convencer a nuestro cuerpo para que invierta más en los procesos que nos ayudan a vivir más tiempo; pues bien, mantener la ingesta de proteínas dentro de ciertos límites contribuye a ello. La baja producción de IGF-1 y mTOR puede reducir el riesgo de cáncer y otras enfermedades, pero la restricción de proteínas no debe llegar demasiado lejos. La cisteína y la glicina ayudan a incrementar el antioxidante glutatión en el organismo. No comer demasiada proteína, pero sí la cantidad suficiente para el mantenimiento de las funciones orgánicas, es todo un reto.

Hasta ahora, hemos tenido escasamente en cuenta los principales impulsores fisiológicos del envejecimiento, que están ligados a la ingesta de proteínas. La optimización tanto de la cantidad como de las fuentes de proteínas de nuestra dieta aumenta la probabilidad de envejecer de forma saludable. Abraza prácticas que ya sabemos que son buenas para la salud, como hacer ejercicio, realizar ayuno intermitente, evitar la comida basura procesada, comer alimentos naturales, beber té verde, café y vino tinto e incluir en tu alimentación sal de calidad, grasas omega-3, glicina, colágeno y magnesio. Tendrás una poderosa receta de longevidad.

NOTAS

Capítulo 1

1. Olshansky, S. J. *et al.* "A Potential Decline in Life Expectancy in the United States in the 21st Century". *New England Journal of Medicine* 352, no. 11 (2005): 1138-45.

2. "Life Expectancy in the USA, 1900–98". Consultado en *http://u.demog.berkeley.edu/~andrew/1918/figure2.html.*

3. Tippett, R. "Mortality and Cause of Death, 1900 v. 2010". Carolina Demography, 16 de junio de 2014. Consultado en *http://demography.cpc.unc.edu/2014/06/16/mortality-and-cause-of-death-1900-v-2010/.*

4. "Statistical Fact Sheet, 2013 Update: Older Americans & Cardiovascular Diseases". American Heart Association. Consultado en *www.heart.org/idc/groups/heart-public/@wcm/@sop/@smd/documents/downloadable/ucm_319574.pdf.*

5. "Cancer Incidence Statistics". Cancer Research UK. Consultado en *www.cancerresearchuk.org/health-professional/cancer-statistics/incidence/age-heading-Zero.*

6. De Grey, A. "Life Span Extension Research and Public Debate: Societal Considerations". *Studies in Ethics, Law, and Technology* 1, no. 1 (2007).

7. "Using Yeast in Biology". Your Genome. Consultado en *www.yourgenome.org/stories/using-yeast-in-biology.*

8. Kachroo, A. H. *et al.* "Evolution. Systematic Humanization of Yeast Genes Reveals Conserved Functions and Genetic Modularity". *Science* 348, no. 6237 (2015): 921-5.

9. "Why Mouse Matters". National Human Genome Research Institute, 23 de julio de 2010. Consultado en *www.genome.gov/10001345/.*

10. Kirkwood, T. B. y R. Holliday. "The Evolution of Ageing and Longevity". *Proceedings of the Royal Society B: Biological Sciences* 205, no. 1161 (1979): 531-46.

11. Kirkwood, T. B. "Understanding the Odd Science of Aging". *Cell* 120, no. 4 (2005): 437-47.

12. Ristow, M. *et al.* "Antioxidants Prevent Health-Promoting Effects of Physical Exercise in Humans". *Proceedings of the National Academy of Sciences of the United States of America* 106, no. 21 (2009): 8665-70.

13. Pak, J. W. *et al.* "Rebuttal to Jacobs: The Mitochondrial Theory of Aging: Alive and Well". *Aging Cell* 2, no. 1 (2003): 9-10.

14. Rasmussen, U. F. *et al.* "Experimental Evidence Against the Mitochondrial Theory of Aging. A Study of Isolated Human Skeletal Muscle Mitochondria". *Experimental Gerontology* 38, no. 8 (2003): 877-86.

15. Vermulst, M. *et al.* "Mitochondrial Point Mutations Do Not Limit the Natural Lifespan of Mice". *Nature Genetics* 39, no. 4 (2007): 540-3.

16. Inglis-Arkell, E. "The Ironic End of the Man Who Made Himself Immune to Poison". Gizmodo io9, 4 de enero de 2013. Consultado en *https://io9.gizmodo.com/5972414/the-ironic-end-of-theman-who-made-himself-immune-to-poison*; "King Mithradates VI of Pontus Used Poison to Avoid Death by Poison." Ancient Pages, 5 de marzo de 2016. Consultado en *www.ancientpages.com/2016/03/05/king-mithradates-vi-of-pontus-used-poison-toavoid-death-by-poison/*.

17. *Ibid.*

18. Feinendegen, L. E. "Evidence for Beneficial Low Level Radiation Effects and Radiation Hormesis". *The British Journal of Radiology* 78, no. 925 (2005): 3-7.

19. *Ibid.*

20. Miller, R. A. *et al.* "Big Mice Die Young: Early Life Body Weight Predicts Longevity in Genetically Heterogeneous Mice". *Aging Cell* no. 1 (2002): 22-9.

21. He, Q. *et al.* "Shorter Men Live Longer: Association of Height with Longevity and FOXO3 Genotype in American Men of Japanese Ancestry". *PLoS One* 9, no. 5 (2014): e94385.

22. Blagosklonny, M. V. "Big Mice Die Young but Large Animals Live Longer". *Aging* (Albany, NY) 5, no. 4 (2013): 227-33.

Capítulo 2

1. Masoro, E. J. "Overview of Caloric Restriction and Ageing". *Mechanisms of Ageing Development* 126, no. 9 (2005): 913–22.

2. McCay, C. M. *et al.* "The Effect of Retarded Growth upon the Length of Life Span and upon the Ultimate Body Size". *The Journal of Nutrition* 10, no. 1 (1935): 63-79.

3. Richardson, A. *et al.* "Significant Life Extension by Ten Percent Dietary Restriction". *Annals of the New York Academy of Science* 1363 (2016): 11-7.

4. Tannenbaum, A. "The Genesis and Growth of Tumors II. Effect of Caloric Restriction Per Se". *Cancer Research* 2, no. 7 (1942): 460-7.

5. Carlson, A. J. y Hoelzel, F. "Apparent Prolongation of the Life Span of Rats by Intermittent Fasting". *Journal of Nutrition* 31 (1946): 363-75.

6. Ross, M. H. "Protein, Calories and Life Expectancy". *Federation Proceedings* 18 (1959): 1190–207.

7. Iwasaki, K. *et al.* "The Influence of Dietary Protein Source on Longevity and Age-Related Disease Processes of Fischer Rats". *Journal of Gerontology* 43, no. 1 (1988): B5-12.

8. Redman, L. M. y E. Ravussin. "Caloric Restriction in Humans: Impact on Physiological, Psychological, and Behavioral Outcomes". *Antioxidants & Redox Signaling* 14, no. 2 (2011): 275–87; Suzuki, M., B. J. Wilcox y C. D. Wilcox. "Implications from and for Food Cultures for Cardiovascular Disease: Longevity". *Asia Pacific Journal of Clinical Nutrition* 10, no. 2 (2001): 165-71.

9. Stanfel, M. N. *et al.* "The TOR Pathway Comes of Age". *Biochimica et Biophysica Acta* 1790, no. 10 (2009): 1067–74.

10. McDonald, R. B. y Ramsey, J. J. "Honoring Clive McCay and 75 Years of Calorie Restriction Research". *Journal of Nutrition* 140, no. 7 (2010): 1205-10.

11. Bluher, M. "Fat Tissue and Long Life". *Obesity Facts* 1, no. 4 (2008): 176-82.

12. Adelman, R., R. L. Saul y Ames, B. N. "Oxidative Damage to DNA: Relation to Species Metabolic Rate and Life Span". *Proceedings of the National Academy of Sciences of the United States of America* 85, no. 8 (1988): 2706-8.

13. Hulbert, A. J. *et al.* "Life and Death: Metabolic Rate, Membrane Composition, and Life Span of Animals". *Physiological Reviews* 87, no. 4 (2007): 1175-213.

14. Mariotti, S. *et al.* "Complex Alteration of Thyroid Function in Healthy Centenarians". *Journal of Clinical Endocrinology and Metabolism* 77, no. 5 (1993): 1130-4.

15. Véase nota 1.

16. Paolisso, G. *et al.* "Body Composition, Body Fat Distribution, and Resting Metabolic Rate in Healthy Centenarians". *American Journal of Clinical Nutrition* 62, no. 4 (1995): 746-50.

17. Lee, S. J., C. T. Murphy y Kenyon, C. "Glucose Shortens the Life Span of C. elegans by Downregulating DAF-16/FOXO Activity and Aquaporin Gene Expression". *Cell Metabolism* 10, no. 5 (2009): 379–91.

18. Masoro, E. J. *et al.* "Dietary Restriction Alters Characteristics of Glucose Fuel Use". *Journal of Gerontology* 47, no. 6 (1992): B202-8.

19. Kenyon, C. *et al.* "A C. elegans Mutant That Lives Twice as Long as Wild Type". *Nature* 366, no. 6454 (1993): 461-4.

20. "Cynthia Kenyon". *https://en.wikipedia.org/wiki/Cynthia_Kenyon*.

21. Taubes, G. "Rare Form of Dwarfism Protects Against Cancer". *Discover*, March 27, 2013. Consultado en *http://discovermagazine.com/2013/april/19-double-edged-genes*.

22. Blagosklonny, M. V. "Calorie Restriction: Decelerating mTOR-Driven Aging from Cells to Organisms (Including Humans)". *Cell Cycle* 9, no. 4 (2010): 683-8.

23. Cuervo, A. M. *et al.* "Autophagy and Aging: The Importance of Maintaining 'Clean' Cells". *Autophagy* 1, no. 3 (2005): 131-40.

24. Jia, K. y B. Levine. "Autophagy Is Required for Dietary Restriction-Mediated Life Span Extension in C. elegans". *Autophagy* 3, no. 6 (2007): 597–9; Melendez, A. *et al.* "Autophagy Genes Are Essential for Dauer Development and Life-Span Extension in C. elegans". *Science* 301, no. 5638 (2003): 1387–91.

25. Alvers, A. L. *et al.* "Autophagy Is Required for Extension of Yeast Chronological Life Span by Rapamycin". *Autophagy* 5, no. 6 (2009): 847–9.

26. Hardie, D. G., F. A. Ross y Hawley, S. A. "AMPK: A Nutrient and Energy Sensor That Maintains Energy Homeostasis". *Nature Reviews Molecular Cell Biology* 13, no. 4 (2012): 251–62.

27. Canto, C. y J. Auwerx. "Calorie Restriction: Is AMPK a Key Sensor and Effector?" *Physiology* (Bethesda) 26, no. 4 (2011): 214–24.

28. Lyons, C. y H. Roche. "Nutritional Modulation of AMPK-Impact upon Metabolic-Inflammation". *International Journal of Molecular Sciences* 19, no. 10 (2018): 3092.

29. Anson, R. M., B. Jones y R. de Cabod. "The Diet Restriction Paradigm: A Brief Review of the Effects of Every-Other-Day Feeding". *Age* (Dordr) 27, no. 1 (2005): 17–25.

30. Hambly, C. *et al.* "Repletion of TNFalpha or Leptin in Calorically Restricted Mice Suppresses Post-Restriction Hyperphagia". *Disease Model Mechanisms* 5, no. 1 (2012): 83–94.

31. Goodrick, C. L. *et al.* "Effects of Intermittent Feeding upon Growth and Life Span in Rats". *Gerontology* 28, no. 4 (1982): 233–41.

32. Goldberg, E. L. *et al.* "Lifespan-Extending Caloric Restriction or mTOR Inhibition Impair Adaptive Immunity of Old Mice by Distinct Mechanisms". *Aging Cell* 14, no. 1 (2015): 130–8.

33. Ingram, D. K. *et al.* "Calorie Restriction Mimetics: An Emerging Research Field". *Aging Cell* 5, no. 2 (2006): 97–108.

Capítulo 3

1. "Did a Canadian Medical Expedition Lead to the Discovery of an Anti-Aging Pill?" *Bloomberg News*, February 12, 2015. Consultado en *https://business.financialpost.com/news/did-a-canadianmedical-expedition-lead-to-the-discovery-of-anantiaging-pill.*

2. Mohsin, N. *et al.* "Complete Regression of Visceral Kaposi's Sarcoma After Conversion to Sirolimus". *Experimental and Clinical Transplantation* 3, no. 2 (2005): 366–9.

3. Blagosklonny, M. V. "Aging and Immortality: Quasi-Programmed Senescence and Its Pharmacologic Inhibition". *Cell Cycle* 5, no. 18 (2006): 2087–102.

4. Ortman, J., V. Velkoff y H. Hogan. "An Aging Nation: The Older Population in the United States". May 2014. Consultado en *www.census.gov/ prod/2014pubs/p25-1140.pdf.*

5. Christensen, K. *et al.* "Ageing Populations: The Challenges Ahead". *The Lancet* 374, no. 9696 (2009): 1196–208; Drachman, D. A. "Aging of the Brain, Entropy, and Alzheimer Disease". *Neurology* 67, no. 8 (2006): 1340–52; Holroyd, C., C. Cooper y E. Dennison. "Epidemiology of Osteoporosis". *Best Practice & Research: Clinical Endocrinology & Metabolism* 22, no. 5 (2008): 671-85.

6. Nair, S. y J. Ren. "Autophagy and Cardiovascular Aging: Lesson Learned from Rapamycin". *Cell Cycle* 11, no. 11 (2012): 2092-9.

7. Powers, R. W., 3rd *et al.* "Extension of Chronological Life Span in Yeast by Decreased TOR Pathway Signaling". *Genes & Development* 20, no. 2 (2006): 174-84.

8. Robida-Stubbs, S. *et al.* "TOR Signaling and Rapamycin Influence Longevity by Regulating SKN-1/Nrf and DAF-16/FoxO." *Cell Metabolism* 15, no. 5 (2012): 713-24.

9. Bjedov, I. *et al.* "Mechanisms of Life Span Extension by Rapamycin in the Fruit Fly Drosophila Melanogaster". *Cell Metabolism* 11, no. 1 (2010): 35-46.

10. Harrison, D. *et al.* "Rapamycin Fed Late in Life Extends Lifespan in Genetically Heterogeneous Mice". *Nature* 460 (2009): 392–5.

11. Halford, B. "Rapamycin's Secrets Unearthed". *Chemical & Engineering News* 94, no. 29 (2016): 26–30.

12. Urfer, S. R. *et al.* "A Randomized Controlled Trial to Establish Effects of Short-Term Rapamycin Treatment in 24 Middle-Aged Companion Dogs". *Geroscience* 39, no. 2 (2017): 117–27.

13. Lelegren, M. *et al.* "Pharmaceutical Inhibition of mTOR in the Common Marmoset: Effect of Rapamycin on Regulators of Proteostasis in a Non-Human Primate". *Pathobiology of Aging & Age Related Diseases* 6 (2016): 31793.

14. Spilman, P. *et al.* "Inhibition of mTOR by Rapamycin Abolishes Cognitive Deficits and Reduces Amyloid-Beta Levels in a Mouse Model of Alzheimer's Disease". *PLoS One* 5, no. 4 (2010): e9979.

15. Majumder, S. *et al.* "Lifelong Rapamycin Administration Ameliorates Age-Dependent Cognitive Deficits by Reducing IL-1beta and Enhancing NMDA Signaling". *Aging Cell* 11, no. 2 (2012): 326–35.

16. Liu, Y. *et al.* "Rapamycin-Induced Metabolic Defects Are Reversible in Both Lean and Obese Mice". *Aging* (Albany NY) 6, no. 9 (2014): 742–54.

17. Kolosova, N. G. *et al.* "Prevention of Age- Related Macular Degeneration-Like Retinopathy by Rapamycin in Rats". *American Journal of Pathology* 181, no. 2 (2012): 472–7.

18. Halloran, J. *et al.* "Chronic Inhibition of Mammalian Target of Rapamycin by Rapamycin Modulates Cognitive and Non-Cognitive Components of Behavior Throughout Lifespan in Mice". *Neuroscience* 223 (2012): 102–13; Tsai, P. T. *et al.* "Autistic-Like Behaviour and Cerebellar Dysfunction in Purkinje Cell Tsc1 Mutant Mice". *Nature* 488, no. 7413 (2012): 647–51; Perl, A. "mTOR Activation is a Biomarker and a Central Pathway to Autoimmune Disorders, Cancer, Obesity, and Aging". *Annals of the New York Academy of Science* 1346, no. 1 (2015): 33–44.

19. Mahe, E. *et al.* "Cutaneous Adverse Events in Renal Transplant Recipients Receiving Sirolimus-Based Therapy". *Transplantation* 79, no. 4 (2005): 476–82; McCormack, F. X. *et al.* "Efficacy and Safety of Sirolimus in Lymphangioleiomyomatosis". *New England Journal of Medicine* 364, no. 17 (2011): 1595–606.

20. Mendelsohn, A. R. y J. W. Larrick. "Dissecting Mammalian Target of Rapamycin to Promote Longevity". *Rejuvenation Research* 15, no. 3 (2012): 334–7.

21. Johnston, O. *et al.* "Sirolimus Is Associated with New-Onset Diabetes in Kidney Transplant Recipients". *Journal of the American Society of Nephrology* 19, no. 7 (2008): 1411–8.

22. Lamming, D. W. "Inhibition of the Mechanistic Target of Rapamycin (mTOR)-Rapamycin and Beyond". *Cold Spring Harbor Perspectives in Medicine* 6, no. 5 (2016).

23. Ver nota 20, arriba.

24. Arriola Apelo, S. I. *et al.* "Alternative Rapamycin Treatment Regimens Mitigate the Impact of Rapamycin on Glucose Homeostasis and the Immune System". *Aging Cell* 15, no. 1 (2016): 28-38.

25. Ver nota 11, arriba.

26. Carlson, A. J. y F. Hoelzel. "Growth and Longevity of Rats Fed Omnivorous and Vegetarian Diets". *Journal of Nutrition* 34, no. 1 (1947): 81-96.

27. Siri-Tarino, P. W. *et al.* "Meta-Analysis of Prospective Cohort Studies Evaluating the Association of Saturated Fat with Cardiovascular Disease". *American Journal of Clinical Nutrition* 91, no. 3 (2010): 535-46.

28. "Background". National Cancer Institute Office of Cancer Clinical Proteomics Research. Consultado en *https://proteomics.cancer.gov/proteomics/background*.

29. Speakman, J. R., S. E. Mitchell y M. Mazidi. "Calories or Protein? The Effect of Dietary Restriction on Lifespan in Rodents Is Explained by Calories Alone". *Experimental Gerontology* 86 (2016): 28-38.

30. Lee, C. y V. Longo. "Dietary Restriction with and Without Caloric Restriction for Healthy Aging". *F1000Research* 5 (2016).

31. Longo, V. D. y L. Fontana. "Calorie Restriction and Cancer Prevention: Metabolic and Molecular Mechanisms". *Trends in Pharmacological Sciences* 31, no. 2 (2010): 89-98.

32. Fontana, L. *et al.* "Long-Term Effects of Calorie or Protein Restriction on Serum IGF-1 and IGFBP-3 Concentration in Humans". *Aging Cell* 7, no. 5 (2008): 681-7.

33. Huang, C. H. *et al.* "EGCG Inhibits Protein Synthesis, Lipogenesis, and Cell Cycle Progression Through Activation of AMPK in p53 Positive and Negative Human Hepatoma Cells". *Molecular Nutrition & Food Research* 53, no. 9 (2009): 1156-65.

34. Pazoki-Toroudi, H. *et al.* "Targeting mTOR Signaling by Polyphenols: A New Therapeutic Target for Ageing". *Ageing Research Reviews* 31 (2016): 55-66.

35. Chiu, C. T. *et al.* "Hibiscus Sabdariffa Leaf Polyphenolic Extract Induces Human Melanoma Cell Death, Apoptosis, and Autophagy". *Journal of Food Science* 80, no. 3 (2015): H649–58; Zhang, L. *et al.* "Polyphenol-Rich Extract of Pimenta Dioica Berries (Allspice) Kills Breast Cancer Cells by Autophagy and Delays Growth of Triple Negative Breast Cancer in Athymic Mice". *Oncotarget* 6, no. 18 (2015): 16379-95; Syed, D. N. *et al.* "Pomegranate Extracts

and Cancer Prevention: Molecular and Cellular Activities". *Anti-Cancer Agents in Medicinal Chemistry* 13, no. 8 (2013): 1149-61.

36. Pazoki-Toroudi, H. *et al.* "Targeting mTOR Signaling by Polyphenols: A New Therapeutic Target for Ageing". *Ageing Research Reviews* 31 (2016): 55–66; Morselli, E. *et al.* "Caloric Restriction and Resveratrol Promote Longevity Through the Sirtuin-1-Dependent Induction of Autophagy". *Cell Death Discovery* 1 (2010): e10; Park, S. J. *et al.* "Resveratrol Ameliorates Aging-Related Metabolic Phenotypes by Inhibiting cAMP Phosphodiesterases". *Cell* 148, no. 3 (2012): 421-33.

37. Zhou, G. *et al.* "Role of AMP-Activated Protein Kinase in Mechanism of Metformin Action". *Journal of Clinical Investigation* 108, no. 8 (2001): 1167–74.

38. Zi, F. *et al.* "Metformin and Cancer: An Existing Drug for Cancer Prevention and Therapy". *Oncology Letters* 15, no. 1 (2018): 683-90.

39. Bannister, C. A. *et al.* "Can People with Type 2 Diabetes Live Longer Than Those Without? A Comparison of Mortality in People Initiated with Metformin or Sulphonylurea Monotherapy and Matched, Non-Diabetic Controls". *Diabetes, Obesity and Metabolism* 16, no. 11 (2014): 1165–73.

40. Rudman, D. *et al.* "Effects of Human Growth Hormone in Men over 60 Years Old". *New England Journal of Medicine* 323, no. 1 (1990): 1-6.

41. Inagaki, T. *et al.* "Inhibition of Growth Hormone Signaling by the Fasting-Induced Hormone FGF21". *Cell Metabolism* 8, no. 1 (2008): 77-83.

42. Silberberg, M. y R. Silberberg. "Factors Modifying the Lifespan of Mice". *American Journal of Physiology* 177, no. 1 (1954): 23-6.

43. Grandison, R. C., M. D. Piper y L. Partridge. "Amino-Acid Imbalance Explains Extension of Lifespan by Dietary Restriction in Drosophila". *Nature* 462, no. 7276 (2009): 1061-4.

44. Kim, E. y K. L. Guan. "RAG GTPases in Nutrient-Mediated TOR Signaling Pathway". *Cell Cycle* 8, no. 7 (2009): 1014-8.

45. McCay, C. M. *et al.* "The Effect of Retarded Growth upon the Length of Life Span and upon the Ultimate Body Size". *The Journal of Nutrition* 10, no. 1 (1935): 63-79.

46. Liu, K. A. *et al.* "Leucine Supplementation Differentially Enhances Pancreatic Cancer Growth in Lean and Overweight Mice". *Cancer Metabolism* 2, no. 1 (2014): 6.

47. Huffman, S. y R. J. Jones. "Chronic Effect of Dietary Protein on Hypercholesteremia in the Rat". *Proceedings of the Society for Experimental Biology and Medicine* 93, no. 3 (1956): 519-22.

48. Minor, R. K. *et al.* "Dietary Interventions to Extend Life Span and Health Span Based on Calorie Restriction". *Journals of Gerontology, Series A: Biological Sciences and Medical Sciences* 65, no. 7 (2010): 695-703.

49. Minor, R. K. *et al.* "Dietary Interventions to Extend Life Span and Health Span Based on Calorie Restriction". *Journals of Gerontology, Series A: Biological Sciences and Medical Sciences* 65, no. 7 (2010): 695-703; Levine, M. E. *et al.* "Low Protein Intake Is Associated with a Major Reduction in IGF-1, Cancer, and Overall Mortality in the 65 and Younger but Not Older Population". *Cell Metabolism* 19, no. 3 (2014): 407–17; Solon-Biet, S. M. *et al.* "The Ratio of Macronutrients, Not Caloric Intake, Dictates Cardiometabolic Health, Aging, and Longevity in Ad Libitum-Fed Mice". *Cell Metabolism* 19, no. 3 (2014): 418-30.

50. Blagosklonny, M. V. "Rapamycin and Quasi-Programmed Aging: Four Years Later". *Cell Cycle* 9, no. 10 (2010): 1859-62.

Capítulo 4

1. Levine, M. E. *et al.* "Low Protein Intake Is Associated with a Major Reduction in IGF-1 Cancer, and Overall Mortality in the 65 and Younger but Not Older Population". *Cell Metabolism* 19, no. 3 (2014): 407-17.

2. Fontana, L. *et al.* "Long-Term Effects of Calorie or Protein Restriction on Serum IGF-1 and IGFBP-3 Concentration in Humans". *Aging Cell* 7, no. 5 (2008): 681-7.

3. De Bandt, J. P. y L. Cynober. "Therapeutic Use of Branched-Chain Amino Acids in Burn, Trauma, and Sepsis". *Journal of Nutrition* 136, 1 Suppl (2006): 308s-13s.

4. Miller, R. A. *et al.* "Methionine-Deficient Diet Extends Mouse Lifespan, Slows Immune and Lens Aging, Alters Glucose, T4, IGF-I and Insulin Levels, and Increases Hepatocyte MIF Levels and Stress Resistance". *Aging Cell* 4, no. 3 (2005): 119-25.

5. McCarty, M. F. y J. J. DiNicolantonio. "The Cardiometabolic Benefits of Glycine: Is Glycine an 'Antidote' to Dietary Fructose?" *Open Heart* (2014). 1:e000103. doi:10.1136/ openhrt-2014-000103.

6. "Body Fat Calculator". *Active* website. Consultado en *www.active.com/fitness/calculators/bodyfat*.

7. Rosedale, R. "The Good, the Bad, and the Ugly of Protein" (conferencia, American Society of Bariatric Physicians (ASBP), 31 de octubre de 2006).

Consultado en *http://drrosedale.com/resources/pdf/The_good_the_bad_ and_the_ugly_of_protein.pdf.*

8. Cuervo, A. M. *et al.* "Autophagy and Aging: The Importance of Maintaining 'Clean' Cells". *Autophagy* 1, no. 3 (2005): 131-40.

9. Cheng, C. W. *et al.* "Prolonged Fasting Reduces IGF-1/PKA to Promote Hematopoietic-Stem-Cell-Based Regeneration and Reverse Immunosuppression". *Cell Stem Cell* 14, no. 6 (2014): 810-23.

10. Brandhorst, S. *et al.* "A Periodic Diet that Mimics Fasting Promotes Multi-System Regeneration, Enhanced Cognitive Performance, and Healthspan". *Cell Metabolism* 22, no. 1 (2015): 86-99.

11. Rosedale, R., E. C. Westman y J. P. Konhilas. "Clinical Experience of a Diet Designed to Reduce Aging". *Journal of Applied Research* 9, no. 4 (2009): 159-65.

Capítulo 5

1. Hancox, D. "The Unstoppable Rise of Veganism: How a Fringe Movement Went Mainstream". *The Guardian*, 1 de abril de 2018. Consultado en *www. theguardian.com/lifeandstyle/2018/apr/01/vegansare- coming-millennials-health-climate-changeanimal- welfare.*

2. Zelman, K. M. "The Power of Plant Protein". United Healthcare. Accessed at *www.uhc.com/health-and-wellness/nutrition/ power-of-plant-protein.*

3. "Lacalbumin". *https://en.wikipedia.org/wiki/ Lactalbumin.*

4. Bounous, G. y P. Gold. "The Biological Activity of Undenatured Dietary Whey Proteins: Role of Glutathione". *Clinical and Investigative Medicine* 14, no. 4 (1991): 296-309.

5. Bounous, G., G. Batist y P. Gold. "Whey Proteins in Cancer Prevention". *Cancer Letter* 57, no. 2 (1991): 91-4.

6. Bounous, G., G. Batist y P. Gold. "Immunoenhancing Property of Dietary Whey Protein in Mice: Role of Glutathione". *Clinical and Investigative Medicine* 12, no. 3 (1989): 154-61.

7. Sekhar, R. V. *et al.* "Glutathione Synthesis Is Diminished in Patients with Uncontrolled Diabetes and Restored by Dietary Supplementation with Cysteine and Glycine". *Diabetes Care* 34, no. 1 (2011): 162-7.

8. Berk, M. *et al.* "The Efficacy of N-Acetylcysteine as an Adjunctive Treatment in Bipolar Depression: An Open Label Trial". *Journal of Affective Disorders* 135, no. 1-3 (2011): 389-94.

9. Dean, O., F. Giorlando y M. Berk. "N-Acetylcysteine in Psychiatry: Current Therapeutic Evidence and Potential Mechanisms of Action". *Journal of Psychiatry & Neuroscience* 36, no. 2 (2011): 78-86.

10. Breitkreutz, R. *et al.* "Massive Loss of Sulfur in HIV Infection". *AIDS Research and Human Retroviruses* 16, no. 3 (2000): 203-9.

11. Bounous, G. *et al.* "Whey Proteins as a Food Supplement in HIV-Seropositive Individuals". *Clinical and Investigative Medicine* 16, no. 3 (1993): 204-9.

12. Tse, H. N. *et al.* "High-Dose N-Acetylcysteine in Stable COPD: The 1-Year, Double-Blind, Randomized, Placebo-Controlled HIACE Study". *Chest* 144, no. 1 (2013): 106–18; De Flora, S., C. Grassi y L. Carati. "Attenuation of Influenza- Like Symptomatology and Improvement of Cell-Mediated Immunity with Long-Term N-Acetylcysteine Treatment". *European Respiratory Journal* 10, no. 7 (1997): 1535-41.

13. Droge, W. "Oxidative Stress and Ageing: Is Ageing a Cysteine Deficiency Syndrome?" *Philosophical Transactions of the Royal Society B: Biological Sciences* (London) 360, no. 1464 (2005): 2355-72.

14. Op den Kamp, C. M. *et al.* "Muscle Atrophy in Cachexia: Can Dietary Protein Tip the Balance?" *Current Opinion in Clinical Nutrition & Metabolic Care* 12, no. 6 (2009): 611-6.

15. Marchesini, G. *et al.* "Nutritional Supplementation with Branched-Chain Amino Acids in Advanced Cirrhosis: A Double-Blind, Randomized Trial". *Gastroenterology* 124, no. 7 (2003): 1792-801.

16. D'Antona, G. *et al.* "Branched-Chain Amino Acid Supplementation Promotes Survival and Supports Cardiac and Skeletal Muscle Mitochondrial Biogenesis in Middle-Aged Mice". *Cell Metabolism* 12, no. 4 (2010): 362-72.

17. Hoppe, C. *et al.* "Differential Effects of Casein Versus Whey on Fasting Plasma Levels of Insulin, IGF-1 and IGF-1/IGFBP-3: Results from a Randomized 7-Day Supplementation Study in Prepubertal Boys". *European Journal of Clinical Nutrition* 63, no. 9 (2009): 1076-83.

18. Cheng, Z. *et al.* "Inhibition of Hepatocellular Carcinoma Development in Hepatitis B Virus Transfected Mice by Low Dietary Casein". *Hepatology* 26, no. 5 (1997): 1351-4.

19. Siri-Tarino, P. W. *et al.* "Meta-Analysis of Prospective Cohort Studies Evaluating the Association of Saturated Fat with Cardiovascular Disease". *American Journal of Clinical Nutrition* 91, no. 3 (2010): 535-46.

20. Simon, S. "World Health Organization Says Processed Meat Causes Cancer". American Cancer Society, Oct 26, 2015. Accessed at *www. cancer.org/latest-news/world-health-organizationsays-processed-meat-causes-cancer.html*.

21. Sugiyama, K., Y. Kushima y K. Muramatsu. "Effect of Dietary Glycine on Methionine Metabolism in Rats Fed a High-Methionine Diet". *Journal of Nutritional Science and Vitaminology* (Tokyo) 33, no. 3 (1987): 195-205.

22. McCarty, M. F. y J. J. DiNicolantonio. "The Cardiometabolic Benefits of Glycine: Is Glycine an 'Antidote' to Dietary Fructose?" *Open Heart* 1, no. 1 (2014): e000103.

23. Fang, X. *et al.* "Dietary Magnesium Intake and the Risk of Cardiovascular Disease, Type 2 Diabetes, and All-Cause Mortality: A Dose-Response Meta-Analysis of Prospective Cohort Studies". *BMC Medicine* 14, no. 1 (2016): 210; Adebamowo, S. N. *et al.* "Association Between Intakes of Magnesium, Potassium, and Calcium and Risk of Stroke: 2 Cohorts of US Women and Updated Meta-Analyses". *American Journal of Clinical Nutrition* 101, no. 6 (2015): 1269–77; Choi, M. K. y Y. J. Bae. "Association of Magnesium Intake with High Blood Pressure in Korean Adults: Korea National Health and Nutrition Examination Survey 2007–2009". *PLoS One* 10, no. 6 (2015): e0130405; and Aburto, N. J. *et al.* "Effect of Increased Potassium Intake on Cardiovascular Risk Factors and Disease: Systematic Review and Meta-Analyses". *British Medical Journal* 346 (2013): f1378.

24. Song, M. *et al.* "Association of Animal and Plant Protein Intake with All-Cause and Cause-Specific Mortality". *JAMA Internal Medicine* 176, no. 10 (2016): 1453-63.

25. Key, T. J. *et al.* "Mortality in British Vegetarians: Review and Preliminary Results from EPICOxford". *American Journal of Clinical Nutrition* 78 (3 Suppl) (2003): 533s-538s.

26. Shinwell, E. D. y R. Gorodischer. "Totally Vegetarian Diets and Infant Nutrition". *Pediatrics* 70, no. 4 (1982): 582-6.

27. McCarty, M. F. "Vegan Proteins May Reduce Risk of Cancer, Obesity, and Cardiovascular Disease by Promoting Increased Glucagon Activity". *Medical Hypotheses* 53, no. 6 (1999): 459-85.

28. Freeman, A. M. *et al.* "A Clinician's Guide for Trending Cardiovascular Nutrition Controversies: Part II". *Journal of the American College of Cardiology* 72, no. 5 (2018): 553-68.

29. Ver nota 2, arriba.

30. Mozaffarian, D. *et al.* "Changes in Diet and Lifestyle and Long-Term Weight Gain in Women and Men". *New England Journal of Medicine* 364, no. 25 (2011): 2392-404.

31. Jaceldo-Siegl, K. *et al.* "Tree Nuts Are Inversely Associated with Metabolic Syndrome and Obesity: The Adventist Health Study-2". *PLoS One* 9, no. 1 (2014): e85133.

32. Bao, Y. *et al.* "Association of Nut Consumption with Total and Cause-Specific Mortality". *New England Journal of Medicine* 369, no. 21 (2013): 2001-11.

33. *Ibid.*

34. Fraser, G. E. y D. J. Shavlik. "Ten Years of Life: Is It a Matter of Choice?" *Archives of Internal Medicine* 161, no. 13 (2001): 1645-52.

35. Rantanen, T. *et al.* "Midlife Muscle Strength and Human Longevity Up to Age 100 Years: A 44-Year Prospective Study Among a Decedent Cohort". *Age* (Dordrecht, Netherlands) 34, no. 3 (2012): 563-70.

36. Haub, M. D. *et al.* "Effect of Protein Source on Resistive-Training-Induced Changes in Body Composition and Muscle Size in Older Men". *American Journal of Clinical Nutrition* 76, no. 3 (2002): 511-7.

37. Campbell, W. W. *et al.* "Effects of an Omnivorous Diet Compared with a Lactoovovegetarian Diet on Resistance-Training-Induced Changes in Body Composition and Skeletal Muscle in Older Men". *American Journal of Clinical Nutrition* 70, no. 6 (1999): 1032-9.

38. Campbell, W. W. *et al.* "The Recommended Dietary Allowance for Protein May Not Be Adequate for Older People to Maintain Skeletal Muscle". *Journals of Gerontology Series A: Biological Sciences and Medical Sciences* 56, no. 6 (2001): M373-80.

39. Babault, N. *et al.* "Pea Proteins Oral Supplementation Promotes Muscle Thickness Gains During Resistance Training: A Double- Blind, Randomized, Placebo-Controlled Clinical Trial vs. Whey Protein". *Journal of the International Society of Sports Nutrition* 12, no. 1 (2015): 3.

40. Joy, J. M. *et al.* "The Effects of 8 Weeks of Whey or Rice Protein Supplementation on Body Composition and Exercise Performance". *Nutrition Journal* 12 (2013): 86.

41. Appel, L. J. *et al.* "Effects of Protein, Monounsaturated Fat, and Carbohydrate Intake on Blood Pressure and Serum Lipids: Results of the OmniHeart Randomized Trial". *Journal of the American Medical Association* 294, no. 19 (2005): 2455-64.

42. Fung, T. T. *et al.* "Low-Carbohydrate Diets and All-Cause and Cause-Specific Mortality: Two Cohort Studies". *Annals of Internal Medicine* 153, no. 5 (2010): 289-98.

43. Salvioli, S. *et al.* "Why Do Centenarians Escape or Postpone Cancer? The Role of IGF-1, Inflammation and p53". *Cancer Immunology, Immunotherapy* 58, no. 12 (2009): 1909-17.

44. Jenkins, D. J. *et al.* "The Effect of a Plant-Based Low-Carbohydrate ('Eco-Atkins') Diet on Body Weight and Blood Lipid Concentrations in Hyperlipidemic Subjects". *Archives of Internal Medicine* 169, no. 11 (2009): 1046-54.

45. Kiefte-de Jong, J. C. *et al.* "Diet-Dependent Acid Load and Type 2 Diabetes: Pooled Results from Three Prospective Cohort Studies". *Diabetologia* 60, no. 2 (2017): 270-9.

46. Frassetto, L. *et al.* "Diet, Evolution and Aging—the Pathophysiologic Effects of the Post-Agricultural Inversion of the Potassium-to-Sodium and Base-to-Chloride Ratios in the Human Diet". *European Journal of Nutrition* 40, no. 5 (2001): 200-13.

47. Frassetto, L. A. *et al.* "Worldwide Incidence of Hip Fracture in Elderly Women: Relation to Consumption of Animal and Vegetable Foods". *Journal of Gerontology Series A: Biological Sciences Med Sci* 55, no. 10 (2000): M585-92.

48. Ver notas 46 y 47, arriba.

49. Jackson, R. D. *et al.* "Calcium Plus Vitamin D Supplementation and the Risk of Fractures". *New England Journal of Medicine* 354, no. 7 (2006): 669-83.

50. Reddy, S. T. *et al.* "Effect of Low-Carbohydrate High-Protein Diets on Acid-Base Balance, Stone- Forming Propensity, and Calcium Metabolism". *American Journal of Kidney Disease* 40, no. 2 (2002): 265-74.

51. Sebastian, A. *et al.* "Improved Mineral Balance and Skeletal Metabolism in Postmenopausal Women Treated with Potassium Bicarbonate". *New England Journal of Medicine* 330, no. 25 (1994): 1776–81; y Goraya, N. *et al.* "Dietary Acid Reduction with Fruits and Vegetables or Bicarbonate Attenuates Kidney Injury in Patients with a Moderately Reduced Glomerular Filtration Rate Due to Hypertensive Nephropathy". *Kidney International* 81, no. 1 (2012): 86-93.

Capítulo 6

1. Food and Nutrition Board, Institute of Medicine of the National Academies. "Dietary Reference Intakes for Energy, Carbohydrate, Fiber, Fat, Fatty Acids, Cholesterol, Protein, and Amino Acids". National Academies Press (2005). Accessed at *www.nap.edu/read/10490/chapter/1*.

2. Humayun, M. A. *et al.* "Reevaluation of the Protein Requirement in Young Men with the Indicator Amino Acid Oxidation Technique". *American Journal of Clinical Nutrition* 86, no. 4 (2007): 995-1002.

3. Jackson, A. A. *et al.* "Synthesis of Erythrocyte Glutathione in Healthy Adults Consuming the Safe Amount of Dietary Protein". *American Journal of Clinical Nutrition* 80, no. 1 (2004): 101-7.

4. Zelman, K. "The Power of Plant Protein". United HealthCare Services Inc. Accessed at *www.uhc.com/health-and-wellness/nutrition/ power-of-plant-protein*.

5. Dupont, C. "Protein Requirements During the First Year of Life". *American Journal of Clinical Nutrition* 77, no. 6 (2003): 1544s–9s.

6. Gartner, L. M. *et al.* "Breastfeeding and the Use of Human Milk". *Pediatrics* 115, no. 2 (2005): 496-506.

7. Stephens, T. V. *et al.* "Protein Requirements of Healthy Pregnant Women During Early and Late Gestation Are Higher Than Current Recommendations". *Journal of Nutrition* 145, no. 1 (2015): 73-8.

8. Kortebein, P. *et al.* "Effect of 10 Days of Bed Rest on Skeletal Muscle in Healthy Older Adults". *Journal of the American Medical Association* 297, no. 16 (2007): 1772-1774.

9. Bauer, J. *et al.* "Evidence-Based Recommendations for Optimal Dietary Protein Intake in Older People: A Position Paper from the PROT-AGE Study Group". *Journal of the American Medical Directors Association* 14, no. 8 (2013): 542-59.

10. Alexander, J. W. *et al.* "The Importance of Lipid Type in the Diet After Burn Injury". *Annals of Surgery* 204, no. 1 (1986): 1-8; Berbert, A. A. *et al.* "Supplementation of Fish Oil and Olive Oil in Patients with Rheumatoid Arthritis". *Nutrition* 21, no. 2 (2005): 131-6; Murphy, R. A. *et al.* "Nutritional Intervention with Fish Oil Provides a Benefit Over Standard of Care for Weight and Skeletal Muscle Mass in Patients with Nonsmall Cell Lung Cancer Receiving Chemotherapy". *Cancer* 117, no. 8 (2011): 1775–82; Rodacki, C. L. *et al.* "Fish-Oil Supplementation Enhances the Effects of Strength Training in Elderly Women". *American Journal of Clinical Nutrition* 95, no. 2 (2012): 428-36; y Ryan, A. M. *et al.* "Enteral Nutrition Enriched with Eicosapentaenoic Acid (EPA) Preserves Lean Body Mass Following Esophageal Cancer Surgery: Results of a Double- Blinded Randomized Controlled Trial". *Annals of Surgery* 249, no. 3 (2009): 355-63.

11. McWhirter, J. y C. R. Pennington. "Incidence and Recognition of Malnutrition in Hospital". *British Medical Journal* 308, no. 6934 (1994): 945-8.

12. Centers for Disease Control and Prevention. "Healthcare-Associated Infections". Consultado en *www.cdc.gov/HAI/surveillance/*.

13. Aquilani, R. *et al.* "Effects of Oral Amino Acid Supplementation on Long-Term-Care-Acquired Infections in Elderly Patients". *Archives of Gerontology and Geriatrics* 52, no. 3 (2011): e123-8.

14. Brown, R. O. *et al.* "Comparison of Specialized and Standard Enteral Formulas in Trauma Patients". *Pharmacotherapy* 14, no. 3 (1994): 314-20.

15. Paddon-Jones, D. *et al.* "Essential Amino Acid and Carbohydrate Supplementation Ameliorates Muscle Protein Loss in Humans During 28 Days Bedrest". *Journal of Clinical Endocrinology Metabolism* 89, no. 9 (2004): 4351-8.

16. Stokes, T. *et al.* "Recent Perspectives Regarding the Role of Dietary Protein for the Promotion of Muscle Hypertrophy with Resistance Exercise Training". *Nutrients* 10, no. 2 (2018).

17. *Ibid.*

18. *Ibid.*

19. *Ibid.*

20. *Ibid.*

21. *Ibid.*

22. Macnaughton, L. S. *et al.* "The Response of Muscle Protein Synthesis Following Whole-Body Resistance Exercise Is Greater Following 40 g Than 20 g of Ingested Whey Protein". *Physiology Report* 4, no. 15 (2016).

23. Ver nota 16, arriba.

24. *Ibid.*

25. Lemon, P. W. "Beyond the Zone: Protein Needs of Active Individuals". *Journal of the American College of Nutrition* 19, 5 Suppl (2000): 513s-21s.

26. Ver nota 16, arriba.

27. *Ibid.*

28. Li, P. y G. Wu. "Roles of Dietary Glycine, Proline, and Hydroxyproline in Collagen Synthesis and Animal Growth". *Amino Acids* 50, no. 1 (2018): 29–38; Melendez-Hevia, E. *et al.* "A Weak Link in Metabolism: The Metabolic Capacity for Glycine Biosynthesis Does Not Satisfy the Need for Collagen Synthesis". *Journal of Bioscience* 34, no. 6 (2009): 853-72.

29. McCarty, M. F. y J. J. DiNicolantonio. "The Cardiometabolic Benefits of Glycine: Is Glycine an 'Antidote' to Dietary Fructose?" *Open Heart* 1, no. 1 (2014): e000103.

30. Ver nota 16, arriba.

31. *Ibid.*

32. Tarnopolsky, M. A., J. D. MacDougall y S. A. Atkinson. "Influence of Protein Intake and Training Status on Nitrogen Balance and Lean Body Mass". *Journal of Applied Physiology* (1985) 64, o. 1 (1988): 187-93.

33. *Ibid.*

34. Kingsbury, K. J., L. Kay y M. Hjelm. "Contrasting Plasma Free Amino Acid Patterns in Elite Athletes: Association with Fatigue and Infect ion". *British Journal of Sports Medicine* 32, no. 1 (1998): 25–32; discussion 32-3.

35. Rantanen, T. *et al.* "Midlife Muscle Strength and Human Longevity Up to Age 100 Years: A 44-Year Prospective Study Among a Decedent Cohort". *Age* (Dordr) 34, no. 3 (2012): 563-70.

36. Layman, D. K. *et al.*, "A Reduced Ratio of Dietary Carbohydrate to Protein Improves Body Composition and Blood Lipid Profiles During Weight Loss in Adult Women". *Journal of Nutrition* 133, no. 2 (2003): 411-7.

37. Frestedt, J. L. *et al.* "A Whey-Protein Supplement Increases Fat Loss and Spares Lean Muscle in Obese Subjects: A Randomized Human Clinical Study". *Nutrition & Metabolism* (London) 5 (2008): 8.

38. Demling, R. H. y L. DeSanti. "Effect of a Hypocaloric Diet, Increased Protein Intake and Resistance Training on Lean Mass Gains and Fat Mass Loss in Overweight Police Officers". *Annals of Nutrition and Metabolism* 44, no. 1 (2000): 21-9.

39. Simpson, S. J. y D. Raubenheimer. "Obesity: The Protein Leverage Hypothesis". *Obesity Review* 6, no. 2 (2005): 133-42.

40. Leaf, A. "How Much Protein Do You Need Per Day?" Examine.com. Accessed at *https://examine.com/nutrition/how-much-protein-do-i-need/*.

41. Kopple, J. D. "National Kidney Foundation K/DOQI Clinical Practice Guidelines for Nutrition in Chronic Renal Failure". *American Journal of Kidney Disease* 37, 1 Suppl 2 (2001): S66-70.

42. *Ibid.*

43. English, K. L. y D. Paddon-Jones. "Protecting Muscle Mass and Function in Older Adults During Bed Rest". *Current Opinion in Clinical Nutrition & Metabolic Care* 13, no. 1 (2010): 34-9.

44. Patel, K. "How Much Protein Do You Need After Exercise?" Examine.com. Accessed at *https://examine.com/nutrition/second-look-at-protein-quantity-after-exercise/*.

Capítulo 7

1. Nuttall, F. Q. y M. C. Gannon. "Metabolic Response to Dietary Protein in People with and Without Diabetes". *Diabetes, Nutrition and Metabolism* 4 (1991): 71-88.

2. Cahill, G. F., Jr. "Fuel Metabolism in Starvation". *Annual Review of Nutrition* 26 (2006): 1-22.

3. Hall, K. D. *Comparative Physiology of Fasting, Starvation, and Food Limitation*, ed. Marshall McCue. Berlin: Springer, 2012. Accessed at *www.cussp.org/sites/default/files/Hall %20Slides.pdf.*

4. Bhutani, S. *et al.* "Improvements in Coronary Heart Disease Risk Indicators by Alternate-Day Fasting Involve Adipose Tissue Modulations". *Obesity* (Silver Spring), 18, no. 11 (2010): 2152-9.

5. Catenacci, V. A. *et al.* "A Randomized Pilot Study Comparing Zero-Calorie Alternate-Day Fasting to Daily Caloric Restriction in Adults with Obesity". *Obesity* (Silver Spring) 24, no. 9 (2016): 1874-83.

6. Zauner, C. *et al.* "Resting Energy Expenditure in Short-Term Starvation Is Increased as a Result of an Increase in Serum Norepinephrine". *American Journal of Clinical Nutrition* 71, no. 6 (2000): 1511-5.

7. Ho, K. Y. *et al.* "Fasting Enhances Growth Hormone Secretion and Amplifies the Complex Rhythms of Growth Hormone Secretion in Man". *Journal of Clinical Investigation* 81, no. 4 (1988): 968-75.

8. Cahill, G. F., Jr. "President's Address. Starvation". *Transactions of the American Clinical and Climatological Association* 94 (1983): 1-21.

9. Henry, C. J. K. *et al.* "Differences in Fat, Carbohydrate, and Protein Metabolism Between Lean and Obese Subjects Undergoing Total Starvation". *Obesity Research* 7, no. 6 (1999): 597-604.

10. Ver nota 9, arriba.

11. *Ibid.*

Capítulo 8

1. Di Castelnuovo, A. *et al.* "Consumption of Cocoa, Tea and Coffee and Risk of Cardiovascular Disease". *European Journal of Internal Medicine* 23, no. 1 (2012): 15-25.

2. Huxley, R. R. y H. A. Neil. "The Relation Between Dietary Flavonol Intake and Coronary Heart Disease Mortality: A Meta-Analysis of Prospective Cohort Studies". *European Journal of Clinical Nutrition* 57, no. 8 (2003): 904-8.

3.   Hodgson, J. M. y K. D. Croft. "Tea Flavonoids and Cardiovascular Health". *Molecular Aspects of Medicine* 31, no. 6 (2010): 495-502.

4.   de Koning Gans, J. M. *et al.* "Tea and Coffee Consumption and Cardiovascular Morbidity and Mortality". *Arteriosclerosis, Thrombosis, and Vascular Biology* 30, no. 8 (2010): 1665-71.

5.   Peters, U., C. Poole y L. Arab. "Does Tea Affect Cardiovascular Disease? A Meta-Analysis". *American Journal of Epidemiology* 154, no. 6 (2001): 495-503.

6.   Geleijnse, J. M. *et al.* "Inverse Association of Tea and Flavonoid Intakes with Incident Myocardial Infarction: The Rotterdam Study". *American Journal of Clinical Nutrition* 75, no. 5 (2002): 880-6.

7.   Pang, J. *et al.* "Green Tea Consumption and Risk of Cardiovascular and Ischemic Related Diseases: A Meta-Analysis". *International Journal of Cardiology* 202 (2012): 967-74.

8.   Kuriyama, S. *et al.* "Green Tea Consumption and Mortality Due to Cardiovascular Disease, Cancer, and All Causes in Japan: The Ohsaki Study". *JAMA* 296, no. 10 (2006): 1255-65.

9.   Hertog, M. G. *et al.* "Antioxidant Flavonols and Ischemic Heart Disease in a Welsh Population of Men: The Caerphilly Study". *American Journal of Clinical Nutrition* 65, no. 5 (1997): 1489-94.

10.   Serafini, M., A. Ghiselli y A. Ferro-Luzzi. "In Vivo Antioxidant Effect of Green and Black Tea in Man". *European Journal of Clinical Nutrition* 50, no. 1 (1996): 28-32.

11.   Arab, L., W. Liu y D. Elashoff. "Green and Black Tea Consumption and Risk of Stroke: A Meta-Analysis". *Stroke* 40, no. 5 (2009): 1786-92.

12.   Chen, I. J. *et al.* "Therapeutic Effect of High-Dose Green Tea Extract on Weight Reduction: A Randomized, Double-Blind, Placebo-Controlled Clinical Trial". *Clinical Nutrition* 35, no. 3 (2016): 592-9.

13.   Hursel, R., W. Viechtbauer y M. S. Westerterp-Plantenga. "The Effects of Green Tea on Weight Loss and Weight Maintenance: A Meta-Analysis". *International Journal of Obesity* (London) 33, no. 9 (2009): 956-61.

14.   Rudelle, S. *et al.* "Effect of a Thermogenic Beverage on 24-Hour Energy Metabolism in Humans". *Obesity* (Silver Spring) 15, no. 2 (2007): 349-55.

15.   Dulloo, A. G. *et al.* "Efficacy of a Green Tea Extract Rich in Catechin Polyphenols and Caffeine in Increasing 24-H Energy Expenditure and Fat Oxidation in Humans". *American Journal of Clinical Nutrition* 70, no. 6 (1999): 1040-5; Hursel, R. *et al.* "The Effects of Catechin Rich Teas and Caffeine on Energy

Expenditure and Fat Oxidation: A Meta-Analysis". *Obesity Review* 12, no. 7 (2011): 573-81.

16. Jurgens, T. M. *et al.* "Green Tea for Weight Loss and Weight Maintenance in Overweight or Obese Adults". *Cochrane Database of Systematic Reviews* 12 (2012): Cd008650.

17. Rumpler, W. *et al.* "Oolong Tea Increases Metabolic Rate and Fat Oxidation in Men". *Journal of Nutrition* 131, no. 11 (2001): 2848-52.

18. Thielecke, F. y M. Boschmann. "The Potential Role of Green Tea Catechins in the Prevention of the Metabolic Syndrome - A Review". *Phytochemistry* 70, no. 1 (2009): 11-24.

19. Nagao, T. *et al.* "A Catechin-Rich Beverage Improves Obesity and Blood Glucose Control in Patients with Type 2 Diabetes". *Obesity* (Silver Spring) 17, no. 2 (2009): 310-7.

20. Iso, H. *et al.* "The Relationship Between Green Tea and Total Caffeine Intake and Risk for Self-Reported Type 2 Diabetes Among Japanese Adults". *Annals of Internal Medicine* 144, no. 8 (2006): 554-62.

21. Panagiotakos, D. B. *et al.* "Long-Term Tea Intake Is Associated with Reduced Prevalence of (Type 2) Diabetes Mellitus Among Elderly People from Mediterranean Islands: MEDIS Epidemiological Study". *Yonsei Medical Journal* 50, no. 1 (2009): 31-8.

22. Ver nota 13, arriba.

23. Stensvold, I. *et al.* "Tea Consumption. Relationship to Cholesterol, Blood Pressure, and Coronary and Total Mortality". *Preventive Medicine* 21, no. 4 (1992): 546-53.

24. Hodgson, J. M. "Effects of Tea and Tea Flavonoids on Endothelial Function and Blood Pressure: A Brief Review". *Clinical and Experimental Pharmacology and Physiology* 33, no. 9 (2006): 838-41.

25. Yang, Y. C. *et al.* "The Protective Effect of Habitual Tea Consumption on Hypertension". *Archives of Internal Medicine* 164, no. 14 (2004): 1534-40.

26. Bogdanski, P. *et al.* "Green Tea Extract Reduces Blood Pressure, Inflammatory Biomarkers, and Oxidative Stress and Improves Parameters Associated with Insulin Resistance in Obese, Hypertensive Patients". *Nutrition Research* 32, no. 6 (2012): 421-7.

27. "Tea and Cancer Prevention". National Cancer Institute. November 17, 2010. Accessed at *www. cancer.gov/about-cancer/causes-prevention/risk/ diet/tea-fact-sheet.*

28. Wu, A. H. *et al.* "Tea Intake, COMT Genotype, and Breast Cancer in Asian-American Women". *Cancer Research* 63, no. 21 (2003): 7526-9.

29. Fujiki, H. *et al.*, "Cancer Prevention with Green Tea and Its Principal Constituent, EGCG: From Early Investigations to Current Focus on Human Cancer Stem Cells". *Molecules and Cells* 41, no. 2 (2018): 73-82.

Capítulo 9

1. Fragopoulou, E., C. Demopoulos y S. Antonopoulou. "Lipid Minor Constituents in Wines. A Biochemical Approach in the French Paradox". *International Journal of Wine Research* 1 (2009): 131-43.

2. Nagahori, Z. "Credibility of the Ages of Centenarians in Hunza, a Longevity Village in Pakistan". *Asian Medical Journal* 25, no. 6 (1982): 405-31.

3. *Ibid.*

4. *Hippocratic Writings*, ed. G. E. R. Lloyd. London: Penguin, 2005. Accessed at *https://books.google. com/books?id=pgtrVeUovEC&lpg=PT93&pg=PT352#-v=onepage&q&f=false*.

5. Ver nota 1, arriba.

6. Osborn, D. "Drink to Your Health!". Consultado en *www.greekmedicine.net/therapies/Drink_to_Your_Health.html*.

7. Jouanna, J. *Greek Medicine from Hippocrates to Galen*. Leiden, The Netherlands: Brill, 2012: 173-93.

8. Goldfinger, T. M. "Beyond the French Paradox: The Impact of Moderate Beverage Alcohol and Wine Consumption in the Prevention of Cardiovascular Disease". *Cardiology Clinics* 21, no. 3 (2003): 449-57.

9. *Ibid.*

10. Galinski, C. N., J. I. Zwicker y D. R. Kennedy. "Revisiting the Mechanistic Basis of the French Paradox: Red Wine Inhibits the Activity of Protein Disulfide Isomerase In Vitro". *Thrombosis Research* 137 (2016): 169-73.

11. Ver nota 1, arriba.

12. *Ibid.*

13. St Leger, A. S., A. L. Cochrane y F. Moore. "Factors Associated with Cardiac Mortality in Developed Countries with Particular Reference to the Consumption of Wine". *Lancet* 1, no. 8124 (1979): 1017-20.

14. Gronbaek, M. *et al.* "Mortality Associated with Moderate Intakes of Wine, Beer, or Spirits". *The BMJ* 310, no. 6988 (1995): 1165-9.

15. Renaud, S. C. *et al.* "Wine, Beer, and Mortality in Middle-Aged Men from Eastern France". *Archives of Internal Medicine* 159, no. 16 (1999): 1865-70.

16. Yuan, J. M. *et al.* "Follow Up Study of Moderate Alcohol Intake and Mortality Among Middle Aged Men in Shanghai, China". *The BMJ* 1314, no. 7073 (1997): 18-23.

17. Thun, M. J. *et al.* "Alcohol Consumption and Mortality Among Middle-Aged and Elderly U.S. Adults". *New England Journal of Medicine* 337, no. 24 (1997): 1705-14.

18. Blackhurst, D. M. y A. D. Marais. "Alcohol—Foe or Friend?" *South African Medical Journal* 95, no. 9 (2005): 648-54.

19. Andreasson, S., P. Allebeck y A. Romelsjo. "Alcohol and Mortality Among Young Men: Longitudinal Study of Swedish Conscripts". *British Medical Journal (Clinical Research Edition)* 296, no. 6628 (1988): 1021-5.

20. Djousse, L. *et al.* "Alcohol Consumption and Risk of Cardiovascular Disease and Death in Women: Potential Mediating Mechanisms". *Circulation* 2120, no. 3 (2009): 237-44.

21. Streppel, M. T. *et al.* "Long-Term Wine Consumption Is Related to Cardiovascular Mortality and Life Expectancy Independently of Moderate Alcohol Intake: The Zutphen Study". *Journal of Epidemiology and Community Health* 63, no. 7 (2009): 534-40.

22. Haseeb, S., B. Alexander y A. Baranchuk. "Wine and Cardiovascular Health: A Comprehensive Review". *Circulation* 136, no. 15 (2017): 1434-48.

23. Covas, M. I. *et al.* "Wine and Oxidative Stress: Upto-Date Evidence of the Effects of Moderate Wine Consumption on Oxidative Damage in Humans". *Atherosclerosis* 208, no. 2 (2010): 297-304.

24. Ver notas 1 a 10, arriba.

25. Biagi, M. y A. A. Bertelli. "Wine, Alcohol and Pills: What Future for the French Paradox?" *Life Sciences* 131 (2015): 19-22.

26. Sato, M., N. Maulik y D. K. Das. "Cardioprotection with Alcohol: Role of Both Alcohol and Polyphenolic Antioxidants". *Annals of the New York Academy of Sciences* 957 (2002): 122-35; Guiraud, A. *et al.* "Cardioprotective Effect of Chronic Low Dose Ethanol Drinking: Insights into the Concept of Ethanol Preconditioning". *Journal of Molecular and Cellular Cardiology* 36, no. 4 (2004): 561-6; Marfella, R. *et al.* "Effect of Moderate Red Wine Intake on Cardiac Prognosis After Recent Acute Myocardial Infarction of Subjects with Type 2 Diabetes Mellitus". *Diabetic Medicine* 23, no. 9 (2006): 974-81.

27. Karatzi, K. N. *et al.* "Red Wine Acutely Induces Favorable Effects on Wave Reflections and Central Pressures in Coronary Artery Disease Patients". *American Journal of Hypertension* 18, no. 9 Pt 1 (2005): 1161-7; Stranges, S. *et al.* "Relationship of Alcohol Drinking Pattern to Risk of Hypertension: A Population-Based Study". *Hypertension* 44, no. 6 (2004): 813-9.

28. Xin, X. *et al.* "Effects of Alcohol Reduction on Blood Pressure: A Meta-Analysis of Randomized Controlled Trials". *Hypertension* 38, no. 5 (2001): 1112-7.

29. Lazarus, R., D. Sparrow y S. T. Weiss. "Alcohol Intake and Insulin Levels. The Normative Aging Study". *American Journal of Epidemiology* 145, no. 10 (1997): 909-16.

30. Koppes, L. L. *et al.* "Moderate Alcohol Consumption Lowers the Risk of Type 2 Diabetes: A Meta-Analysis of Prospective Observational Studies". *Diabetes Care* 28, no. 3 (2005): 719-25.

31. Shai, I. *et al.* "Glycemic Effects of Moderate Alcohol Intake Among Patients with Type 2 Diabetes: A Multicenter, Randomized, Clinical Intervention Trial". *Diabetes Care* 30, no. 12 (2007): 3011-6.

32. Corrao, G. *et al.* "Alcohol and Coronary Heart Disease: A Meta-Analysis". *Addiction* 95, no. 10 (2000): 1505-23.

33. Szmitko, P. E. y S. Verma. "Antiatherogenic Potential of Red Wine: Clinician Update". *American Journal of Physiology-Heart and Circulatory Physiology* 288, no. 5 (2005): H2023-30.

34. Shai, I. *et al.* "Glycemic Effects of Moderate Alcohol Intake Among Patients with Type 2 Diabetes: A Multicenter, Randomized, Clinical Intervention Trial". *Diabetes Care* 30, no. 12 (2007): 3011–6; Brand-Miller, J. C. *et al.* "Effect of Alcoholic Beverages on Postprandial Glycemia and Insulinemia in Lean, Young, Healthy Adults". *American Journal of Clinical Nutrition* 85, no. 6 (2007): 1545-51.

35. "The History of Coffee". *NCA* website. Consultado en *www.ncausa.org/about-coffee/history-of-coffee*.

36. *Ibid.*

37. O'Keefe, J. H. *et al.* "Effects of Habitual Coffee Consumption on Cardiometabolic Disease, Cardiovascular Health, and All-Cause Mortality". *Journal of the American College of Cardiology* 62, no. 12 (2013): 1043-51.

38. van Dam, R. M. y F. B. Hu. "Coffee Consumption and Risk of Type 2 Diabetes: A Systematic Review". *JAMA* 294, no. 1 (2005): 97-104.

39. Ohnaka, K. *et al.* "Effects of 16-Week Consumption of Caffeinated and Decaffeinated Instant Coffee on Glucose Metabolism in a Randomized Controlled Trial". *Journal of Nutrition and Metabolism* 2012 (2012): 207426.

40. *Ibid.*

41. Keijzers, G. B. *et al.* "Caffeine Can Decrease Insulin Sensitivity in Humans". *Diabetes Care* 25, no. 2 (2002): 364-9.

42. Ding, M. *et al.* "Caffeinated and Decaffeinated Coffee Consumption and Risk of Type 2 Diabetes: A Systematic Review and a Dose-ResponseMeta-Analysis". *Diabetes Care* 37, no. 2 (2014): 569-86; Huxley, R. *et al.* "Coffee, Decaffeinated Coffee, and Tea Consumption in Relation to Incident Type 2 Diabetes Mellitus: A Systematic Review with Meta-Analysis". *Archives of Internal Medicine* 169, no. 22 (2009): 2053-63.

43. Iso, H. *et al.* "The Relationship Between Green Tea and Total Caffeine Intake and Risk for Self-Reported Type 2 Diabetes Among Japanese Adults". *Annals of Internal Medicine* 144, no. 8 (2006): 554-62.

44. DiNicolantonio, J. J., S. C. Lucan y J. H. O'Keefe. "Is Coffee Harmful? If Looking for Longevity, Say Yes to the Coffee, No to the Sugar". *Mayo Clinic Proceedings* 89, no. 4 (2014): 576-7.

45. Wedick, N. M. *et al.* "Effects of Caffeinated and Decaffeinated Coffee on Biological Risk Factors for Type 2 Diabetes: A Randomized Controlled Trial". *Nutrition Journal* 10 (2011): 93.

46. O'Keefe, J. H., J. J. DiNicolantonio y C. J. Lavie. "Coffee for Cardioprotection and Longevity". *Progress in Cardiovascular Disease* 61, no. 1 (2018).

47. de Koning Gans, J. M. *et al.* "Tea and Coffee Consumption and Cardiovascular Morbidity and Mortality". *Arteriosclerosis, Thrombosis, and Vascular Biology* 30, no. 8 (2010): 1665-71.

48. Poole, R. *et al.* "Coffee Consumption and Health: Umbrella Review of Meta-Analyses of Multiple Health Outcomes". *The BMJ* 359 (2017): j5024.

49. Gunter, M. J. *et al.* " Coffee Drinking and Mortality in 10 European Countries: A Multinational Cohort Study". *Annals of Internal Medicine* 167, no. 4 (2017): 236-47.

50. Ding, M. *et al.* "Association of Coffee Consumption with Total and Cause-Specific Mortality in 3 Large Prospective Cohorts". *Circulation* 132, no. 24 (2015): 2305-15.

51. Renouf, M. *et al.* "Plasma Appearance and Correlation Between Coffee and Green Tea Metabolites in Human Subjects". *British Journal of Nutrition* 104, no. 11 (2010): 1635-40.

52. Ojha, S. *et al.* "Neuroprotective Potential of Ferulic Acid in the Rotenone Model of Parkinson's Disease". *Drug Design, Development and Therapy* (2015): 5499-510; Madeira, M. H. *et al.* "Having a Coffee Break: The

Impact of Caffeine Consumption on Microglia-Mediated Inflammation in Neurodegenerative Diseases". *Mediators of Inflammation* 2017 (2017): 4761081.

53. Ma, Z. C. *et al.* "Ferulic Acid Induces Heme Oxygenase-1 via Activation of ERK and Nrf2". *Drug Discoveries & Therapeutics* 5, no. 6 (2011):299-305.

54. Graf, E. "Antioxidant Potential of Ferulic Acid". *Free Radical Biology & Medicine* 13, no. 4 (1992): 435-48.

55. Ren, Z. *et al.* "Ferulic Acid Exerts Neuroprotective Effects Against Cerebral Ischemia/Reperfusion-Induced Injury via Antioxidant and Anti-Apoptotic Mechanisms In Vitro and In Vivo". *International Journal of Molecular Medicine* 40, no. 5 (2017): 1444-56.

56. Zhao, J. *et al.* "Ferulic Acid Enhances the Vasorelaxant Effect of Epigallocatechin Gallate in Tumor Necrosis Factor-Alpha-Induced Inflammatory Rat Aorta". *The Journal of Nutritional Biochemistry* 25, no. 7 (2014): 807–14; Zhao, J. *et al.* "Ferulic Acid Enhances Nitric Oxide Production Through Up-Regulation of Argininosuccinate Synthase in Inflammatory Human Endothelial Cells". *Life Sciences* 145 (2016): 224-32.

57. O'Keefe, J. H. *et al.* "Effects of Habitual Coffee Consumption on Cardiometabolic Disease, Cardiovascular Health, and All-Cause Mortality". *Journal of the American College of Cardiology* 62, no. 12 (2013): 1043-51; Neuhauser, B. *et al.* "Coffee Consumption and Total Body Water Homeostasis as Measured by Fluid Balance and Bioelectrical Impedance Analysis". *Annals of Nutrition and Metabolism* 41, no. 1 (1997): 29-36.

58. Massey, L. K. y S. J. Whiting. "Caffeine, Urinary Calcium, Calcium Metabolism and Bone". *Journal of Nutrition* 123, no. 9 (1993): 1611-4.

59. Passmore, A. P., G. B. Kondowe y G. D. Johnston. "Renal and Cardiovascular Effects of Caffeine: A Dose-Response Study". *Clinical Science* (Lond) 72, no. 6 (1987): 749-56.

Capítulo 10

1. Meneely, G. R. y H. D. Battarbee. "High Sodium-Low Potassium Environment and Hypertension". *American Journal of Cardiology* 38, no. 6 (1976): 768-85.

2. Dahl, L. K. "Possible Role of Salt Intake in the Development of Essential Hypertension. 1960". *International Journal of Epidemiology* 34, no. 5 (2005): 967-72; discussion 972-4, 975-8.

3. Dahl, L. K. "Salt in Processed Baby Foods". *American Journal of Clinical Nutrition* 21, no. 8 (1968): 787-92.

4. Ver nota 2, arriba.

5. DiNicolantonio, J. J. y S. C. Lucan. "The Wrong White Crystals: Not Salt but Sugar as Aetiological in Hypertension and Cardiometabolic Disease". *Open Heart* 1 (2014): doi:10.1136/openhrt-2014-000167; DiNicolantonio, J. J., S. C. Lucan y J. H. O'Keefe. "An Unsavory Truth: Sugar, More Than Salt, Predisposes to Hypertension and Chronic Disease". *American Journal of Cardiology* 114, no. 7 (2014): 1126-8.

6. DiNicolantonio, J. J. *The Salt Fix: Why the Experts Got It All Wrong-and How Eating More Might Save Your Life*. New York: Harmony (2017).

7. Satin, M. "The Salt Debate-Far More Salacious Than Salubrious". *Blood Purification* 39, no. 1-3 (2015): 11-5.

8. Gleibermann, L. "Blood Pressure and Dietary Salt in Human Populations". *Ecology of Food and Nutrition* 2, no. 2 (1973): 143-56.

9. Ver nota 6, arriba.

10. Powles, J. *et al.* "Global, Regional and National Sodium Intakes in 1990 and 2010: A Systematic Analysis of 24 h Urinary Sodium Excretion and Dietary Surveys Worldwide". *BMJ Open* 3, no. 12 (2013). Consultado en *https:// bmjopen.bmj.com/content/3/12/e003733*.

11. Ver nota 8, arriba.

12. *Ibid.*

13. Ver nota 7, arriba.

14. Alderman, M. H., H. Cohen y S. Madhavan. "Dietary Sodium Intake and Mortality: The National Health and Nutrition Examination Survey (NHANES I) ". *The Lancet* 351, no. 9105 (1998): 781-5.

15. *Ibid.*

16. McGuire, S., Institute of Medicine. 2013. *Sodium Intake in Populations: Assessment of Evidence*. Washington, DC: The National Academies Press, 2013.

17. *Ibid.*

18. Ver nota 1, arriba.

19. "AACC Members Agree on Definition of Whole Grain". Accessed at *www. aaccnet.org/initiatives/definitions/Documents/WholeGrains/wgflyer.pdf*.

20. "Collagen". *https://en.wikipedia.org/wiki/Collagen*.

21. Sharp, R. L. "Role of Sodium in Fluid Homeostasis with Exercise". *The Journal of the American College of Nutrition* 25, no. 3 Suppl (2006): 231s-239s.

22. Ver nota 5, arriba.

23. Stolarz-Skrzypek, K. *et al.* "Fatal and Nonfatal Outcomes, Incidence of Hypertension, and Blood Pressure Changes in Relation to Urinary Sodium Excretion". *JAMA* 30, no. 17 (2011): 1777-85.

24. Feldman, R. D. y N. D. Schmidt. "Moderate Dietary Salt Restriction Increases Vascular and Systemic Insulin Resistance". *American Journal of Hypertension* 12, no. 6 (1999): 643-7.

25. Patel, S. M. *et al.* "Dietary Sodium Reduction Does Not Affect Circulating Glucose Concentrations in Fasting Children or Adults: Findings from a Systematic Review and Meta-Analysis". *Journal of Nutrition* 145, no. 3 (2015): 505-3.

26. Graudal, N. A., A. M. Galloe y P. Garred. "Effects of Sodium Restriction on Blood Pressure, Renin, Aldosterone, Catecholamines, Cholesterols, and Triglyceride: A Meta-Analysis". *JAMA* 279, no. 17 (1998): 1383-91.

27. Ver nota 6, arriba.

28. O'Donnell, M. *et al.* "Urinary Sodium and Potassium Excretion, Mortality, and Cardiovascular Events". *New England Journal of Medicine* 371, no. 7 (2014): 612-23.

29. Graudal, N. *et al.* "Compared with Usual Sodium Intake, Low- and Excessive-Sodium Diets Are Associated with Increased Mortality: A Meta-Analysis". *American Journal of Hypertension* 27, no. 9 (2014): 1129-37.

30. Folkow, B. "Salt and Blood Pressure— Centenarian Bone of Contention". *Lakartidningen* 100, no. 40 (2003): 3142-7.

31. Liedtke, W. B. *et al.* "Relation of Addiction Genes to Hypothalamic Gene Changes Subserving Genesis and Gratification of a Classic Instinct, Sodium Appetite". *Proceedings of the National Academy of Sciences of the United States of America* 108, no. 30 (2011): 12509-14.

32. Denton, D. A., M. J. McKinley y R. S. Weisinger. "Hypothalamic Integration of Body Fluid Regulation". *Proceedings of the National Academy of Sciences of the United States of America* 93, no. 14 (1996): 7397-404.

33. Adler, A. J. *et al.* "Reduced Dietary Salt for the Prevention of Cardiovascular Disease". *Cochrane Database Systematic Reviews* 12 (2014): Cd009217.

34. Kelly, J. *et al.* "The Effect of Dietary Sodium Modification on Blood Pressure in Adults with Systolic Blood Pressure Less Than 140 mmHg: A Systematic Review". *JBI Database of Systematic Reviews and Implementation Reports* 14, no. 6 (2016): 196-237.

35. de Baaij, J. H., J. G. Hoenderop y R. J. Bindels. "Magnesium in Man: Implications for Health and Disease". *Physiological Reviews* 95, no. 1 (2015): 1–46.

36. DiNicolantonio, J. J., J. H. O'Keefe y W. Wilson. "Subclinical Magnesium Deficiency: A Principal Driver of Cardiovascular Disease and a Public Health Crisis". *Open Heart* 5, no. 1 (2018): e000668.

37. Guoa, W. *et al.* "Magnesium Deficiency on Plants: An Urgent Problem". *The Crop Journal* 4, no. 2 (2016): 83-91; Thomas, D. "The Mineral Depletion of Foods Available to Us as a Nation (1940- 2002)–A Review of the 6th Edition of McCance and Widdowson". *Nutrition and Health* 19, no. 1-2 (2007): 21-55.

38. Temple, N. J. "Refined Carbohydrates—A Cause of Suboptimal Nutrient Intake". *Medical Hypotheses* 10, no. 4 (1983): 411-24.

39. Costello, R. B. *et al.* "Perspective: The Case for an Evidence-Based Reference Interval for Serum Magnesium: The Time Has Come". *Advances in Nutrition* 7, no. 6 (2016): 977-93.

40. Marier, J. R. "Magnesium Content of the Food Supply in the Modern-Day World". *Magnesium* 5, no. 1 (1986): 1-8.

41. Tipton, I. H., P. L. Stewart y J. Dickson. "Patterns of Elemental Excretion in Long Term Balance Studies". *Health Physics* 16, no. 4 (1969): 455-62.

42. Ver nota 39, arriba.

43. Ver nota 36, arriba.

44. Rayssiguier, Y. *et al.* "Dietary Magnesium Affects Susceptibility of Lipoproteins and Tissues to Peroxidation in Rats". *The Journal of the American College of Nutrition* 12, no. 2 (1993): 133-7; Bussiere, L. *et al.* "Triglyceride-Rich Lipoproteins from Magnesium-Deficient Rats Are More Susceptible to Oxidation by Cells and Promote Proliferation of Cultured Vascular Smooth Muscle Cells". *Magnesium Research* 8, no. 2 (1995): 151-7; Turlapaty, P. D. y B. M. Altura. "Magnesium Deficiency Produces Spasms of Coronary Arteries: Relationship to Etiology of Sudden Death Ischemic Heart Disease". *Science* 208, no. 4440 (1980): 198-200.

45. Ver nota 36, arriba.

46. Ver nota 36, arriba.

47. Kodama, N., M. Nishimuta y K. Suzuki. "Negative Balance of Calcium and Magnesium Under Relatively Low Sodium Intake in Humans". *Journal of Nutritional Science and Vitaminology* (Tokyo) 49, no. 3 (2003): 201-9.

48. Ver nota 47, arriba.

49. Nishimuta, M. *et al.* "Positive Correlation Between Dietary Intake of Sodium and Balances of Calcium and Magnesium in Young Japanese Adults-Low Sodium Intake Is a Risk Factor for Loss of Calcium and Magnesium". *Journal of Nutritional Science and Vitaminology* (Tokyo) 51, no. 4 (2005): 265-70.

50. Delva, P. *et al.* "Intralymphocyte Free Magnesium in Patients with Primary Aldosteronism: Aldosterone and Lymphocyte Magnesium Homeostasis". *Hypertension* 35, no. 1 Pt 1 (2000): 113-7.

51. Durlach, J. "Recommended Dietary Amounts of Magnesium: Mg RDA". *Magnesium Research* 2, no. 3 (1989): 195-203.

52. Ver nota 36, arriba.

53. Rosanoff, A. "Magnesium and Hypertension". *Clinical Calcium* 15, no. 2 (2005): 255-60.

54. Ver nota 36, arriba.

55. Schuette, S. A., B. A. Lashner y M. Janghorbani. "Bioavailability of Magnesium Diglycinate vs Magnesium Oxide in Patients with Ileal Resection". *Journal of Parenteral and Enteral Nutrition* 18, no. 5 (1994): 430-5.

56. Spasov, A. A. *et al.* "Comparative Study of Magnesium Salts Bioavailability in Rats Fed a Magnesium-Deficient Diet". *Vestnik Rossiiskoi Akademii Meditsinskikh Nauk* no. 2 (2010): 29-37; Guillard, O. *et al.* "Unexpected Toxicity Induced by Magnesium Orotate Treatment in Congenital Hypomagnesemia". *Journal of Internal Medicine* 252, no. 1 (2002): 88-90.

57. *Ibid.*

58. Phillips, R. *et al.* "Citrate Salts for Preventing and Treating Calcium Containing Kidney Stones in Adults". *Cochrane Database of Systematic Reviews* no. 10 (2015): Cd010057.

59. Stepura, O. B. y Martynow, A. I. "Magnesium Orotate in Severe Congestive Heart Failure (MACH)". *International Journal of Cardiology* 131, no. 2 (2009): 293-5.

Capítulo 11

1. Harcombe, Z. *et al.* "Evidence from Randomised Controlled Trials Did Not Support the Introduction of Dietary Fat Guidelines in 1977 and 1983: A Systematic Review and Meta-Analysis". *Open Heart* 2, no. 1 (2015): e000196; Harcombe, Z. *et al.* "Evidence from Randomised Controlled Trials Does Not Support Current Dietary Fat Guidelines: A Systematic Review and Meta-Analysis". *Open Heart* 3, 2 (2016): e000409; DiNicolantonio, J. J. "The Cardiometabolic Consequences of Replacing Saturated Fats with Carbohydrates or Ω-6 Polyunsaturated Fats: Do the Dietary Guidelines Have It Wrong?" *Open Heart* 1 (2014): e000032. doi:10.1136/openhrt-2013-000032; Ravnskov, U. *et al.* "The Questionable Benefits of Exchan-

ging Saturated Fat with Polyunsaturated Fat". *Mayo Clinic Proceedings* 89, no. 4 (2014): 451-3.

2.   Teicholtz, N. *The Big Fat Surprise: Why Butter, Meat and Cheese Belong in a Healthy Diet*. New York: Simon & Schuster, 2014.

3.   Barbee, M. *Politically Incorrect Nutrition: Finding Reality in the Mire of Food Industry Propaganda*. Garden City Park, NY: Square One Publishers, 2004: 27.

4.   Bhupathiraju, S. N. y K. L. Tucker. "Coronary Heart Disease Prevention: Nutrients, Foods, and Dietary Patterns". *Clinica Chimica Acta* 412, no. 17–18 (2011): 1493-514.

5.   Sun, Q. *et al.* "A Prospective Study of Trans Fatty Acids in Erythrocytes and Risk of Coronary Heart Disease". *Circulation* 115, no. 14 (2007): 1858-65; Block, R. C. *et al.* "Omega-6 and Trans Fatty Acids in Blood Cell Membranes: A Risk Factor for Acute Coronary Syndromes?" *American Heart Journal* 156, no. 6 (2008): 1117-23; Willett, W. C. *et al.* "Intake of Trans Fatty Acids and Risk of Coronary Heart Disease Among Women". *Lancet* 341, no. 8845 (1993): 581-5.

6.   Grimes, W. "April 24–30; How About Some Popcorn with Your Fat?" *The New York Times*, 1 de mayo de 1994, consultado en *www.nytimes. com/1994/05/01/weekinreview/april-24-30-howabout-some-popcorn-with-your-fat.html*.

7.   Hu, F. B. *et al.* "Dietary Fat Intake and the Risk of Coronary Heart Disease in Women". *New England Journal of Medicine* 337, no. 21 (1997): 1491-9.

8.   Zaloga, G. P. *et al.* "Trans Fatty Acids and Coronary Heart Disease". *Nutrition in Clinical Practice* 21, no. 5 (2006): 505-12.

9.   de Souza, R. J. *et al.* "Intake of Saturated and Trans Unsaturated Fatty Acids and Risk of All Cause Mortality, Cardiovascular Disease, and Type 2 Diabetes: Systematic Review and Meta-Analysis of Observational Studies". *The BMJ* 351 (2015): h3978.

10.   Ver nota 4, arriba.

11.   Fox, M. "WHO Urges All Countries to Ban Trans Fats". May 14, 2018, *NBC News Health News* website, accessed at *www.nbcnews.com/health/heal-th-news/who-urges-all-countries-ban-trans-fats-n873916*.

12.   Herrera-Camacho, J. *et al.* "Effect of Fatty Acids on Reproductive Performance of Ruminants". June 21, 2011. Accessed at *www.intechopen.com/books/ artificial-insemination-in-farmanimals/effect-of-fatty-acids-on-reproductive-performance- of-ruminants*; USDA Food Composition Databases. Accessed at *https://ndb.nal.usda.gov/ndb/*.

13. Ramsden, C. E. *et al.* "Use of Dietary Linoleic Acid for Secondary Prevention of Coronary Heart Disease and Death: Evaluation of Recovered Data from the Sydney Diet Heart Study and Updated Meta-Analysis". *The BMJ* 346 (2013): e8707.

14. Ramsden, C. E. *et al.* "n-6 Fatty Acid-Specific and Mixed Polyunsaturate Dietary Interventions Have Different Effects on CHD Risk: A Meta-Analysis of Randomised Controlled Trials". *British Journal of Nutrition* 104, no. 11 (2010): 1586-600.

15. Ver nota 1, arriba.

16. Whoriskey, P. "This Study 40 Years Ago Could Have Reshaped the American Diet. But It Was Never Fully Published". *The Washington Post*, 12 de abril de 2016, Consultado en *www.washingtonpost.com/news/wonk/wp/2016/04/12/this-study-40-years-ago-could-have-reshaped-the-americandiet-but-it-was-never-fully-published/?utm_term=.2cb42d8134f2*.

17. Chowdhury, R. *et al.* "Association of Dietary, Circulating, and Supplement Fatty Acids with Coronary Risk: A Systematic Review and Meta-Analysis". *Annals of Internal Medicine* 160, no. 6(2014): 398-406.

18. Siri-Tarino, P. W. *et al.* "Meta-Analysis of Prospective Cohort Studies Evaluating the Association of Saturated Fat with Cardiovascular Disease". *American Journal of Clinical Nutrition* 91, no. 3 (2010): 535-46.

19. Deghan, M. *et al.* "Associations of Fats and Carbohydrate Intake with Cardiovascular Disease and Mortality in 18 Countries from Five Continents (PURE): A Prospective Cohort Study". *The Lancet* 390, no. 10107 (2017): 2050-62.

20. Christiansen, E. *et al.* "Intake of a Diet High in Trans Monounsaturated Fatty Acids or Saturated Fatty Acids. Effects on Postprandial Insulinemia and Glycemia in Obese Patients with NIDDM". *Diabetes Care* 20, no. 5 (1997): 881-7.

21. Vessby, B. *et al.* "Substituting Dietary Saturated for Monounsaturated Fat Impairs Insulin Sensitivity in Healthy Men and Women: The KANWU Study". *Diabetologia* 44, no. 3 (2001): 312-9.

22. Piers, L. S. *et al.* "Substitution of Saturated with Monounsaturated Fat in a 4-Week Diet Affects Body Weight and Composition of Overweight and Obese Men". *British Journal of Nutrition* 90, no. 3 (2003): 717-27.

23. Ikemoto, S. *et al.* "High-Fat Diet-Induced Hyperglycemia and Obesity in Mice: Differential Effects of Dietary Oils". *Metabolism* 45, no. 12 (1996): 1539-46.

24. Kien, C. L., J. Y. Bunn y F. Ugrasbul. "Increasing Dietary Palmitic Acid Decreases Fat Oxidation and Daily Energy Expenditure". *American Journal of Clinical Nutrition* 82, no. 2 (2005): 320-6.

25. Kastorini, C. M. *et al.* "The Effect of Mediterranean Diet on Metabolic Syndrome and Its Components: A Meta-Analysis of 50 Studies and 534,906 Individuals". *Journal of the American College of Cardiology* 57, no. 11 (2011): 1299-313.

26. Jones, P. J., P. B. Pencharz y M. T. Clandinin. "Whole Body Oxidation of Dietary Fatty Acids: Implications for Energy Utilization". *American Journal of Clinical Nutrition* 42, no. 5 (1985): 769-77.

27. Piers, L. S. *et al.* "The Influence of the Type of Dietary Fat on Postprandial Fat Oxidation Rates: Monounsaturated (Olive Oil) Vs Saturated Fat (Cream)". *International Journal of Obesity and Related Metabolic Disorders* 26, no. 6 (2002): 814-21.

28. Kien, C. L. y J. Y. Bunn. "Gender Alters the Effects of Palmitate and Oleate on Fat Oxidation and Energy Expenditure". *Obesity* (Silver Spring) 16, no. 1 (2008): 29-33.

29. Soares, M. J. *et al.* "The Acute Effects of Olive Oil V. Cream on Postprandial Thermogenesis and Substrate Oxidation in Postmenopausal Women". *British Journal of Nutrition* 91, no. 2 (2004): 245-52.

30. Piers, L. S. *et al.* "Substitution of Saturated with Monounsaturated Fat in a 4-Week Diet Affects Body Weight and Composition of Overweight and Obese Men". *British Journal of Nutrition* 90, no. 3 (2003): 717-27; Piers, L. S. *et al.* "The Influence of the Type of Dietary Fat on Postprandial Fat Oxidation Rates: Monounsaturated (Olive Oil) Vs Saturated Fat (Cream)". *International Journal of Obesity and Related Metabolic Disorders* 26, no. 6 (2002): 814-21; Thomsen, C. *et al.* "Differential Effects of Saturated and Monounsaturated Fats on Postprandial Lipemia and Glucagon-Like Peptide 1 Responses in Patients with Type 2 Diabetes". *American Journal of Clinical Nutrition* 77, no. 3 (2003): 605-11; Thomsen, C. *et al.* "Differential Effects of Saturated and Monounsaturated Fatty Acids on Postprandial Lipemia and Incretin Responses in Healthy Subjects". *American Journal of Clinical Nutrition* 69, no. 6 (1999): 1135-43.

31. Feranil, A. B. *et al.* "Coconut Oil Is Associated with a Beneficial Lipid Profile in Pre-Menopausal Women in the Philippines". *Asia Pacific Journal of Clinical Nutrition* 20, no. 2 (2011): 190-5.

32. Babu, A. S. *et al.* "Virgin Coconut Oil and Its Potential Cardioprotective Effects". *Postgrad Medicine* 126, no. 7 (2014): 76-83.

33. St-Onge, M. P. *et al.* "Medium Chain Triglyceride Oil Consumption as Part of a Weight Loss Diet Does Not Lead to an Adverse Metabolic Profile When Compared to Olive Oil". *The Journal of the American College of Nutrition* 27, no. 5 (2008): 547-52.

34. Nosaka, N. *et al.* "Effects of Margarine Containing Medium-Chain Triacyl-glycerols on Body Fat Reduction in Humans". *Journal of Atherosclerosis and Thrombosis* 10, no. 5 (2003): 290-8.

35. Stubbs, R. J. y C. G. Harbron. "Covert Manipulation of the Ratio of Medium-to Long- Chain Triglycerides in Isoenergetically Dense Diets: Effect on Food Intake in Ad Libitum Feeding Men". *International Journal of Obesity and Related Metabolic Disorders* 20, no. 5 (1996): 435-44.

36. Van Wymelbeke, V. *et al.* "Influence of Medium-Chain and Long-Chain Tria-cylglycerols on the Control of Food Intake in Men". *American Journal of Clinical Nutrition* 68, no. 2 (1998): 226-34.

37. Scalfi, L., A. Coltorti y F. Contaldo. "Postprandial Thermogenesis in Lean and Obese Subjects After Meals Supplemented with Medium- Chain and Long-Chain Triglycerides". *American Journal of Clinical Nutrition* 53, no. 5 (1991): 1130-3.

38. Heid, M. "You Asked: Is Coconut Oil Healthy?" *Time*, April 26, 2017, consultado en *www.time.com/4755761/coconut-oil-healthy/*.

39. St-Onge, M. P. y P. J. Jones. "Physiological Effects of Medium-Chain Triglyce-rides: Potential Agents in the Prevention of Obesity". *The Journal of Nutrition* 132, no. 3 (2002): 329-32.

40. Lindeberg, S. y B. Lundh. "Apparent Absence of Stroke and Ischaemic Heart Disease in a Traditional Melanesian Island: A Clinical Study in Kitava". *Journal of Internal Medicine* 233, no. 3 (1993): 269-75.

41. Stanhope, J. M. y I. A. Prior. "The Tokelau Island Migrant Study: Prevalence and Incidence of Diabetes Mellitus". *New Zealand Medical Journal* 92, no. 673 (1980): 417-21.

42. de Oliveira Otto, M. C. *et al.* "Serial Measures of Circulating Biomarkers of Dairy Fat and Total and Cause-Specific Mortality in Older Adults: The Cardiovascular Health Study". *American Journal of Clinical Nutrition* 108, no. 3 (2018): 476-84.

43. Yakoob, M. Y. *et al.* "Circulating Biomarkers of Dairy Fat and Risk of Incident Stroke in U.S. Men and Women in 2 Large Prospective Cohorts". *American Journal of Clinical Nutrition* 100, no. 6 (2014): 1437-47.

44. University of Texas Health Science Center at Houston. "New Research Could Banish Guilty Feeling for Consuming Whole Dairy Products". *Science Daily* website, accessed at *www.sciencedaily.com/releases/2018/07/180711182735. htm*.

45. Aune, D. *et al.* "Dairy Products and the Risk of Type 2 Diabetes: A Systematic Review and Dose-Response Meta-Analysis of Cohort Studies". *American Journal of Clinical Nutrition* 98, no. 4 (2013): 1066-83.

46. Astrup, A. "A Changing View on Saturated Fatty Acids and Dairy: From Enemy to Friend". *American Journal of Clinical Nutrition* 100, no. 6 (2014): 1407-8.

47. Freeman, A. M. *et al.* "Trending Cardiovascular Nutrition Controversies". *Journal of the American College of Cardiology* 69, no. 9 (2017): 1172-87.

48. Eckel, R. H. *et al.* "2013 AHA/ACC Guideline on Lifestyle Management to Reduce Cardiovascular Risk: A Report of the American College of Cardiology/American Heart Association Task Force on Practice Guidelines". *Journal of the American College of Cardiology* 63, no. 25 Pt B (2014): 2960-84.

49. Covas, M. I. *et al.* "The Effect of Polyphenols in Olive Oil on Heart Disease Risk Factors: A Randomized Trial". *Annals of Internal Medicine* 145, no. 5 (2006): 333-41.

50. Wiseman, S. A. *et al.* "Dietary Non-Tocopherol Antioxidants Present in Extra Virgin Olive Oil Increase the Resistance of Low Density Lipoproteins to Oxidation in Rabbits". *Atherosclerosis* 120, no. 1-2 (1996): 15-23; Caruso, D. *et al.* "Effect of Virgin Olive Oil Phenolic Compounds on In Vitro Oxidation of Human Low Density Lipoproteins". *Nutrition, Metabolism and Cardiovascular Diseases* 9, no. 3 (1999): 102-7; Coni, E. *et al.* "Protective Effect of Oleuropein, an Olive Oil Biophenol, on Low Density Lipoprotein Oxidizability in Rabbits". *Lipids* 35, no. 1 (2000): 45-54.

51. Aviram, M. y K. Eias. "Dietary Olive Oil Reduces Low-Density Lipoprotein Uptake by Macrophages and Decreases the Susceptibility of the Lipoprotein to Undergo Lipid Peroxidation". *Annals of Nutrition and Metabolism* 37, no. 2 (1993): 75-84.

52. Bogani, P. *et al.* "Postprandial Anti-Inflammatory and Antioxidant Effects of Extra Virgin Olive Oil". *Atherosclerosis* 190, no. 1 (2007): 181-6.

53. Pacheco, Y. M. *et al.* "Minor Compounds of Olive Oil Have Postprandial Anti-Inflammatory Effects". *British Journal of Nutrition* 98, no. 2 (2007): 260-3.

54. Fabiani, R. *et al.* "Oxidative DNA Damage Is Prevented by Extracts of Olive Oil, Hydroxytyrosol, and Other Olive Phenolic Compounds in Human Blood Mononuclear Cells and HL60 Cells". *The Journal of Nutrition* 138, no. 8 (2008): 1411-6.

55. Moreno-Luna, R. *et al.* "Olive Oil Polyphenols Decrease Blood Pressure and Improve Endothelial Function in Young Women with Mild Hypertension". *American Journal of Hypertension* 25, no. 12 (2012): 1299-304.

56. DiNicolantonio, J. J. *et al.* "Omega-3s and Cardiovascular Health". *Ochsner Journal* 14, no. 3 (2014): 399-412.

57. DiNicolantonio, J. J., P. Meier y J. H. O'Keefe. "Omega-3 Polyunsaturated Fatty Acids for the Prevention of Cardiovascular Disease: Do Formulation, Dosage & Comparator Matter?" *Missouri Medicine* 110, no. 6 (2013): 495-8.

58. Hulbert, A. J. y P. L. Else. "Membranes as Possible Pacemakers of Metabolism". *Journal of Theoretical Biology* 199, no. 3 (1999): 257-74; Smith, G. I. *et al.* "Dietary Omega-3 Fatty Acid Supplementation Increases the Rate of Muscle Protein Synthesis in Older Adults: A Randomized Controlled Trial". *American Journal of Clinical Nutrition* 93, no. 2 (2011): 402-12; Whitehouse, A. S. *et al.* "Mechanism of Attenuation of Skeletal Muscle Protein Catabolism in Cancer Cachexia by Eicosapentaenoic Acid". *Cancer Research* 61, no. 9 (2001): 3604-9.

59. Ver nota 29, arriba.

60. Deutsch, L. "Evaluation of the Effect of Neptune Krill Oil on Chronic Inflammation and Arthritic Symptoms". *The Journal of the American College of Nutrition* 26, no. 1 (2007): 39-48.

61. Sampalis, F. *et al.* "Evaluation of the Effects of Neptune Krill Oil in the Management of Premenstrual Syndrome and Dysmenorrhea". *Alternative Medicine Review* 8, no. 2 (2003): 171-9.

62. Bunea, R., K. El Farrah y L. Deutsch. "Evaluation of the Effects of Neptune Krill Oil on the Clinical Course of Hyperlipidemia". *Alternative Medicine Review* 9, no. 4 (2004): 420-8.

63. Bower, B. "Human Ancestors Had Taste for Meat, Brains". *Science News*, May 3, 2013, accessed at *www.sciencenews.org/article/human-ancestors-had-taste-meat-brains*.

64. Cordain, L. *et al.* "Fatty Acid Analysis of Wild Ruminant Tissues: Evolutionary Implications for Reducing Diet-Related Chronic Disease". *European Journal of Clinical Nutrition* 56, no. 3 (2002): 181-91.

65. Nguyen, L. N. *et al.* "Mfsd2a Is a Transporter for the Essential Omega-3 Fatty Acid Docosahexaenoic Acid". *Nature* 509, no. 7501 (2014): 503-6; Alakbarzade, V. *et al.* "A Partially Inactivating Mutation in the Sodium-Dependent Lysophosphatidylcholine Transporter MFSD2A Causes a Non-Lethal Microcephaly Syndrome". *Nature Genetics* 47, no. 7 (2015): 814-7; Guemez-Gamboa, A. *et al.* "Inactivating Mutations in MFSD2A, Required for Omega-3 Fatty Acid Transport in Brain, Cause a Lethal Microcephaly Syndrome". *Nature Genetics* 47, no. 7 (2015):809-13.

66. Bunea, R., K. El Farrah y L. Deutsch. "Evaluation of the Effects of Neptune Kri-ll Oil on the Clinical Course of Hyperlipidemia". *Alternative Medicine Review* 9, no. 4 (2004): 420-8; "Neptune Krill Oil". Accessed at *https://nutrisan-export. com/wp-content/uploads/2016/03/productinfoNKO.pdf*; Batetta, B. *et al.* "Endocannabinoids May Mediate the Ability of (n-3) Fatty Acids to Reduce Ectopic Fat and Inflammatory Mediators in Obese Zucker Rats". *The Journal of Nutrition* 139, 8 (2009): 1495-501; Nishida, Y. *et al.* "Quenching Activities of Common Hydrophilic and Lipophilic Antioxidants Against Singlet Oxygen Using Chemiluminescence Detection System". *Carotenoid Science* 11, no. 6 (2007): 16-20; "This Powerhouse Antioxidant Slips Through Your Cell Membranes with Ease to Help Protect Your Brain, Heart, Eyes, Lungs, Muscles, Joints, Skin, Mitochondria and More... Are You Getting Enough?" *Dr. Mercola* website, accessed at *https://products.mercola.com/astaxanthin/*

Capítulo 12

1. Miyagi, S. *et al.* "Longevity and Diet in Okinawa, Japan: The Past, Present and Future". *Asia Pacific Journal of Public Health* 15 Suppl (2003): S3-9.

2. Willcox, D. C. *et al.* "The Okinawan Diet: Health Implications of a Low-Calorie, Nutrient-Dense, Antioxidant-Rich Dietary Pattern Low in Glycemic Load". *The Journal of the American College of Nutrition* 28 Suppl (2009): 500s-516s.

3. Sho, H. "History and Characteristics of Okinawan Longevity Food". *Asia Pacific Journal of Clinical Nutrition* 10, no. 2 (2001): 159-64.

4. Willcox, B. J. *et al.* "Caloric Restriction, the Traditional Okinawan Diet, and Healthy Aging: The Diet of The World's Longest-Lived People and Its Potential Impact on Morbidity and Life Span". *Annals of the New York Academy of Sciences* 1114 (2007): 434-55.

5. Ver nota 2, arriba.

6. Ver nota 4, arriba.

7. "The Elixir of Life". *The Daily Dish* website, accessed at *www.theatlantic.com/ daily-dish/archive/2007/10/the-elixir-of-life/224942/*.

8. Poulain, M. *et al.* "Identification of a Geographic Area Characterized by Extreme Longevity in the Sardinia Island: The AKEA Study". *Experimental Gerontology* 39, no. 9 (2004): 1423-9.

9. Pes, G. M. *et al.* "Male Longevity in Sardinia, a Review of Historical Sources Supporting a Causal Link with Dietary Factors". *European Journal of Clinical Nutrition* 69, no. 4 (2015): 411-8.

10. Rizzo, N. S. *et al.* "Vegetarian Dietary Patterns Are Associated with a Lower Risk of Metabolic Syndrome: The Adventist Health Study 2". *Diabetes Care* 34, no. 5 (2011): 1225-7; Tantamango-Bartley, Y. *et al.* "Vegetarian Diets and the Incidence of Cancer in a Low-Risk Population". *Cancer Epidemiology, Biomarkers & Prevention* 22, no. 2 (2013): 286-94.

11. Kiani, F. *et al.* "Dietary Risk Factors for Ovarian Cancer: The Adventist Health Study (United States) ". *Cancer Causes & Control* 17, no. 2 (2006): 137-46; "The Adventist Health Study: Findings for Cancer". Loma LindaUniversity School of Public Health, accessed at *https://publichealth.llu.edu/adventisthealth-studies/findings/findings-past-studies/adventist-health-study-findings-cancer.*

12. Buettner, D. *The Blue Zones Solution: Eating and Living Like the World's Healthiest People.* Washington, D.C.: National Geographic Society (2015).

13. Rosero-Bixby, L., W. H. Dow y D. H. Rehkopf. "The Nicoya Region of Costa Rica: A High Longevity Island for Elderly Males". *Vienna Yearbook of Population Research* 11 (2013): 109-36.

14. Shah, Y. "5 Things the Greeks Can Teach Us About Aging Well". *The Huffington Post*, 6 de diciembre de 2017, consultado en *www.huffingtonpost.com/2014/04/22/longevity-greece-_n_5128337.html.*

15. Buettner, D. "The Island Where People Forget to Die". *The New York Times*, 28 de octubre de 2012, consultado en *www.nytimes.com/2012/10/28/magazine/the-island-where-people-forget-to-die.html.*

16. *Ibid.*

17. Sarri, K. O. *et al.* "Effects of Greek Orthodox Christian Church Fasting on Serum Lipids and Obesity". *BMC Public Health* 3 (2003): 16.

18. Shikany, J. M. *et al.* "Southern Dietary Pattern Is Associated with Hazard of Acute Coronary Heart Disease in the Reasons for Geographic and Racial Differences in Stroke (REGARDS) Study". *Circulation* 132, no. 9 (2015): 804-14.

19. Alles, B. *et al.* "Comparison of Sociodemographic and Nutritional Characteristics Between Self-Reported Vegetarians, Vegans, and Meat-Eaters from the NutriNet-Sante Study". *Nutrients* 9, no. 9 (2017): E1023.

20. Martins, M. C. T. *et al.* "A New Approach to Assess Lifetime Dietary Patterns Finds Lower Consumption of Animal Foods with Aging in a Longitudinal Analysis of a Health-Oriented Adventist Population". *Nutrients* 9, no. 10 (2017): E1118.

21. Davis, C. *et al.* "Definition of the Mediterranean Diet; a Literature Review". *Nutrients* 7, no. 11 (2015): 9139-53.

ÍNDICE ANALÍTICO

TABLA
DE CONTENIDOS